民间偏方奇效方

（修订本）

胡永盛◎主编

副主编　韩　捷　孙　立　韦　倩

编　者　胡永盛　韩　捷　孙　立

韦　倩　齐　郁

吉林科学技术出版社

图书在版编目（CIP）数据

民间偏方奇效方 / 胡永盛主编. — 修订本. — 长春：吉林科学技术出版社, 2016.7
ISBN 978-7-5578-0933-1

Ⅰ.①民… Ⅱ.①胡… Ⅲ.①土方—汇编 Ⅳ.①R289.2

中国版本图书馆CIP数据核字（2016）第138628号

民间偏方奇效方（修订本）

MINJIAN PIANFANG QIXIAOFANG (XIUDINGBEN)

主　　编：胡永盛
出 版 人：李　梁
责任编辑：韩　捷　李永百　　封面设计：创意广告
*
吉林科学技术出版社出版、发行
长春新华印刷集团有限公司印制
*
720毫米×990毫米　16开本　25印张　550千字
2016年7月第1版　2022年12月第12次印刷
定价：29.90元
ISBN 978-7-5578-0933-1

社　　址：长春市人民大街4646号　邮编　130021
发行部电话 / 传真：0431-85635177　85651759　85651628　85677817
编辑部电话：0431-85635170
电 子 信 箱：JLKJCBS@public.cc.jl.cn
网　　址：www.jlstp.com

前 言

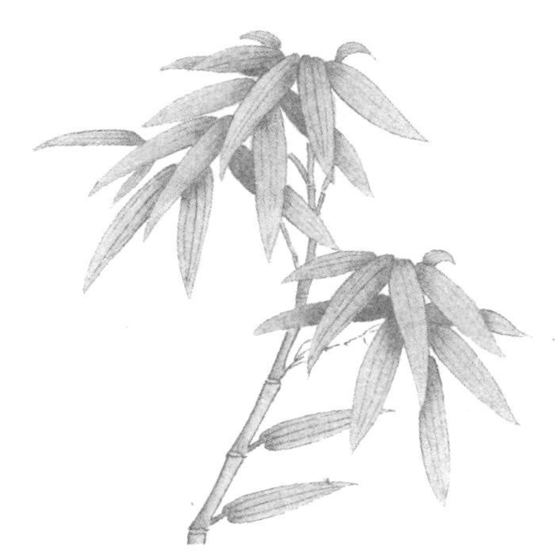

偏方，顾名思义是指那些不是正宗或正式的药方，但它却广泛地流传于民间，有着顽强的生命力。“小偏方治大病”之说，几乎有口皆碑，深入人心。

随着生活水平的提高和文化知识的普及，当今的人们更为关注健康。他们除了求助于医生之外，更想通过阅读来了解自己的身体状况，了解中药的基本常识，希望用一些简便易行、经济有效的方法，来预防疾病和治疗疾病。

我在长达50多年方剂学的临床教学工作中，在研究经典方剂的同时，一直感觉到民间偏方的魅力所在。看似简简单单，如果运用得当，会有神奇的功效。

目前的图书市场，出了一些偏方书籍，但良莠不齐，鱼龙混杂。我始终认为应该给读者一个正确的指导。一种疾病，看似有许多方都可以使用，而实际上不是那么简单，也就是说都需要按中医理论指导，懂得药的性能，才能看得准，做到药到病除。

本书的主要特点：

一、辨证分型，有的放矢。本书所列疾病不拘一格，有西医病名，有中医病名。每种疾病都进行了辨证分型，这是用药用方的基础。疾病的表现或外寒、或里热、或血瘀、或气滞、或阳虚、或阴虚、或痰湿内阻、或中气不足，证型是不同的。每个偏方经过精心整理，和疾病证型相对应，读者可经过思考，较为准确地用方，这是本书与同类书的最大不同之处。

二、药食同源，药源丰富。本书中的很多方，尤其是内服方，都选用了安全可靠的常用中草药，很多就是我们日常生活中的五谷杂粮、瓜果菜、肉禽蛋，这使读者有很大的选择余地。但需要了解的是书中的一些外用方，里面的一些外用药，还是有些小毒，应予以充分注意。

三、内服外用，相辅相成。本书所列的偏方，既有内服的汤剂（饮、茶、煎）、散剂、丸剂、膏滋剂等，还有外用的洗剂、敷剂、贴剂等，这需要根据病人的身体状况和疾病的性质选择。如有的人脾胃弱，可采用外用药；有的人皮肤不合，则可采用内服药，也可内外兼用，相辅相成。

古人说用药如用兵，如果把那些出于名医之手和载入各种医典之中的医药方剂视为正规部队，就可以把偏方看作游击队，同样为病人解除痛苦。偏方是原生态，是现代方剂和新生药物取之不尽的源泉，是祖国医药宝库中光彩夺目的明珠。

本书的偏方，一是来自多年的精心积累，二是参考了大量的古今文献，都是经验证安全有效的。但是必须提醒读者，要注意因人而异、因地而异、因时而异，要注意与医生沟通，不要贻误病情。

我衷心地期望本书能给您带来健康，带来快乐！

编　者

2016 年 7 月

目 录

内科疾病偏方

一、高血压病

二、低血压

三、糖尿病

四、冠心病

五、高脂血症

六、感冒

七、头痛

八、咳嗽

九、哮喘

十、肺结核

十一、失眠

十二、自汗 盗汗

十三、癫痫

十四、中风

十五、中暑

十六、脑膜炎

十七、呕吐

十八、呃逆

十九、消化不良

二十、胃痛

二十一、慢性胃炎

二十二、胃下垂

二十三、胃十二指肠溃疡

二十四、腹痛

二十五、腹泻

二十六、便秘

二十七、胁痛

二十八、肝炎

二十九、肝硬化

三十、胆囊炎

三十一、胆石症

三十二、尿路感染

三十三、尿路结石

三十四、肾小球肾炎

三十五、血尿

三十六、癃闭

三十七、水肿

三十八、寄生虫病

三十九、癌症

四十、血小板减少性紫癜

四十一、贫血

四十二、美容养颜

妇科疾病偏方

一、痛经

二、闭经

三、倒经

四、带下

五、崩漏

六、月经不调

七、不孕症

八、阴道炎

九、外阴湿疹

十、宫颈糜烂

十一、子宫脱垂

十二、滑胎　胎漏　胎动不安

十三、妊娠呕吐

十四、妊娠浮肿

十五、胎位不正

十六、产后腹痛

十七、产后恶露不绝

十八、恶露不下（产后血瘀）

十九、乳腺增生

二十、乳腺炎

二十一、回乳

二十二、缺乳

二十三、乳络不通

二十四、更年期综合征

男科疾病偏方

一、阳痿

二、早泄

三、遗精

四、阳强 阳缩

五、不射精症

六、不育症

外科疾病偏方

一、落枕

二、颈椎病

三、肩周炎

四、慢性腰痛

五、腰椎间盘突出症

六、坐骨神经痛

七、风湿性关节炎

八、类风湿性关节炎

九、痔疮

十、跌打损伤

十一、骨质增生症

儿科疾病偏方

一、小儿高热

二、小儿惊风

三、小儿感冒

四、小儿哮喘

五、小儿肺炎

六、小儿百日咳

七、小儿流行性腮腺炎

八、小儿暑热

九、小儿厌食症

十、小儿营养不良症

十二、小儿呕吐

十三、小儿腹泻

十四、小儿遗尿

十五、小儿佝偻病

十六、小儿口腔溃疡

十七、小儿夜啼

十八、小儿流涎

十九、小儿麻痹症

二十、小儿过敏性紫癜

二十一、小儿麻疹

二十二、小儿水痘

二十三、小儿蛔虫病

二十四、小儿蛲虫病

二十五、小儿钩虫病

二十六、小儿绦虫病

皮肤科疾病偏方

一、荨麻疹

二、湿疹

三、痱子

四、癣

五、带状疱疹

六、冻伤

七、疥疮

八、脓疱疮

九、皮肤瘙痒症

十、白癜风

十一、疣

十二、牛皮癣

十三、鹅掌风

十四、痤疮

十五、鸡眼

十六、神经性皮炎

十七、须发早白

十八、雀斑

十九、黄褐斑

二十、皲裂

二十一、脱发

五官科疾病偏方

一、视力下降

二、麦粒肿

三、青光眼

四、白内障

五、夜盲症

六、结膜炎

七、流泪症

八、中耳炎

九、耳鸣 耳聋

十、虫入耳

十一、咽炎

十二、急慢性扁桃体炎

十三、牙周炎 牙龈炎

十四、舌疮　舌裂

十五、牙痛　牙过敏

十六、口臭

十七、口腔炎　口腔溃疡

十八、过敏性鼻炎

十九、急慢性鼻炎

二十、鼻窦炎

二十一、鼻出血

二十二、酒渣鼻

内科疾病偏方

Neike Jibing Pianfang

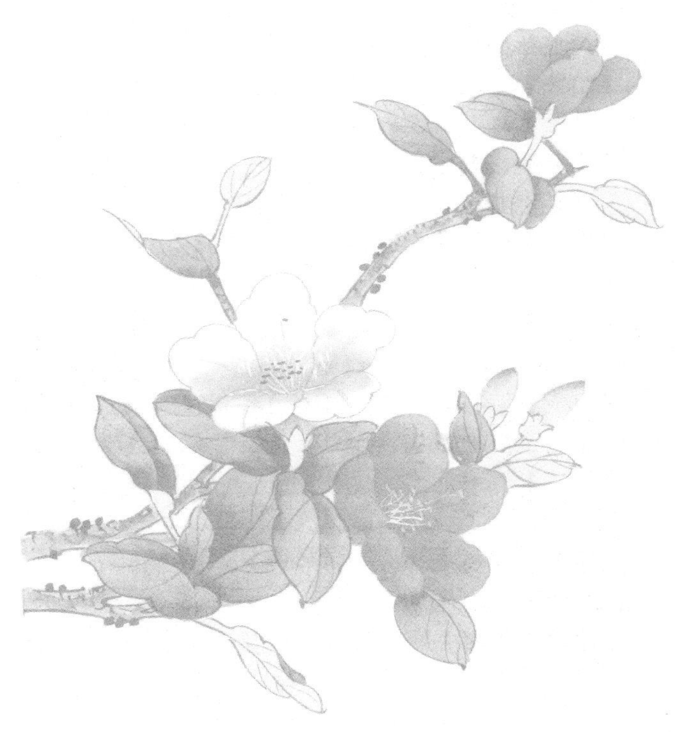

一、高血压病

在未服抗高血压药情况下，动脉血压持续高于正常标准，即：收缩压18.6kPa (140mmHg)和/或舒张压≥12kPa (90mmHg)，即可视为高血压病。这里指原发性高血压。头痛、头晕、乏力等是较常见的症状。

辨证分型

1. 肝火亢盛型：症见眩晕头痛、面红目赤口苦、烦躁、便秘、尿赤、舌红、苔黄、脉弦。

2. 阴虚阳亢型：症见眩晕头痛、腰膝酸软、五心烦热、心悸失眠、舌质红、脉弦细而数。

3. 阴阳两虚型：症见眩晕头痛、耳鸣、心悸、气急、腰酸、失眠、多梦、舌淡苔白、脉弦细。

4. 痰湿壅盛型：症见眩晕头痛、头重、胸闷、心悸、呕恶痰涎、苔白腻、脉滑。

临床施治

1. 清肝降压夏麻饮

【组成】夏枯草 30g　天麻 10g

【主治】高血压病，肝火亢盛型，症见头痛较甚。

【用法】水煎服，每日 2 次。

2. 降压鲜芹菜汁

【组成】鲜芹菜 250g

【主治】各型高血压病。

【用法】洗净，用沸水烫 2 分钟，切碎绞汁。每服 1 小杯。每日 2 次，连服数日。

3. 降压茶

【组成】罗布麻叶 6g　山楂 15g　五味子 5g　冰糖适量

【主治】高血压病，症见头痛、眩晕、失眠等。

【用法】开水冲泡。代茶频饮。

4. 滋阴降压海蜇荸荠汤

【组成】海蜇皮 50g　荸荠 100g

【主治】高血压病。

【用法】荸荠去皮切片，与海蜇皮共煮汤。每日服 2 次，可常食。

5. 平肝降压海带决明煎

【组成】海带 20g　草决明子 15g

【主治】高血压病，肝火亢盛型。症见血脂偏高者。

【用法】水煎，吃海带喝汤。每日1次，连用数日。

6. 祛痰降压昆布海藻煲黄豆

【组成】昆布、海藻各 30g　黄豆 200g

【主治】高血压病，痰湿壅盛型。症见眩晕头痛、头重、胸闷、心悸、呕恶痰涎、苔白腻、脉滑。

【用法】文火煲汤，加白糖调味。每日服 2 次，连服数日。

7. 养血降压龟肉首乌汤

【组成】乌龟 1 只（约500g）　何首乌 30g　桑椹子 15g　旱莲草 15g　女贞子 15g

【主治】高血压病，阴虚阳亢型。症见头晕耳鸣、目涨眼花、失眠多梦、腰膝酸软、或大便干燥、舌红苔少、脉细弦。

【制法】（1）将乌龟活剖，去肠杂，洗净，用开水拖去血水，去黑皮，斩件，何首乌、桑椹子、旱莲草、女贞子洗净。（2）把龟肉连龟板与上料一齐放入锅内，加清水适量，武火煮沸后，文火煮 2 小时，调味即可服用。

8. 降压酸甜蒜饮

【组成】糖、醋、大蒜各适量

【主治】各型高血压病。

【用法】每日早晨空腹吃糖醋大蒜 1～2 头，并连带喝些糖醋汁。

9. 降压芹葱汤

【组成】芹菜 100g　洋葱 5 片（天然瓣片）　大蒜头 5 瓣　荸荠带皮 5 颗　番茄 1 个

【主治】各型高血压。

【用法】以上各药以 4 碗水文火煮成 1 碗，睡前1次吃完。

【说明】本方治疗高血压可收到立竿见影的效果，其中蒜头有降低胆固醇、降低血压的功能。

10. 滋阴降压葛沙粥

【组成】鲜葛根 50g　沙参 20g　麦门冬 20g　粳米 60g

【主治】高血压病，阴虚型。症见腰膝酸软，五心烦热，心悸失眠。

【用法】将葛根洗净切片，与沙参、麦门冬经水磨后澄取淀粉，晒干备用。每次用葛根粉、沙参、麦门冬与粳米煮粥吃。每日1剂，经常服食。

11. 降压双耳粥

【组成】白木耳 10g　黑木耳 10g　粳米 50～100g　冰糖适量

【主治】各型高血压病。

【用法】黑白木耳泡发，除去蒂柄，切成小碎块，与粳米一同煮粥，加入冰糖即可。可经常服用。

12. 降压白矾米泔水足浴

【组成】白矾 60g　米泔水一大煲

【主治】各型高血压病。

【用法】煮热至白矾溶化后，趁温浸双足。

【说明】此方降压效果奇佳。必须用米泔水煮溶白矾效果才好。有些体瘦病人用开水溶后泡足，自觉胸中不适。而用米泔水则无此感。机制待探。

二、低血压

低血压是指血压的舒张压和收缩压长期低于正常的临床表现。

辨证分型

1. 气虚型：症见头晕、短气、自汗、食少、倦怠。
2. 血虚型：症见心悸、失眠、多梦、健忘、烦躁。

临床施治

1. 补气升压生姜片

【组成】生姜适量

【主治】低血压，气虚型。症见头晕、短气、自汗、食少、倦怠。

【用法】生姜去皮洗净，生服。

【说明】常吃生姜对治疗低血压有好处，可在菜汤、豆腐汤、肉汤、鸡汤中多放些姜末，平时可用 姜茶饮。

2. 补气升压党参黄精甘草汤

【组成】党参、黄精各 30g　甘草 10g

【主治】低血压，气虚型。症见头晕、短气、自汗、倦怠。

【用法】将上药水煎顿服，每日1剂。

3. 补气养血黄芪官桂汤

【组成】生黄芪、党参各 15g　黄精 20g　官桂 10g　大枣 10枚　生甘草 6g

【主治】低血压，气血虚弱型。症见头晕、短气、自汗、心悸、失眠、多梦、烦躁。

【用法】将上药水煎 3 次后合并药液，分早、中、晚 3 次口服，每日 1 剂。20 天为 1 个疗程。可连服 2 ~ 3 个疗程，直至痊愈为止。

4. 补气滋阴人参黄芪熟地枸杞汤

【组成】人参 6g（或党参 15g）　黄芪、熟地黄、怀山药各 25g　山茱萸、枸杞

子各 20g　牡丹皮、泽泻、麦门冬、茯苓、五味子各 10g　生甘草 6g

【主治】低血压，气阴两虚型。症见头晕、短气、自汗、盗汗、倦怠。

【加减】若气虚明显者，黄芪可重用至 40~50g；若血虚者，加全当归、何首乌、鸡血藤各 20~30g；若头晕甚者，加野菊花、天麻、钩藤各 10 ~ 15g；若腰膝酸痛者，加杜仲、狗脊、川续断各 10 ~ 15g；若阴虚火旺者，加川黄柏、知母、生地黄各 8 ~ 12g。

【用法】将上药水煎，每日1剂，分 3 ~ 4 次口服，半个月为 1 个疗程。

三、糖尿病

糖尿病是一组以血葡萄糖（简称血糖）水平增高为特征的代谢性疾病群。当空腹血糖≥7.0mmol/L（126mg/dL）或任意时间血糖≥11.1mmol/L（200mg/dL）时可诊断为糖尿病。糖尿病是以多饮、多食、多尿、身体消瘦，或尿浊、尿有甜味为临床表现的疾病。中医称为消渴病。

辨证分型

1. 上消　肺热津伤型：烦渴多饮，尿频量多，舌边尖红等。

2. 中消　胃热壅盛型：多食易饥，形体消瘦，大便干燥等。

3. 下消

（1）肾阴亏虚型：尿量频多，浑浊如膏脂，或尿甜，口干唇燥等。

（2）阴阳两虚型：小便频数，浑浊如膏，面色黧黑，耳轮焦干，腰酸膝软，形寒畏冷等。

临床施治

1. 姜鲫胆丸

【组成】干姜末 50g　鲫鱼胆汁 3 个

【主治】糖尿病，中消胃热型。症见多食易饥、形体消瘦、大便干燥。

【用法】二味共调和成药丸，每服 5 丸，以大米汤送下。

2. 山药猪肚丝

【组成】葱、生姜、山药各适量　猪肚 1 个

【主治】糖尿病，中下消，胃热肾虚型。症见以多食尿多症状为重者。

【用法】将葱、姜切碎，山药切片与猪肚（切丝）同炒，每日早晚进餐时食用。

3. 枸杞粥

【组成】枸杞子 30 ~ 60g　粳米 100g　豆豉少许

【主治】糖尿病，下消肾阴亏虚型。症见尿量频多者。

【用法】上药同煮为粥，以葱白、盐等调味服食。1 日 2 次，作早晚餐食用。

【说明】脾虚溏泻者慎用。

4. 南瓜粥

【组成】南瓜 250g　粳米 100g

【主治】各型糖尿病。

【用法】南瓜切片，与粳米煮粥，每天早晚餐，每日1剂，连服 1 个月。病情稳定后，可间歇食用。

5. 老鸭玉竹粥

【组成】老鸭 1 000g　玉竹 45g　沙参 30g　粳米 100g　调料适量

【主治】各型糖尿病。

【制法】老鸭去毛除脏，放入沙锅内煮烂熟，留汤将老鸭去骨，肉切成细丝或小丁，与玉竹、沙参入汤内同煮，去渣取汁，下粳米再煮成粥服用。

6. 生地石膏茶

【组成】生地 30g　石膏 60g

【主治】糖尿病上中消，肺热胃热型。症见口渴引饮，多食善饥者。

【用法】先将石膏打碎，同生地一起加水煎汤，取汁。代茶饮，每日 1 剂。

7. 玉壶茶

【组成】人参、天花粉、麦门冬各适量

【主治】糖尿病。症见多食、多饮，形体消瘦，乏力，脉虚。

【制法】取人参、麦门冬、天花粉，以 1∶2∶3 的比例，共研粗末，每日用 30g，纱布包，置保温瓶中，以沸水 300mL冲泡，盖闷 15 分钟。

【用法】代茶频服，饮完再加开水，以药汁泡尽为止。

【说明】人参能大补元气，固脱生津，在此以小剂量常饮，对诸虚不足者有调补气血、恢复体力之功效。人参可降低血糖、尿糖。人参品种的选择，阴虚者，可用红参；酷暑季节可选西洋参。需注意服人参时不可同时食萝卜，茶叶亦在禁忌之列。

8. 雀儿药粥

【组成】麻雀 5 只　菟丝子 30 ~ 40g　覆盆子 10 ~ 15g　枸杞子 20 ~ 30g　粳米 100g　细盐少许　葱白 2 段　生姜 2 片

【主治】糖尿病。症见多食、多饮，形体消瘦，乏力，脉虚。

【制法】先将菟丝子、覆盆子、枸杞子一并入沙锅内煎取药汁，去渣；再将麻雀去毛及肠杂，洗净用酒炒，然后与粳米、药汁加适量水共煮成粥。将熟时，加入精盐、葱白、生姜，再煮成稀粥服用。

【用法】每日 1 剂，分 3 次服。

9. 黄芪膏滋

【组成】黄芪 7 200g（炙）

【主治】糖尿病，上消肺热津伤型。症见烦渴多饮、尿频量多。

【制法】将黄芪煎汁3次，榨净，将各次所煎药汁澄清过滤，蒸发成浓汁，加冰糖3 000g收膏，成膏525g。

【用法】每次半汤匙至1汤匙，开水化服。

10. 苦瓜汤

【组成】苦瓜50～100g（鲜）

【主治】糖尿病，上消肺热津伤型。症见烦渴多饮、尿频量多。

【用法】洗净做汤食，每日2～3次。也有人将苦瓜制成干粉冲服。每次10g，每日3次，连服2周。

11. 菠菜鸡内金汤

【组成】菠菜根100～200g　干鸡内金15g

【主治】糖尿病，上中消症状明显者。症见烦渴多饮、尿频量多、多食易饥。

【用法】水煎，分3次饮服。

【说明】菠菜须焯后与干鸡内金同煎。

12. 黄连鲇梅丸

【组成】黄连适量　鲇鱼滑涎少许　乌梅适量

【主治】糖尿病，日见加重者。

【用法】每次均用10g乌梅煎汤送服。将黄连研细末，和鲇鱼滑涎为丸，丸如桐子大，晒干后服。每次服用7粒，每日3次。

13. 多食丸

【组成】肉苁蓉、山茱萸、菟丝子、制黄芪各等份　蜂蜜适量

【主治】糖尿病，多食还饥者。

【用法】各药研末，调蜜为丸，如桐子大，饭前半小时服20丸，每日3次。

14. 水蛇粥

【组成】水蛇适量

【主治】糖尿病，多饮、多食、多尿者。

【用法】水蛇清炖煮粥，每日3餐，连服2周。

15. 鳅荷煎

【组成】鳅鱼10条　干荷叶3张

【主治】糖尿病，口渴饮水无度者。

【用法】泥鳅阴干，去头尾，烧灰，碾为细末，与干荷叶（研末）等量。每服10g，每日3次。

16. 虫草炖鸭

【组成】冬虫夏草250g　老雄鸭1只

【主治】糖尿病，烦渴、小便频数者。

【用法】先将鸭子洗净，再将冬虫夏草纳入鸭腹内，加水适量放沙锅内隔水炖熟，调味服食。隔日1剂，15～20日为1个疗程。

17. 枸杞蚕茧猪胰汤

【组成】枸杞子 15g　蚕茧 9g　猪胰 1 个

【主治】糖尿病，烦渴、小便频数。

【用法】加水适量，煮熟后服食。每日 1 剂，常食。

18. 桑叶螺肉汤

【组成】桑叶（鲜）24g　蝉衣 6g　田螺（鲜活）240g　红枣少许

【主治】糖尿病，并发失明属肝经风热者。症见视物模糊、视力下降、目赤多泪等。

【制法】取鲜活田螺置清水中养之（一般为半天），除去泥沙，用水略煮后捞起，取肉去壳；红枣（去核）洗净，用水浸透（枣水留用）；桑叶、蝉衣略洗。把全部用料一齐放入瓦锅内，加入枣水及清水适量，武火煮 15 ~ 20 分钟（不宜过久），调味即可。

【用法】随量饮汤吃肉。

19. 山药玉竹白鸽汤

【组成】淮山药 30g　玉竹 30g　麦门冬 30g　白鸽 1 只

【主治】糖尿病，脾肺虚损者。症见口渴引饮、神疲乏力、知饥不食，或食不知味、形体消瘦。

【制法】（1）将白鸽去毛及肠，洗净，切块；山药、玉竹、麦门冬洗净。（2）把全部用料一齐放入瓦锅内，加清水适量，武火煮沸后，文火煮 2 小时，调味即可。

20. 石斛瘦肉汤

【用料】鲜石斛 30g　芦根 15g　猪瘦肉 30g

【主治】糖尿病，肾阴虚型。症见烦渴多饮、多食易饥、口干舌燥、形体消瘦、大便干结。

【制法】（1）将石斛、芦根去泥沙；猪瘦肉洗净，切块。（2）把全部用料一齐放入瓦锅内，加清水适量，武火煮沸后，文火煮 2 小时，调味即可。

四、冠心病

冠心病是指冠状动脉因发生粥样硬化导致心肌缺血缺氧而引起的心脏病，以心绞痛、心肌梗死、心律不齐为主。中医称为心痛、胸痹、心悸。

辨证分型

1. 胸阳痹阻型：心痛，受寒后诱发，气短胸闷，心背彻痛，舌苔腻，脉弦滑。
2. 心脉瘀阻型：心胸刺痛，胁痛，短气，舌瘀紫，脉弦或涩。
3. 痰浊内阻型：胸闷或胸痛，形体肥胖，苔厚腻，脉滑实。

4. 气阴两虚型：心痛短气，心悸自汗，舌红少苔，脉弦细无力，或结代。
5. 肾阳虚弱型：心痛心悸短气，形寒肢冷，腰膝酸软，舌淡，脉沉无力。
6. 阳虚欲脱型：心痛短气大汗出，肢冷面白，舌淡苔白，脉沉细欲绝。

临床施治

1. 老葱汁

【组成】老葱头 7 根

【主治】冠心病，心痛危急者。

【用法】老葱头捣汁灌之，以香油送下。

2. 干姜赤石丸

【组成】干姜、辣椒、赤石脂各 1.2g　附子（炮）0.6g　乌头（炮）0.3g

【主治】心绞痛。

【用法】上几味一齐研磨成细末，调入适量蜂蜜，制成小丸子，如黄豆大。每次 1 粒，直至疼痛舒缓。

3. 丹参茶

【组成】丹参 9g　绿茶 3g

【主治】冠心病、心绞痛等的治疗与预防。

【用法】将丹参制成粗末，与茶叶以沸水冲泡 10 分钟即可。每日 1 剂，不拘时饮服。

4. 山楂益母茶

【组成】山楂 30g　益母草 10g　茶叶 5g

【主治】冠心病，胸阳痹阻型。症见心痛，受寒后诱发，气短胸闷，心背彻痛。

【用法】用沸水冲沏，代茶，每日饮用。

5. 瓜蒌饼

【组成】瓜蒌瓤 250g　白糖 100g　面粉 700g

【主治】冠心病，痰浊内阻型。症见胸闷或胸痛，形体肥胖，苔厚腻，脉滑实。

【用法】瓜蒌瓤去子，与白糖加水同煨熟，糖、瓤拌匀，压成馅备用；面粉发起后揉好，分成一个个小团，每小团压成小饼，加馅包好，再压成小饼，烙熟。午、晚食之。

6. 枸杞膏滋

【组成】枸杞 45g　炒赤小豆 90g　炒酸枣仁 30g　槐花 24g　当归 30g　丹参 9g　人参 9g

【主治】冠心病，气阴两虚型。症见心痛短气，心悸自汗，脉弦细无力。

【用法】前 6 味药用水 750mL，煎熟汁滤渣，熬蒸成糊状，用红糖适量收膏。

人参研细为末，每服时撒入膏内搅匀。每次服9g，1日2次。

7. 川芎热熨散

【组成】川芎4.8g　乌头、细辛、附子、羌活、蜀椒、桂心各15g

【主治】冠心病，心脉瘀阻型。症见心胸刺痛、短气、舌紫、脉弦或涩。

【用法】上药研末，过筛，用纱布裹。微火烤，热熨背上，胸痛止则停止。

8. 香饼外贴

【组成】降香1份　檀香1份　田七1份　冰片1/4份　胡椒1份

【主治】冠心病，心脉瘀阻型。症见心胸刺痛、短气、舌瘀紫、脉弦或涩。

【用法】将上药研末，密封备用。临用时取药末2g，调酒成药饼，分成5小块，贴于膻中、内关（双），心俞（双）5个穴位，2天换药1次，5次为1个疗程。

9. 白果叶丹参汤

【组成】白果叶15g　丹参12g　甘草6g　郁金9g

【主治】冠心病，心绞痛，心脉瘀阻型。症见心胸刺痛、短气、舌紫、脉弦或涩。

【用法】水煎服。每日早晚各1次。

10. 玉竹参枣煎

【组成】玉竹250g　大枣30g　党参30g　丹参30g　白糖300g

【主治】冠心病，心绞痛。

【制法】用冷水将玉竹、大枣、党参泡发，加水适量煎煮，每20分钟取药液1次，加水再煎，共煮3次。合并药液再以小火煎煮浓缩，至黏稠将干锅时停火，温后加入白糖粉把药液吸净，拌匀，晒干，研碎，装瓶备用。每次10g，用沸水冲服。

【用法】每日3次，连服10～20日。

11. 醋浸花生米

【组成】花生米、米醋、桂花各适量

【主治】冠心病，气阴两虚型。症见心痛短气，心悸自汗，脉弦细无力，或结代。

【用法】把花生米、桂花放在醋中浸24小时。每天起床后服15～20粒花生米，饮醋适量。可常食。

12. 四味饮

【组成】山楂、荷叶、薏米各50g　葱白30g

【主治】冠心病，痰瘀互结型。症见心胸刺痛、短气、脉弦或涩、形体肥胖、舌瘀紫、苔厚腻。

【用法】4味共煎水代茶饮。常服。

13. 蜂蜜首乌丹参汤

【组成】蜂蜜25g　首乌、丹参各25g

【主治】冠心病，气虚血瘀型。症见心痛短气、舌瘀紫、脉细而无力。

【用法】先将两味中药水煎去渣取汁，再调入蜂蜜拌匀，每日1剂。

五、高脂血症

高脂血症是指由于脂肪代谢或运转异常使血浆中一种或几种脂质高于正常的疾病。

辨证分型

1. 脾虚湿盛型：症见身重困乏，食少纳呆，呕恶脘胀，舌淡肥大，苔白腻。

2. 痰瘀互结型：症见胸脘痞闷、时作干呕、痰多、舌质紫暗、有齿痕、苔厚腻。

3. 气滞血瘀型：症见头晕头痛、胸胁胀满或刺痛、心烦易怒、唇黯、舌紫暗有瘀点。

4. 肝肾阴虚型：症见头晕目眩、体倦乏力、腰酸腿软、五心烦热、遗精盗汗、目涩、舌红少津或苔少。

5. 脾肾阳虚型：症见体倦乏力、面色㿠白、畏寒肢冷、腰膝酸软，或腹胀纳呆，大便溏薄、舌质淡胖、有齿痕、苔薄白。

临床施治

1. 山楂消脂饮

【组成】山楂 30g　槐花 5g　荷叶 15g　草决明 10g　白糖适量

【主治】高脂血症，气滞血瘀型。症见头晕头痛、胸胁胀满。

【用法】前 4 味同放锅内煎煮，待山楂将烂时碾碎，再煮 10 分钟，去渣取汁，调入白糖。频频饮。

2. 藿香荷叶姜片汤

【组成】生姜 4 片　藿香 6g　荷叶 15g

【主治】高脂血症，脾虚湿盛型。症见食少纳呆，呕恶脘胀。

【用法】水煎服，每日 2～3 次。

3. 冬青子加蜂蜜

【组成】冬青子 1500g　蜂蜜适量

【主治】高脂血症，肝肾阴虚型。症见头晕目眩、胁肋隐痛、腰酸腿软。

【制法】将冬青子加水煎熬 2 次，每次 1 小时，去渣，合并 2 次药液浓缩成膏状，熔干碾碎，加入适量蜂蜜混匀，贮瓶备用。

【用法】每日服用量相当于生药冬青子50g，分3次空腹服。服药1个月后抽血复查。

4. 软坚化痰海带松

【组成】浸发海带200g　香油、绵白糖、精盐各少许

【主治】各型高脂血症。

【制法】先将浸软泡发洗净的海带放入锅内煮透捞出，再用清水洗去黏液，沥干水分后，即可把海带摆叠好切成细丝。然后在锅内放入香油，油七成热时，把海带丝稍加煸炒，盖上锅盖，略经油炸，揭开锅盖继续焙炸。当海带发硬、松脆时，便捞出沥去余油入盘，加入绵白糖、精盐拌匀即可食用。

【说明】海带中含有大量的碘，有防止脂质在动脉壁沉着的作用，能使人体血管内胆固醇含量显著下降。可常食。

5. 祛脂滑肠香蕉茶

【组成】香蕉50g　茶、蜂蜜各少许

【主治】各型高脂血症。

【用法】香蕉去皮研碎，加入等量的茶水中，加蜂蜜调匀。每日服2～3次，当茶饮。

6. 祛脂减肥山楂菊银茶

【组成】山楂、菊花、银花各10g

【主治】高脂血症、肥胖症、高血压病，瘀热型。症见胸胁刺痛、头晕咽干、心烦。

【用法】先将山楂拍碎，3味共加水煎汤，取汁代茶饮。每日1剂。

【说明】方中山楂能促进消化，尤长于消化油腻肉食积滞，并兼入血分而有活血化瘀散肿之效。配以菊花、银花清热平肝，助山楂之效。

7. 山楂决明降脂减肥粥

【组成】山楂50g　炒决明子15g　白菊花10g　粳米100g　白糖适量

【主治】高脂血症、肥胖症，气滞血瘀型。症见肥胖、胸胁胀满或刺痛、唇黯、舌紫黯有瘀点。

【用法】决明子、白菊花一起加适量水煎煮2次，药液滤过，粳米洗净，山楂去核，加入药液中，加适量清水一起煮粥。粥成后加白糖，早晚各食1次。

8. 祛脂减肥桑白皮茶

【组成】桑白皮30g

【主治】高脂血症、肥胖症、高血压病，湿盛型。症见身体肥胖，素有痰饮，血脂血压偏高，尿量较少，时有浮肿。

【用法】先将桑白皮的表皮轻轻刮去，冲洗干净，切成段，同时用砂壶盛水煮沸，立即投下桑白皮，煮3～5沸，撤火，加盖闷几分钟，即可代茶随意饮用。

【说明】方中桑白皮可利水、去痰湿，故可用于肥胖症、高脂血症、高血压病。

9. 三花祛脂减肥茶

【组成】玫瑰花、茉莉花、玳玳花、川芎、荷叶各适量

【主治】各型高脂血症、肥胖症。

【用法】有成品出售。每天服 1 包，放置茶杯内，用开水冲泡，日饮 3 次。

【说明】方中玫瑰花、茉莉花、玳玳花等具有宽胸利气，祛痰逐饮，利水消肿，活血养胃，降脂提神等功用。药性甘平，不偏寒亦不偏热，不损伤胃气，长期服用无不良反应。

10．祛脂减肥萝卜粥

【组成】萝卜（大者 1 个，小者数个）　大米 100g

【主治】各型高脂血症、肥胖症。

【用法】将萝卜洗净切片和淘净大米一起放入锅内加水，煮成粥即可服食。

六、感　冒

感冒是感受触冒风邪所致的常见外感疾病。如在一定时期内广泛流行，称为时行感冒。现代医学中的普通感冒、流行性感冒、上呼吸道感染、扁桃体炎等可参考治疗。

辨证分型

1. 风寒型　症见恶寒重、发热轻、无汗、头痛、时流清涕。
2. 风热型　症见恶风、发热重、汗出不畅、咽喉肿痛、流黄浊涕。
3. 暑湿型　症见恶风、身热、汗少、鼻流浊涕、心烦、小便短赤。

临床施治

1．姜葱梨蛋汤

【组成】生姜 15g　葱白 15g　梨 120g　鸡蛋 2 个

【主治】感冒，风寒型。症见恶寒重、发热轻、咳嗽。

【用法】前 3 味同煎汤。另取鸡蛋 2 个打入碗内搅匀，用煎好的药汁趁沸时冲入。趁热顿服，覆被取汗。

【说明】葱白、生姜辛温，散寒解表；梨生津肃肺；鸡蛋养阴润燥，共成解表理肺之方。对于风寒束表、肺气失宣的感冒、咳嗽最为适宜。

2．姜糖热汤

【组成】生姜 50g　红糖、葱白各若干

【主治】感冒，风寒型。症见以恶寒重、发热轻、腹痛。

【用法】将生姜切细，加红糖、葱白，以开水冲泡，或煮一沸，趁热饮后，盖被卧床，汗出即愈。

【说明】本方适用于因淋雨、着凉而致的感冒。

3. 祛寒汤

【组成】大蒜、姜片、大葱、胡椒粉各适量

【主治】感冒，风寒型。症见恶寒、鼻塞、流涕。

【用法】打成薄片，用大蒜、姜片、大葱三味，加水煮熟，食时再加胡椒粉。

4. 加减香薷茶

【组成】香薷 6g　银花、滑石各 10g　薏苡仁 15g　扁豆花、丝瓜花各 6g

【主治】感冒，暑湿型。症见头痛、全身酸痛、恶寒发热、无汗、心烦口渴、小便短赤。

【用法】先煎香薷、滑石、薏苡仁，后下银花、扁豆花、丝瓜花，取汁，去渣。代茶徐饮。

5. 蒲公英茶

【组成】蒲公英 20g

【主治】病毒性感冒、流行性感冒。

【用法】水煎。代茶饮，1 日 1 剂，连用 3～5 天。

6. 神仙粥

【组成】糯米 50g　生姜 5 片　葱头 7 个　醋少许

【主治】感冒，风寒型。症见恶寒重、发热轻、无汗、头痛、身酸痛。

【用法】先以糯米、生姜入沙锅煮 1～2 沸，再放入葱白，待粥将成时，加入米醋，稍煮即可。

【说明】此粥要趁热服食，服后最好盖被静卧，避免再受风寒，以微汗为度。

7. 荜附敷

【组成】荜茇、香附、大蒜各适量

【主治】感冒，风寒型。症见头痛、肢体酸楚、鼻塞声重。

【用法】将上药捣烂如泥备用。杵作饼，纱衬炙热贴囟门上，用熨斗熨透。

8. 黄酒浸蚕砂

【组成】晚蚕砂 120g　黄酒（或低度酒）100mL。

【主治】体虚感冒之四肢关节疼痛。

【用法】二者和匀备用。上药经酒浸泡后，用药包热敷四肢。每天 1 次，每次约 30 分钟。

9. 醋浸鹅不食草

【组成】鹅不食草 100g　食醋适量

【主治】感冒伴鼻塞流涕严重者。

【用法】上药切碎，用食醋拌匀炒热，装入布包。热熨鼻子周围，并将药包紧贴鼻孔做深吸气，直至鼻子通气，每日 2～3 次。

10．银翘膏滋

【处方】金银花 15g 连翘 9g 甘草 6g 荆芥穗 6g 桔梗 6g 淡豆豉 3g 薄荷 6g 牛蒡子 6g 淡竹叶 32g

【主治】感冒，风热型。症见咽喉肿痛、流黄浊涕。

【用法】将上药用水煎熟成汁滤渣，用冰糖适量熬成糊状收膏。每日 2 次，每次 9g，口服。

11．鱼腥草茶

【组成】鱼腥草 30g 伸筋草 18g 狗尾草 12g 虎杖 12g

【主治】感冒，风热型。症见咽喉肿痛、流黄浊涕。

【用法】用白开水煎服。每日 3 次，连服 2 ~ 3 日。

12．麻豆汁

【组成】绿豆 30个 麻黄 9g

【主治】感冒，风寒型。症见恶寒、鼻塞、流涕。

【用法】将绿豆与麻黄用水淘洗一下，放入锅内加水烧开，撇去浮沫，改小火煮至绿豆开花，喝其汁液。每日 1 次，连服 2 ~ 3 日。

13．三根饮

【组成】大白菜根 3 个 大葱根 7 个 芦根 15g

【主治】感冒，风热型。症见咽红、流黄涕。

【用法】洗净，加水煎煮数沸。每日 1 次，连服 2 ~ 3 日。

14．川芎煮鸡蛋

【组成】川芎 6 ~ 9g 鸡蛋 2 个 大葱 5 根

【主治】感冒，风寒型。症见头痛、恶寒。

【用法】上味同入锅中水煮，鸡蛋熟后剥皮，再煮片刻，吃蛋饮汤。每日 2 次，连服 3 日。

15．杞菊绿豆汤

【组成】枸杞子 50g 菊花 15g 绿豆 30g

【主治】感冒，风热型。症见发热、头痛时作、口渴咽痛、鼻塞流黄涕。

【用法】将绿豆洗净，用清水浸约半个小时，枸杞子、菊花分别洗净。将绿豆放入煲内，加清水适量，武火煮沸后，改用文火煲至绿豆烂，然后加入菊花、枸杞子，再煮 10 ~ 20 分钟，调味供用。

16．三叶清热汤

【组成】鲜荷叶连梗1块 桑叶 15g 苏叶 15g 红糖 10g

【主治】感冒，风热型。症见头痛发热、身重困倦、大汗、便秘。

【用法】以上 3 叶，洗净后加清水 3 碗，煲至 1 碗，后下红糖调味。

17．川贝蜜糖煲雪梨

【组成】大雪梨 1 个 蜜糖半茶匙 川贝母 15g（粉末）

【主治】用于感冒已愈，热难清，仍留余咳者。

【用法】大雪梨去蒂挖心留皮，梨孔放入川贝及蜜糖，置炖盅，隔水煲 1 小时，即食。

18. 地龙贴脐方膏

【组成】鲜地龙 10 条　白糖、面粉各适量

【主治】感冒，风热型。症见身热较著、咳嗽、痰黏或黄、咽燥。

【制法】把地龙放在碗内，撒上白糖，片刻地龙体液外渗而死，入面粉和成膏，制成直径为 3cm 的药饼。

【用法】将药饼贴于脐孔上，每次贴 4～6 小时，每日 2 次，连贴 2～3 天。

七、头　痛

头痛是以自觉头部疼痛为主要临床表现的疾病。现代医学的神经性头痛、三叉神经痛等可参考治疗。

辨证分型

1. 外感头痛

（1）风寒头痛：症见痛时作、痛连项背、恶风畏寒。

（2）风热头痛：症见痛而胀、甚则头痛如裂、发热或恶风。

（3）风湿头痛：症见痛如裹、肢体困重、纳呆胸闷。

2. 内伤头痛

（1）肝阳头痛：症见痛而眩、心烦易怒、夜眠不安、胁痛。

（2）肾虚头痛：症见痛且空、兼眩晕、腰痛酸软、神疲乏力。

（3）血虚头痛：症见痛而晕、心悸不宁、神疲乏力。

（4）痰浊头痛：症见痛昏蒙、胸脘满闷、呕吐痰涎等。

（5）瘀血头痛：头痛经久不愈、痛处固定不移、痛如锥刺、或有外伤史等。

临床施治

1. 川芎茶

【组成】川芎 3g　茶叶 6g

【主治】风寒头痛，或偏正头痛，伴肢体酸痛。

【用法】将川芎研为细末，加茶（茶末亦可）和匀，以沸水冲泡 5 分钟后，即可。

【说明】“头痛须用川芎”。据药理研究，川芎含挥发油、生物碱、酸性成分、内脂类、阿魏酸。对中枢神经系统有镇静作用；能降低血压；对平滑肌有抗痉作用。

2. 僵蚕葱白茶

【组成】白僵蚕适量　葱白 6g　茶叶（以绿茶为佳）3g

【主治】痰浊偏正头痛。

【用法】将白僵蚕熔后研成细末，用葱白与茶叶煎汤，饮之。

【说明】白僵蚕祛风解痉，化痰散结。《本草求真》言其为“祛风散寒，燥湿化痰，温行血脉之品”。偏正头痛多因风寒久留，结而有痰，阻于脉络。用白僵蚕合葱白以祛风除痰，茶叶下痰气而清头目，故病愈。

3. 归芎熨

【组成】当归 12g　川芎 6g　香附 6g　食盐 20g

【主治】瘀血头痛，经久不愈，其痛如刺，固定不移。

【用法】上药共研为粗末备用。将药末炒热，外敷贴头痛处。

4. 姜茱敷

【组成】生姜 30g　吴茱萸 15g

【主治】风寒头痛，痛及项背者。

【用法】将吴茱萸研为细末，生姜捣烂，同入铁锅内炒热，摊在纸上，再滴适量白酒调成稀糊状。趁热将调好的药糊敷于两足涌泉穴。

5. 茱萸热熨

【组成】吴茱萸叶适量

【主治】大寒犯脑，巅顶头痛，干呕，吐涎。

【用法】酒拌袋盛蒸熟。更互枕熨之，痛止为度。

6. 川乌草乌贴

【组成】生川乌、生草乌、白芷各 15g　黄丹 100g　香油 100g

【主治】风寒头痛剧烈，频繁发作者。

【制法】将上药用香油浸泡 24 小时，然后文火煎药，炸焦去渣，在油中徐徐加入黄丹成膏，再将药倒入冷水浸 24 小时（去火毒）备用。亦可将上药煎成汤剂，加水 200mL，煎至 60 ~ 80mL 盛瓶中备用。发作频繁疼痛剧烈者，将中药汤剂用纱布折叠数层湿敷患处，一般 1 ~ 2 天疼痛可以减轻；继将膏剂少许加热摊在纱布块上。

【用法】贴在患处，每 5 日换一次。

7. 川楝射香偏头痛贴

【组成】川楝子 4 粒　麝香止痛膏 1 张

【主治】偏头痛。

【制法】川楝子去壳捣黏，做成 2 粒小丸，分别放在 2 块半张膏药上。

【用法】贴在两侧太阳穴上，并用热水袋做壶熨。

8. 荞芷敷

【组成】荞麦 100g　白芷粉 5g　醋适量

【主治】偏头痛。

【制法】先将荞麦、白芷粉放锅内炒热，然后放醋适量，拌匀。趁热摊于纱布上包痛侧，冷后焙热再包，可反复使用3次。

【用法】用时煎服川芎茶调散每日1剂，血虚加当归，气虚加黄芪。

9．韭菜汤

【组成】韭菜根100g　白糖200g

【主治】偏头痛伴耳痛。

【用法】韭菜根洗净水煎取汁，入糖调味。

10．万应膏

【组成】银粉750g　银底750g　广丹6g　胡麻油25g

【主治】各种头痛。

【制法】熬油2小时，用文火下广丹、银粉、银底，用文武火以桃枝、柳枝不断搅拌，熬至滴水成珠为止，离火，以柳枝搅冷，将烟出完，倒在石板上，冷后即成。

【用法】贴足三里、肾俞、关元等穴位，或贴患处。

11．杜仲茶

【组成】杜仲30g　夏枯草25g　菊花10g

【主治】肝阳上亢型头痛。

【用法】水煎服，每日2次。

12．菊花牛蒡子煎

【组成】菊花10g　牛蒡子15g　川芎15g

【主治】风热头胀痛。

【用法】水煎服，每日2次。

13．刀豆茶

【组成】刀豆根30g　黄酒5mL　红茶3g

【主治】外感风寒头痛。

【用法】共水煎服。每日数次，连服3～5日。

14．头痛塞鼻散

【组成】川芎、白芷、炙远志各50g　冰片7g

【主治】偏头痛，遇风寒加重。

【用法】共研细末，瓶装密贮。以消毒纱布一小块，包少许药末，塞入鼻孔，右侧头痛塞左鼻，左侧头痛塞右鼻。

【说明】本方一般塞鼻3～5分钟后，头痛即逐渐消失。有的塞鼻得嚏后，自觉七窍通畅而痛止。复发时再用仍有效。

15．清空膏治顽固性头痛

【组成】川芎、羌活各10～15g　淡黄芩15g　川连、柴胡各10g　防风12g　炙甘草6～10g

【主治】顽固性头痛。

【用法】每日1剂，水煎分服。病程长，上方加蜈蚣1～2条，太子参 20g（或红参6g），白蒺藜12g；头痛连面或牵引牙龈痛者，上方加细辛3g，生石膏30g。

八、咳　嗽

咳嗽是肺系疾病的主要证候之一。分别言之，有声无痰为咳，有痰无声为嗽。一般多为痰声并见，故以咳嗽并称。咳嗽常见于现代医学的上呼吸道感染、肺炎、支气管炎、支气管扩张、肺结核等疾病。

辨证分型

1. 外感咳嗽

（1）风寒型：症见咳痰稀薄色白、流清涕。

（2）风热型：症见咯痰不爽、痰黏稠或稠黄、咽痛。

（3）燥热型：症见干咳无痰或痰少粘连、痰中带血、口鼻咽干。

2. 内伤咳嗽

（1）痰湿犯肺型：症见咳嗽痰多、痰出则憋减咳缓。

（2）痰热壅肺型：症见痰多、咯吐不爽、或有热腥味。

（3）肝火犯肺型：症见痰滞咽喉、胸胁胀痛、口干苦。

（4）肺阴亏耗型：症见干咳、痰中挟血、声音嘶哑、口干。

临床施治

1. 滋阴止咳百合雪梨膏

【组成】百合250g　雪梨4个　蜂蜜250g

【主治】咳嗽，肺阴亏耗型。症见干咳、痰中挟血、声音嘶哑、口干。

【用法】百合用水浸泡1夜，次日连水以小火煮至极烂；梨榨汁，同蜂蜜一起放锅中，与百合共熬成浓液，以瓦罐盛。早晚各用1汤匙，以开水冲开，温饮。

2. 润肺止咳花生甜杏泥

【组成】花生、甜杏仁各15g　蜂蜜适量

【主治】咳嗽，肺阴不足型。症见久咳气短、干咳少痰。

【用法】花生、甜杏仁捣烂成泥状。每次取10g，加蜂蜜，开水冲服。早饭前、晚饭后服用。

3. 清热止咳竹叶芦梨膏

【组成】黄梨10个　鲜竹叶30g　鲜芦根30g　老树橘红30g　荸荠20个　竹沥15mL

【主治】咳嗽，肺阴亏耗型。症见阴虚劳嗽、痰多色黄、潮热等。

【用法】黄梨、荸荠、芦根分别煎煮取汁；待竹叶、橘红加水煎汁后对入，并入竹沥；小火浓缩至稀流膏状。每服10～20mL，每日2～3次。

【说明】大便溏泻者不宜。

4．疏风止咳桑菊杏仁茶

【组成】桑叶、菊花、杏仁各10g　白砂糖适量

【主治】咳嗽，风热型。症见发热恶风、咽痛喉燥、咳急音哑、咳痰不爽、痰黏稠黄，或咳时汗出，常伴流涕色黄。

【用法】将前3味共煎取汁，调入白砂糖，代茶饮。

【说明】方中桑叶以霜降以后采得为佳，能疏风清热，清肝明目。“治劳热菊花用黄菊花，功如桑叶，能解毒。杏仁味苦微温，入肺大肠经。白砂糖甘寒凉润，共奏疏风清热、宣肺止咳之功。

5．祛痰止咳三子养亲茶

【组成】紫苏子、白芥子、莱菔子各3g

【主治】咳嗽，痰湿犯肺型。症见咳嗽频作，咳声重浊，痰多质黏稠厚，少食，体倦便溏。

【用法】将上3味各洗净，微炒；击碎，用生绢小袋盛之，煮作汤，代茶水啜用。

【说明】紫苏子降气行痰，白芥子畅嗝除痰，莱菔子消食化痰，使气顺痰消，咳逆自平。

6．清热解毒鱼腥草茶

【组成】鱼腥草32g　冰糖适量

【主治】咳嗽，热毒壅肺型。症见高热不退、烦躁不安、口渴喜饮、舌苔黄腻、脉数者。

【用法】先将鱼腥草煎汤后，溶入冰糖令溶即得，代茶饮。

【说明】鱼腥草功效清热解毒，消肿利尿。因此对热毒壅肺而致之高热，咽疼，咳嗽烦渴症，疗效甚著。

7．清热止咳枇杷叶茶

【组成】鲜枇杷叶30g　淡竹叶15g

【主治】咳嗽，肺热型。症见肺热咳嗽，咽燥不适，声音嘶哑。

【用法】将鲜枇杷叶刷去绒毛，与淡竹叶同洗净，切细。放入保温瓶中，用沸水冲泡，盖闷15分钟，饮用前可酌加白砂糖或冰糖，代茶频饮。1日1剂。

【说明】本方中枇杷叶性味苦凉无毒，有清肺和胃、降气化痰的功效。

8．润燥止咳冬瓜蜜茶

【组成】冬瓜皮15g　蜂蜜20g

【主治】咳嗽，燥热型。症见秋燥干咳无痰，咽喉燥痛。

【用法】将经霜的冬瓜皮洗净切细，置保温杯中，用沸水适量冲泡，盖闷15分钟后去渣，调入蜂蜜20g，分次代茶饮。

【说明】方中冬瓜皮能利水消肿，消痰。传统蜜饯食品中的冬瓜糖是以冬瓜瓤浸糖晒干而成，有润肺化痰止咳功用。本方以冬瓜皮与蜂蜜同泡茶饮，方法简便，具有同样效果。

9. 散寒止咳葱姜萝卜汤

【组成】葱白 6 根　生姜 15g　萝卜 1 个

【主治】咳嗽，风寒型。症见恶寒发热、咳痰稀薄色白、流清涕、身倦酸痛。

【用法】用水 3 碗先将萝卜煮熟，再放葱白、姜，煮剩 1 碗汤，连渣 1 次服。

10. 祛痰止咳粥

【组成】杏仁 10g　旋覆花 5g　款冬花 10g　粳米 50g

【主治】咳嗽，痰湿型。症见咳嗽痰多、痰出则憋减咳缓。

【用法】先取前 3 味煎药汁去渣，再入粳米同煮，粥熟后待温空腹服食。

11. 止咳梨粥

【组成】梨 3 个　粳米 60 ~ 100g

【主治】咳嗽，风热型。症见咳痰不爽、咽痛。

【用法】梨洗净去核，捣泥，绞取汁；粳米淘净，加水煮粥，临熟，对入梨汁，拌匀食。

12. 行气止咳橘皮粥

【组成】橘皮 15 ~ 20g　粳米 100g

【主治】咳嗽，气滞型。症见痰滞咽喉，胸胁胀痛，口干苦。

【用法】先用橘皮煎取药汁，去渣，然后与粳米同煮为稀粥。或将橘皮晒干，研为细末，每次用 3 ~ 5g 调入已煮沸的稀粥中，再同煮至粥熟即可。

13. 养肺止咳猪肺粥

【组成】猪肺 500g　大米 100g　葱、姜、食盐、味精、料酒等各适量

【主治】咳嗽，肺阴亏耗型。症见干咳，声音嘶哑，口干。

【制法】先将猪肺洗净，切成片状，用手挤压，洗去猪肺气管中泡沫，加适量水，煮七成熟，捞出切成丁块备用，再以大米、猪肺丁 100g、猪肺汤适量煮成粥，加葱、姜等调味，经常酌量食用。

14. 急支荆芥陀罗地龙熨

【组成】鲜荆芥 250g　鲜曼陀罗花 20g　地龙 20 条

【主治】各类支气管炎，对急性者疗效卓著。

【用法】将上药共捣烂。平摊于第 1 ~ 7 胸椎上，以热水袋热熨 30 分钟，每日敷熨 2 ~ 3 次。

15. 风热咳嗽百芩贴

【组成】百部 30g　黄芩 20g　黄酒少许

【主治】咳嗽，风热型。症见咳痰不爽、痰黄黏稠、咽痛。

【用法】上药研末，炒烫备用。由上向下热熨上胸和上背部，药包温度下降后就放在上背部（两肩胛骨上角之间），再用热水袋保温半小时，每日 2 次。

16．风寒咳嗽菖蒲熨

【组成】石菖蒲、葱白、生姜、艾叶各适量

【主治】咳嗽，风寒型。症见恶寒头痛，痰多喘促。

【用法】将上药洗净，切碎，捣烂如泥，加米酒少许，拌匀炒热。从胸背自上向下熨，每日 1 ~ 2 次，每次 15 ~ 20 分钟，连续熨数日，以愈为度。

17．呛咳葱白贴

【组成】葱白 50g

【主治】咳嗽，痰饮积于胸膈。症见吐不出、咽不下，时时呛咳，食欲不振，胸闷不舒。

【用法】将葱白捣烂蒸熟。取葱糊趁热贴于膻中、上脘穴半小时，积痰徐徐自下，胸膈舒适。

18．清热祛痰冰片贴

【组成】冰片 3g

【主治】咳嗽，痰热郁肺型。症见咳嗽气促、痰黄稠。

【用法】上药研细，与等量凡士林调匀，涂在油纸上。贴于膻中穴，用绷带固定，并持续热敷，每 12 小时换药 1 次，10 天为 1 疗程。

19．顽咳膏

【组成】当归 12g　青皮 12g　五味子 12g　桑皮 12g　甘草 12g　川贝 12g　半夏 12g　茯苓 12g　杏仁 12g　乳香 6g　没药 6g　丁香 3g

【主治】咳嗽，痰湿蕴肺型。久咳（慢性气管炎、支气管炎）。

【制法】用香油 150mL 将前 9 味药熬枯去渣，再将乳香、没药、丁香掺入后加黄丹 120g 收膏。

【用法】摊贴于背部第四、五胸椎体处两侧。

20．化痰止咳膏滋

【组成】五味子 6g　当归 6g　青皮 6g　桑皮 6g　甘草 6g　川贝 6g　半夏 6g　茯苓 6g　杏仁 3g

【主治】咳嗽，痰湿型。症见咳嗽痰多。

【制法】以上 9 味药用水煎成汁滤去渣，用冰糖适量熬成糊状收膏。

【用法】每日服 3 次，每次服 6g。

【禁忌】禁烟、喝茶及刺激性食物。

21．祛痰止咳冬花川贝膏滋

【组成】款冬花 6g　川贝 6g　橘红 6g　党参 6g　远志 6g　麻黄 5g　前胡 6g　杏仁 3g　五味子 3g　马兜铃 5g

【主治】咳嗽，痰湿犯肺型。症见久咳、咳嗽痰多、痰出则憋减咳缓。

【制法】将上药用水煎成汁滤渣，用红糖适量熬成糊状收膏。

【用法】每日服 3 次，每次服 6g。

22. 滋阴止咳黄白膏滋

【组成】大生地黄 2 000g　白茯苓 360g　北沙参 180g（另研细末和入）　白蜜 1 000g

【主治】咳嗽，肺阴亏耗型。症见久咳、干咳，痰中挟血，声音嘶哑，口干。

【制法】将生地黄洗净与茯苓共煎熬 3 次，去渣取汁，滤清浓缩，加入白蜜成膏，再将沙参另研细末和入搅匀。

【用法】每服 12g，1 日 1 次或 2 次，早晚开水和服。

23. 润肺止咳三仁膏

【组成】松子仁、胡桃仁、南杏仁各等份　白蜜适量

【主治】咳嗽，肺阴亏耗型。症见干咳、久咳、痰少、气喘、便秘等。

【用法】三仁共捣如泥，加白蜜调或膏。饭后半小时开水调溶，每服 6g，每日 2～3次。

【说明】便溏、滑精、湿痰者不宜。

24. 化痰止咳川贝蛋

【组成】川贝 5g　鸡蛋 1 个

【主治】咳嗽，痰湿犯肺型。症见咳嗽痰多。

【制法】川贝研细末，生鸡蛋敲一个如硬币大小孔，川贝粉掺入蛋内，湿纸将孔封闭，蒸熟。

【用法】每服 1 个，早晚各 1 次。

25. 久咳西瓜仁煎

【组成】西瓜子仁适量

【主治】咳嗽日久不愈者。

【用法】将西瓜子仁用水浓煎服食。

26. 补阳止咳乌鸡汤

【组成】柚子 1 个　乌骨鸡 1 只

【主治】咳嗽，阳虚型。症见气喘，夜间尤甚，遇冬复发者。

【制法】将柚子顶上开一盖，挖去果瓣，乌骨鸡宰后去羽毛及内脏，洗净，切成小块，置柚子中，加少许水，仍将整个柚子切下的盖盖好，用纸封口，再用烂黄泥将整个柚子厚敷一层，在地上挖一深坑，用柴火烤鸡，约 4～5 小时，鸡熟透，去泥开盖，取鸡肉连汁食之。

【用法】一般在冬至日开始吃，每 7～8 天可食 1 次。

27. 润肺止咳决明莱菔敷

【组成】草决明 60g　莱菔子 30g

【主治】咳嗽，燥热型。症见干咳无痰或痰少粘连、口鼻咽干。

【用法】将上药共捣碎为末备用。取研好的药末适量，敷于脐部，外覆以纱布，胶布固定。

28. 祛寒止咳半夏白果贴

【组成】制半夏 10g　白果仁 9g　杏仁 6g　细辛 6g

【主治】咳嗽，风寒型。症见喘满，吐痰清稀色白。

【用法】以上诸药共研细末，用姜汁调为糊状备用。把药糊填于脐部，外覆以纱布，胶布固定，每日换药 1 次。

29. 止咳止痒罂粟五味膏

【组成】罂粟壳 30g　五味子 30g　蜂蜜适量

【主治】咳嗽日久，干咳无痰，咽干，喉痒，舌质红，苔少，脉细数。

【用法】将前 2 味药研碎为细末，入瓶密封备用。临用时取药末 30g 与蜂蜜调和均匀，捣烂如膏状，以药膏贴敷于肚脐上，外以纱布盖上，再以胶布贴紧固定，2～3 天换药 1 次，至病愈停用。

九、哮　喘

哮喘是一种常见的反复发作的疾病。哮是以呼吸气急，喉间有痰鸣音为特征；喘是以呼吸气促，甚至张口抬肩、鼻翼扇动为特征。其二者在临床上常同时并发，故谓之哮喘。临床上如支气管哮喘、慢性喘息性支气管炎、肺炎、肺气肿、心脏性哮喘等可参考治疗。

辨证分型

1. 实证

（1）寒性哮喘：症见呼吸急促、喉中哮鸣有声、胸部胀满、恶寒低热无汗等。

（2）热性哮喘：症见咳逆上气、气粗息涌、喉中痰鸣有声、咳痰黏稠不畅、身热咽干等。

2. 虚证

（1）肺虚哮喘：症见喘促短气、咳痰色白清稀、自汗、怕风等。

（2）肾虚哮喘：症见长期哮喘、动则为甚、腰腿酸软、畏寒肢冷等。

临床施治

1. 平喘地龙生姜汤

【组成】净地龙 30g　生姜 20g

【主治】各型哮喘。

【用法】水煎服，1 日 1 剂分 2 次服，连服 5～7 剂。

【说明】本方禁忌烟酒与生冷、油腻、腥味食物。

2．清热平喘仙人掌茶

【组成】鲜仙人掌茎 60g　蜂蜜 40g

【主治】支气管热性哮喘。症见喘息痰鸣，不能平卧，咳吐黄稠痰，口干舌红，脉滑数。

【用法】将鲜仙人掌去皮、刺，留茎洗净切细，置保温杯中，用沸水适量冲泡，置闷15分钟，取清液，调入蜂蜜 20g，顿饮或分 2 次。症状消失后即停药。

3．清热平喘核桃杏仁蜜丸

【组成】姜 50g　核桃肉 50g　苦杏仁 50g　蜂蜜适量

【主治】热性哮喘。症见咳逆上气、气粗息涌、喉中痰鸣有声、咳痰黏稠不畅、身热咽干等。

【用法】核桃肉、苦杏仁用水浸泡，去皮；姜洗净切末；共捣烂，加蜂蜜为丸，捏成小丸粒，临睡前服，共分 10 次服完。

4．解毒平喘姜汁南瓜麦芽膏

【组成】鲜姜汁 60g　南瓜 5 个　麦芽 1 500g

【主治】多年哮喘。症见入冬哮喘加重。

【用法】将南瓜去子，切块，放入锅内加水煮极烂如粥，用纱布绞取汁，再将汁煮剩一半，放入姜汁、麦芽，以文火熬成膏，每晚服 150g，严重患者早晚服用。

5．散寒平喘生姜柿饼蜜羹

【组成】生姜 50g　柿饼 50g　蜂蜜 100g

【主治】哮喘，寒性哮喘。症见呼吸急促、喉中哮鸣有声、恶寒等。

【用法】将生姜去皮，柿饼去蒂切末，一齐捣烂，再调入蜂蜜搅匀，入锅蒸 2 小时，每日 2 次，每次 1 汤匙。

【说明】本方忌吃猪肉。

6．化痰平喘款冬花茶

【组成】茶叶 6g　款冬花 3g　紫菀 3g

【主治】哮喘，寒性哮喘。症见咳嗽多痰，喘息气急，恶寒。

【用法】将上 3 味放入茶壶内，泡汤。当茶饮，每日 1 剂。

【说明】方中款冬花、紫菀性温入肺经，润肺下气，化痰止咳平喘。据药理研究：紫菀中的紫菀皂素能使动物呼吸道分泌物增加，而有祛痰作用。从紫菀根部的醇提取物中分离出一种无色针状结晶对小白鼠实验性咳嗽，有镇咳作用，对多种病菌有抑制作用。

7．止喘茶

【组成】满山红 12g　广地龙 6g　紫菀 6g

【主治】咳嗽，哮喘。

【用法】将上 3 味研末，开水渍 20 分钟，代茶饮。

【说明】满山红含有挥发油，有较强的镇咳祛痰作用，能防治支气管痉挛、兴奋呼吸中枢、杀菌。地龙清热、镇痉、平喘。紫菀祛痰、镇咳、杀菌。

8．润肺止喘燕窝粥

【组成】燕窝 1 个　粳米 50g

【主治】肺虚哮喘。症见喘促短气，咳痰稀薄，自汗畏风。

【制法】燕窝食用前，先用清水刷洗 1 遍，再放入 80℃ 热水中浸泡约 3 小时，使之膨胀松软，然后用镊子将毛绒除净，再放入 100℃ 开水中泡 1 小时左右，取出加水与粳米煮为粥，任意服食。

【说明】燕窝粥为珍贵的宫廷御用珍馐，含有多种氨基酸、糖、纤维素及钙、磷、钾、硫、铁等物质，具有壮阳、暖腰膝、缩小便、止崩带的作用。《本草纲目拾遗》谓燕窝“味甘淡平，大养肺阴，化痰止嗽，补而能清，为调理虚损劳瘵之圣药”。

9．补肺温肾蛤蚧粥

【组成】蛤蚧 1 对　党参 30g　糯米 50g

【主治】哮喘，肺肾两虚。症见长期哮喘、喘促短气、咳痰色白清稀、腰腿酸软、畏寒肢冷等。

【用法】先用酒和蜂蜜将蛤蚧涂身，炙熟，党参研末化醋，与蛤蚧和匀成饼，再煮糯米成稀粥，入饼搅化，慢慢热食。

【说明】蛤蚧又称化蟾、蛤蟹、角蟾，味咸性平，有小毒，多熟食或酒浸食。《本草纲目》中记载其“补肺气，定喘止咳，功同人参，益阴，助精扶羸，功同羊肉”。可见蛤蚧是温肾纳气之良药。

10．补肺止喘山药甘蔗糊

【组成】鲜山药 60g　甘蔗汁半碗

【主治】肺虚哮喘。症见肺虚引起的久病咳喘，痰少或无痰，气怯声低。

【用法】山药洗净、切碎、捣烂，加甘蔗汁和匀，置火上炖熟。1 次服完，每日 2 次。

11．祛痰平喘苏杏粥

【组成】苏子 15g　白芥子 10g　杏仁 10g　粳米 50g　蜂蜜 20mL

【主治】痰浊哮喘。症见咳嗽痰多而黏腻、胸中闷满、恶心。

【用法】前 3 味水细磨煎汤去渣，入粳米煮作粥，调蜜任意食用。

12．寒性哮喘麻黄脐贴

【组成】麻黄 15g　细辛 4g　苍耳子 4g　延胡（醋炒）4g　公丁香 3g　吴茱萸 3g　白芥子 3g　肉桂 3g

【主治】寒性哮喘。症见吐清稀白色痰，喉间痰鸣，伴恶寒。

【用法】诸药共研为细末，瓶贮密封备用。取药末适量，用脱脂药棉薄裹如小球，塞入患者脐孔内，以手压紧使陷牢，外以胶布贴紧。隔 2 天换药 1 次，10 天为 1 个疗程。一般贴药 1～2 个疗程可病愈。

【说明】如贴药未满 1 天，脐孔灼热发痒时，应即揭下贴药，待过 1～2 天，脐孔不痒时再换药球续贴之。

13. 突发性哮喘麻杏石芥敷

【组成】麻黄、生石膏各 15g　白芥子、甘遂、杏仁、明矾各 15g　米醋 50mL

【主治】突发性哮喘。症见喘、咳频作，痰多色黄，痰鸣漉漉，口干，咽痒。

【制法】将以上诸药共研为极细末，瓶贮密封备用。用时每次取药末适量，以米醋调和如稠泥状，软硬适度，捏成如桂圆或弹子大小的药丸备用。

【用法】取药丸 1 个填入患者脐孔中，按压使陷紧，外以胶布固定之。填药后 4～6 小时可除去药丸。每天换药 1 次，1 周为 1 个疗程。

【附注】填药后脐部可能有水疱发生，可将药除掉，用热毛巾拭净局部皮肤，再用消毒针将水疱挑破，搽以龙胆紫药水，以免发生感染。

14. 肾虚哮喘故纸小茴贴

【组成】故纸、小茴香各等量

【主治】肾虚哮喘。症见哮喘日久，肾不纳气，气喘，喉间哮鸣有声，动则喘促更甚。

【用法】把上 2 味药共碾成极细粉末，贮瓶密封备用。取药适量纳入脐孔，外以纱布覆盖，胶布固定，2 天换药 1 次，10 天为 1 个疗程。

15. 肾虚哮喘涌泉膏

【组成】大海龙 1 对　大生附子 1 个　甘草 9g　凌云香 9g　大穿山甲 9g　锁阳 9g

【主治】肾虚哮喘。症见长期哮喘，动则为甚，腰腿酸软，畏寒肢冷等。

【制法】用香油 600mL 浸泡，然后用炭火熬枯上药，去净渣，将油再煮沸，分两份，每油 500mL，加飞净黄丹 195g，用小火熬沸，用槐枝不断搅动，再下制阳起石末、麝香各15g，冬虫夏草末、高丽参末、川椒末、母丁香各 9g，搅匀，埋在土内 7 日去火毒。

【用法】每用膏 0.9g 摊如铜钱大，贴两足心，10 日 1 换。

16. 肺虚哮喘保肺膏

【组成】鹿茸 60g　肉桂 12g　防风 90g　黄芪 90g　党参 90g　炮姜 18g　酒炒黄芪 18g　苏叶 12g　母丁香 18g　明附片 60g　白术 30g

【主治】肺虚哮喘。症见喘促短气，咳痰色白清稀，自汗，怕风等。

【制法】肉桂、丁香研末，余药用清水 280mL 浸一夜，次日入锅中煎，至水干后，再将药倾入菜油 2 000mL 同煎至药枯，筛去渣，再煎煮，入黄丹 610g，然后将肉桂、丁香末加入和匀，收膏摊布上。

【用法】贴背部第四、五胸椎体交界处两侧。

17. 寒性哮喘肺俞膏

【组成】赤芍 24g　官桂 24g　川乌 18g　连翘 24g　当归 24g　白芷 24g　木鳖子 24g　白及 18g　茯苓 18g　草乌 18g　白薇 24g　牙皂 15g　枣枝 15g　桑枝 15g　乌药 18g　桃枝 15g　柳枝 15g　槐枝 15g

【主治】寒性哮喘。症见呼吸急促，喉中哮鸣有声，胸部胀满，恶寒低热无汗等。

【制法】麻油 1 500mL，浸药一宿，熬焦去渣，入飞黄丹 500g，如麦色，急以桃枝搅，入乳香、没药细末各 12g，收膏摊成膏药。

【用法】将膏药贴肺俞穴，背部第四、五胸椎处两侧。

18. 久咳喘息足浴

【组成】胡椒 7 粒　桃仁 10粒　杏仁 4 粒　栀子仁 10g

【主治】久咳兼见痰多、喘息。

【用法】将上药水煎取汁 1 500mL，水温 40℃～50℃ 之间为宜，将两足放入药汁中浸泡，每次 30 分钟，每日 3 次。

19. 热咳喘息口鼻喷浴

【组成】桑白皮、半夏、白僵蚕、胆南星、象贝母各 10g

【主治】肺热咳嗽，痰多，喘息。

【用法】将上药捣碎，放入烧开水的壶中加适量水加热煮沸，产生的蒸汽从壶嘴喷出，口鼻对准壶嘴，并保持一定距离进行喷浴。反复加热喷浴，每日 1 次。

十、肺结核

肺结核是具有传染性的慢性虚弱疾患，以身体逐渐消瘦、咳嗽、咳血、潮热、盗汗等为特征。

辨证分型

1. 肺阴亏损型：症见干咳少痰，或痰中带血、胸痛、潮热颧红、咽干口燥、舌质红、苔薄黄少津、脉细数。

2. 阴虚火旺型：症见骨蒸潮热，夜寐盗汗，五心烦热，失眠多梦，急躁易怒，咳呛痰少，或痰黄黏稠，反复咯血，量多色鲜，胸胁掣痛，男子梦遗，舌质红绛，脉象细数。

3. 气阴两虚型：症见咳嗽、咳血、潮热、颧红、自汗盗汗、面白神疲、气短声怯、倦怠无力、食欲不振、舌质光红、苔薄或剥、脉细数无力。

4. 阴阳两虚型：症见咳呛咯血、劳热骨蒸、盗汗遗精、声嘶失音、形体羸弱、形寒恶风、自汗、喘息气短、面浮肢肿、饮食少进、大便溏薄、舌光质红少津，或舌淡体胖有齿痕、脉象微细。

临床施治

1. 补肺益肾苦丁茶

【组成】枸骨叶　茶叶各 500g

【主治】肺结核，肺肾两虚型。症见肺痨咳嗽，劳伤失血，头晕耳鸣，腰膝酸软等。

【用法】将上药晒干，共为粗末，混合均匀，加入适量面粉糊作黏合剂，用模型压成方块状或饼状，烘干即得，每块重约 4g。开水冲泡，代茶饮，每次 1 块，成人每日 2～3 次。

【说明】苦丁茶即枸骨嫩叶加工而成，能滋阴清热，补肾壮骨。

2. 滋阴清热功劳叶茶

【组成】鲜嫩功劳叶 60g

【主治】肺结核，肺阴亏损型。症见潮热、咳嗽咳血、潮热颧红、舌质红、苔薄黄少津、脉细数。

【用法】水煎数沸，代茶频频饮之。

3. 润肺百部茶

【组成】百部 20g　红糖适量

【主治】肺结核，肺阴亏损型。症见干咳少痰，或痰中带血、胸痛、潮热颧红、咽干口燥、舌质红、苔薄黄少津、脉细数。

【用法】将百部加工成末，开水浸 20 分钟后，加适量红糖，代茶饮用。

【说明】百部功能温润肺气，止咳杀虫。药理研究表明，百部含百部碱、百部次碱、原百部碱等成分。有明显镇咳作用，能降低呼吸中枢的兴奋性。对人体多种寄生虫有杀灭作用。对结核杆菌、白喉杆菌、葡萄球菌、肺炎球菌、绿脓杆菌及多种皮肤真菌均有抑制作用。另外，百部煎剂对百日咳、阿米巴痢疾亦有殊效。

4. 解毒三生汁

【组成】生大蒜汁 5mL　生梨汁 50mL　生藕汁 30mL

【主治】各型肺结核。

【用法】将各药汁混合，1 次服完，每日 1 次。

【说明】本方中生大蒜汁具有较强解毒作用，对肺结核有一定疗效，配合生梨汁、生藕汁有润肺生津之功。

5. 养肺大蒜泥鳅

【组成】大蒜 1 头　泥鳅 2 条

【主治】肺结核，气阴两虚型。症见咳嗽、咳血、潮热、颧红、自汗盗汗、气短声怯、倦怠无力。

【用法】水煎，喝汤吃泥鳅，每日 1 次。

【说明】泥鳅有滋补作用，大蒜有抑菌之功。扶正祛邪兼顾。

6. 养肺粥

【组成】紫皮蒜大瓣 15 瓣或小瓣 20 瓣（约重 20g）　大米 32g　白及粉 6.6g

【主治】肺结核，肺阴亏损型。症见干咳少痰，或痰中带血、胸痛、潮热颧红、咽干口燥。

【用法】先将大蒜去皮，在沸水中煮 1～1.5 分钟后捞出，然后取大米 32g 放入煮蒜水中煮成稀粥，待粥已成，再将捞出之蒜重新放入稀粥搅拌均匀，即可食用。

每日 2 次，每次送服白及粉 3.3g。

【说明】本方用于治疗肺结核，如加入黄精 45g 煮粥，疗效更佳。

7. 酥油蜂蜜粳米粥

【组成】酥油 20～30g　粳米 60g　蜂蜜 15g

【主治】肺结核，肺阴亏损型。症见干咳少痰，或痰中带血、胸痛、潮热颧红。

【用法】将粳米洗净，加水煮至待沸时，加入酥油、蜂蜜，同煮为粥。每日 1～2 次，温热服食。

【说明】酥油又称酪苏、马思哥油、丽酥油等，是牛乳或羊乳提炼而成，故又称沙牛的白羊酥，可入药。味甘性温，有补五脏，益气血，止渴润燥之功效。用于阴虚劳热，咳嗽咯血等。中虚湿盛者忌服。

8. 陈醋腌蒜

【组成】大蒜、陈醋各适量

【主治】各型肺结核。

【用法】大蒜去皮浸于醋中 7 天，每服 3 头，每日 2 次，可连续食用。

【说明】本方除可用治肺结核之外，还可用于治疗支气管炎，具有活血杀菌的作用。

十一、失　眠

失眠是指不能获得正常睡眠为特征的疾病。

辨证分型

1. 心脾两虚型：症见入睡后易醒，醒后不易再睡，气短食少。
2. 阴虚火旺型：症见心烦失眠，不易入睡，伴有心悸，口舌溃烂，夜里口干。
3. 胆虚肝旺型：症见入睡后易惊醒，平时善惊，易怒常叹息。

临床施治

1. 龙齿菖蒲安神茶

【组成】龙齿 9g　石菖蒲 3g

【主治】失眠。症见心神不安，胆怯，不易入睡或睡而易醒。

【用法】先将龙齿加水煎沸 10 分钟，再加入石菖蒲煎沸 10～15 分钟即可。每日 1～2 剂，不拘时代茶饮。

【说明】本方以龙齿定志镇静、宁心安神为主药。以石菖蒲补心益胆而安神。

2. 茯神枣仁安神茶

【组成】茯神、酸枣仁（炒）各 10g　朱砂 1g

【主治】失眠，心气不足型。症见入睡后易醒，气短，虚烦不眠。

【用法】将上 2 味同煎，冲朱砂末 1g。代茶饮。

【说明】方中茯神、酸枣仁养心安神，朱砂安神定惊。对心气不足而致的虚烦不眠效果甚佳。

3. 灯心草安睡茶

【组成】灯心草 10 ~ 20g

【主治】失眠。症见心烦或夜不合眼，小儿心烦夜啼等。

【用法】上药加水适量，煎汤代茶。每日 1 剂，于睡前 1 ~ 2 小时温服。

【说明】失眠一症，临床上多同七情内伤，五志过极化火而致。治疗应清心降火为法。灯心草性味甘淡、寒。入心、肺、小肠经。能清心降火，治疗心烦不寐，小儿夜啼。

4. 灯心竹叶茶

【组成】灯心草 5g　鲜竹叶 30g

【主治】失眠，阴虚火旺型。症见虚烦，不易入睡，伴有口舌溃烂，夜里口干。

【用法】上 2 味切碎水煎，取汁代茶。每日 1 剂。

【说明】本方用灯心草清心降火，鲜竹叶清热除烦，止渴宁心。待热去火除，则烦消能寐。

5. 莲子心茶

【组成】莲子心 2g　生甘草 3g

【主治】失眠。症见心火内积所致的烦躁不眠。

【用法】上 2 味药开水冲泡，代茶饮。每日数次。

【说明】茶中莲子心味苦，性寒，归心经。《本草纲目》记载莲子心“清心去热”。配生甘草则增强莲子心的泻心火除烦之功。

6. 柏子仁茶

【组成】炒柏子仁 15g

【主治】失眠，血虚心悸，失眠盗汗，老人及产后的肠燥便秘等。

【用法】把已炒香的柏子仁轻轻捣破，然后用开水冲泡柏子仁，加盖闷 5 分钟，代茶饮。每日 1 次，随量饮之。

【说明】柏子仁性味甘平，具有养心安神、润肠通便的功效。在服食油腻之后，服用此茶，也可消食。

7. 酸枣仁粥

【组成】酸枣仁 50 ~ 100g　粳米或糯米或大米 100 ~ 150g

【主治】心神不宁。症见易受惊恐，心悸不宁，坐卧不安。

【用法】酸枣仁用水榨取汁，入米煮为粥，或酸枣仁捣碎，煎取浓汁，煮熟。

早晚空腹服食，可酌加白糖。

8．五味安睡方

【组成】白术 10g　远志 10g　枣仁 10g　柏子仁 10g　合欢花 10g

【主治】失眠，伴多梦易醒、心悸健忘。

【用法】水煎服，1 日 2 次。

【说明】白术入脾经，枣仁、柏子仁入心经，合欢花理气解郁养心，远志交通心肾安神强志，五味和用，功强力专。

9．连胶煎

【组成】黄连 15g　阿胶 10g　朱砂 0.3g

【主治】失眠，症兼见头晕耳鸣、腰酸梦遗、五心烦热、心悸不安。

【用法】将黄连、阿胶水煎，冲入研成末之朱砂服用，每日 2 次。

【说明】朱砂不易过量或久服，以防中毒。

10．磁石熨

【组成】磁石 20g　茯神 15g　五味子 10g　刺五加 20g

【主治】失眠，心胆气虚型。症见胆怯心悸、倦怠乏力。

【用法】先煎煮磁石 30 分钟，然后加入其余药物再煎 30 分钟，去渣取汁。将一洁净纱布浸泡于药汁中，趁热敷于患者前额及太阳穴，每晚 1 次，每次 20 分钟。

11．青橘熨

【组成】新鲜青橘皮 2 只

【主治】失眠，肝郁火旺型。症见急躁易怒、不寐多梦。

【用法】将橘皮烘热。用热橘皮熨双眼，每次 20 分钟左右，每晚1次。

12．茯苓膏滋

【组成】茯苓 600g　党参 600g　白术（炒焦）600g　川芎 300g　肉桂 300g　当归 480g　黄芪（炙）600g　熟地 1 200g　白芍（炒）480g　甘草（炙）300g

【主治】失眠，心脾两虚型。症见入睡后易醒，醒后不易再睡，气短食少。

【用法】共煎汁 3 次，榨净，将各次所煎汁澄清过滤，蒸发成浓汁，加冰糖 2 400g收膏，成膏 4 500g。每次 9g，开水化服。

13．谷精膏

【组成】谷精子 9g　麻油 620mL　甘草 60g

【主治】失眠，阴虚火旺型。症见心烦，不易入睡，伴有口舌溃烂，夜里口干。

【制法】上药熬汁下诸药：一下芝麻 120g；二下紫草 6g；三下天门冬、寸冬、远志、生地、熟地、牛膝、蛇床子、虎骨、菟丝子、鹿茸、苁蓉、川断、紫宵花、木鳖子、杏仁、官粉各 9g，慢、快火熬至枯黑色，去渣下黄丹 150g；四下松香 240g，用槐柳枝不停地搅；五下硫黄、雄黄、龙骨、赤石脂末各 6g，再上火熬半小时；六下乳香、没药、木香、母丁香末各 5g，再熬离火放温；七下蟾酥、麝香、阳起石各 6g；八下冰片 30g，用瓷罐盛之。以烛封口，入水浸 3 日去火毒，用红绢摊贴之。

【用法】每日 1 贴，贴脐上。

14. 金樱膏滋

【组成】金樱子 5 000g　冰糖 500g

【主治】失眠，心肾两亏，神经衰弱，梦遗滑精等。

【用法】鲜金樱子打碎熬汁去渣，加冰糖成膏，瓶装。每服 15～30g，开水化服。

15. 热水足浴

【组成】热水1盆

【主治】各型失眠。

【用法】足浴。令患者睡前热水泡足 10 分钟。每日 1 次。

16. 磁石头浴

【组成】磁石 20g　茯神 15g　五味子 10g　刺五加 20g

【主治】各种原因所致的失眠。

【用法】先煎煮磁石 30 分钟，然后加入其余药物再煎 30 分钟，去渣取汁。用药液擦洗前额及太阳穴，每晚 1 次，每次 20 分钟。

17. 六花香浴

【组成】茉莉花、玫瑰花、月季花、菊花、芍药花、栀子花各适量

【主治】郁闷所致失眠，症见胸闷不舒、感情脆弱、善叹息、失眠、食欲差、便秘、舌暗、脉细涩。

【用法】将鲜花放入洗浴温水中，入浴即可。

18. 五味子膏

【组成】五味子 250g　蜂蜜适量

【主治】各型失眠，神经衰弱症。

【用法】五味子水浸半日，煮烂去滓，浓缩，加蜂蜜，将此膏瓶贮保存。每服 20mL，每日 2～3 次，连服数月。

19. 豆麦茶

【组成】黑豆 30g　浮小麦 30g　莲子 7 枚　黑枣 7 个

【主治】心肾不交引起的虚烦不眠。

【用法】同煮汁，滤渣，调入冰糖少许令溶。代茶饮，连服 10 日。

20. 花生叶

【组成】落花生叶 90g

【主治】失眠、多梦、神经衰弱。

【用法】水煎服，1 日 2 次。

21. 磁石粥

【组成】磁石 60g　猪腰子 1 个　粳米 100g

【主治】失眠，肾气虚弱、肝阳上亢引起的烦躁易怒，腰膝酸软。

【用法】磁石打碎于沙锅中煮 1 小时，滤去渣；猪腰子去筋膜洗净切片，加磁石汁、粳米共煮粥。每日 1 次，可常服。

22. 桂圆肉猪心汤

【组成】猪心 1 个（约 300g） 桂圆肉 15g 党参 15g 红枣 5 个

【主治】失眠，气血两虚型。症见虚烦心悸多梦、神疲乏力、舌淡苔白、脉细弱。

【制法】（1）猪心切去肥油，洗净。（2）桂圆肉、红枣（去核）、党参洗净，与猪心一齐放入锅内，加清水适量，武火煮沸后，文火煲 2 小时，调味即可食用。

23. 百合银耳羹

【组成】百合 50g 去心莲肉 50g 银耳 25g 冰糖 50g

【主治】失眠。症见健忘、心悸等。

【用法】银耳泡发去蒂，洗净；百合、莲肉加水煎煮，沸后加入银耳，文火煨至汤汁稍黏，加冰糖。每日 1 次，连服数日。

十二、自汗 盗汗

汗证是由于阴阳失调、腠理不固而致汗液外泄失常的病证。主要包括自汗、盗汗。自汗，是指不因外界环境因素的影响，而白昼时时汗出，动辄益甚者。盗汗，是指睡中汗出，醒来汗自消。

辨证分型

1. 肺卫不固型：症见汗出恶风、体倦乏力、面色少华。
2. 营卫不和型：症见汗出恶风、时寒时热。
3. 阴虚火旺型：症见夜寐盗汗、五心烦热。
4. 湿热郁蒸型：症见蒸蒸汗出、汗液易黏、烦躁、口苦、尿黄。

临床施治

1. 参芪术草汤

【组成】黄芪 50g 人参 10g 白术 15g 甘草 5g 五味子 15g

【主治】自汗，阳气虚弱，肺卫不固型。症见汗出恶风、体倦乏力、面色少华。

【用法】水煎服。每日 1 剂，1 日 2 次。

2. 牡蛎生地汤

【组成】牡蛎 30g 生地 20g 黄芪 15g

【主治】盗汗，阴虚型。症见夜寐汗出、五心烦热。

【用法】水煎服。每日 1 剂，1 日 2 次。

3. 大蒜瓜蒌汁

【组成】大蒜 1 头 瓜蒌 1 个

【主治】盗汗，阴虚型。症见烦渴、五心烦热。

【用法】先将大蒜捣烂，再与瓜蒌同煎，每日 1～2 次。

4. 浮小麦茶

【组成】浮小麦不拘量

【主治】自汗，盗汗。

【用法】将浮小麦文武火炒黄为度，候冷瓷罐封贮备用，每日 3 次，每次取浮小麦 7.5g 水煎汤。代茶饮，常服。

【说明】浮小麦即干瘪轻浮的小麦，水淘浮起者。浮小麦养心敛汗，专治自汗盗汗之证，古今均悉。

5. 五味枸杞茶

【组成】五味子、枸杞子各 5g

【主治】肾虚自汗、盗汗，伴腰膝酸软。

【用法】上 2 味同放入茶杯中，沸水冲泡。代茶饮。

【说明】方用枸杞子补养肝血肾精；五味子敛肺，滋肾生津，收汗涩精。对肾精不足之自汗盗汗有治疗作用。

6. 白矾葛根手足浴

【组成】白矾 20g　葛根 20g

【主治】各种原因所致的手足汗多。

【用法】将上药煎水取汁，浸洗手足，1 日数次。

7. 荆葛黄芪手足浴

【组成】黄芪 30g　葛根 30g　荆芥 9g

【主治】各种原因所致手足汗多。

【用法】上药用水煎汁 1 盆，趁热时用蒸汽熏手足，待药温适度后用纱布蘸药液擦洗手足。

8. 五味子贴

【组成】五味子适量

【主治】盗汗，阴虚型。症见五心烦热，或午后潮热、口渴、舌红少苔、脉细数。

【用法】捣碎如泥状。敷贴脐部，外覆纱布，胶布固定，每日1次，一般在用药 1～2 次内痊愈。

9. 五倍五味贴

【组成】五倍子、五味子各 100g

【主治】各型盗汗、自汗。

【制法】共研细末，过筛，加入 70% 的酒精适量，调成稠糊状，装入瓶中密封备用。使用时将药糊调如鸽蛋大小，放在事先准备好的 5～6cm 大小见方的塑料薄膜或不透水的蜡纸上。冬天可用热水袋烘温，不可用火烤，以防燃烧。微温后即可把药贴在肚脐正中，并以纱布覆于药膜上，用胶布固定。

【用法】24 小时换药 1 次。

10. 首乌白矾贴

【组成】何首乌、白矾等量

【主治】各型自汗或盗汗。

【用法】共研细末。敷脐上，外覆纱布，胶布固定，每日换药1次。

11. 五倍郁金贴

【组成】五倍子、郁金各等份　蜂蜜适量

【主治】自汗，阳虚型。症见虚喘干咳、久病体弱、畏寒汗出，动则益甚，面色㿠白、舌苔薄白、脉细弱。

【用法】2味药物混合粉碎为末，过筛，加入蜂蜜调制成膏。取药物分别贴于神阙、涌泉、灵墟，盖以纱布，胶布固定，1日1换，7～10天见效。

12. 艾盐贴

【组成】艾绒适量　精盐适量

【主治】汗出恶风，畏寒肢冷。

【用法】将艾绒制成艾炷备用。将精盐填于脐，把艾炷置于盐上，点燃，每次灸5～7壮，每日1次。

十三、癫　痫

癫痫是一种发作性神志异常的疾病，以突然仆倒、昏不识人、口吐涎沫、两眼上视、四肢抽搐，或口中如作猪羊叫声、移时苏醒、醒后如常为特征。

辨证分型

1. 风痰壅盛型：症见痰多，发则旋即倒地，神志不清，抽搐吐涎，或尖叫，二便失禁。

2. 脾肾两虚型：症见发作频繁，日久，面色苍白，痴呆健忘，神疲脉弱。

1. 蜈蚣蛋酒

【组成】蜈蚣1条　鸡蛋3个　白酒50g

【主治】各型癫痫。

【用法】将蜈蚣研细末，鸡蛋打入锅中，倒入白酒，水加至适中，开后加入蜈蚣。待鸡蛋熟后，分早午晚3次将鸡蛋吃下，汤喝尽。

2. 石榴全蝎散

【组成】全蝎5只　石榴1个

【主治】各型癫痫。

【用法】选大石榴，挖一小洞，放入全蝎，封口，用火煅至烟尽，研为细末。

每次服 1.5g，每日 2 次。

3．明矾橄榄汁

【组成】鲜橄榄 12 个　明矾 1.5g（研极细末）

【主治】癫痫，风痰壅盛型。症见痰多，发则旋即倒地，神志不清，抽搐吐涎，或尖叫，二便失禁。

【用法】先将橄榄洗净，用刀划割纵纹，以明矾末撒入纹内，等明矾浸入橄榄，即可食用。每小时吃 1～2 个，细细咀嚼，咽汁吐渣。

4．熟地山药粥

【组成】熟地 30g　山药 60g　粳米 100g

【主治】癫痫，脾肾两虚型。症见发作频繁，日久，面色苍白，痴呆健忘，神疲脉弱。

【用法】先煎熟地、山药，取汁与粳米煮粥。每日1次，可常食。

5．青果郁金膏

【组成】鲜青果 500g（打碎）　郁金 250g　明矾末 100g　蜂蜜适量

【主治】癫痫，风痰壅盛型。症见痰多，发则旋即倒地，神志不清，抽搐吐涎。

【用法】青果、郁金共放沙锅内，加水 1 000mL 煮 1 小时滤出，再加水 500mL 煎如前。合并两次煎汁，文火浓缩至 500mL，加明矾末、蜂蜜收膏。每日早晚各服 10mL，开水送下，间歇服用。

6．羊肝平肝汤

【组成】羊肝 60g　谷精草、白菊花各 10g

【主治】癫痫，虚型。

【用法】慢火炖食，每日 1 次。

7．丹参龙眼汤

【组成】丹参、龙眼肉、炒枣仁各 15g　白蜜适量

【主治】久患癫痫，气虚血亏者。

【用法】前 3 味水煎，白蜜调服。每日 2 次，可常食。

8．芫花南星敷脐贴

【组成】芫花 100g（醋浸 1 天）　明雄 12g　胆南星 20g　白胡椒 10g

【主治】癫痫，风痰壅盛型。症见痰多，发则旋即倒地，神志不清，抽搐吐涎，或发羊叫声，醒后亦如常人，身困乏力。

【用法】把上药共研细末备用。每次取药末 10～15g，蜂蜜调为膏，填于脐中，盖以纱布，胶布固定。3 天换药 1 次，连续 3 个月为 1 个疗程。

9．茱萸贴

【组成】吴茱萸适量

【主治】癫痫。猝然抽蓄，不省人事，发作频繁者。

【用法】上药研为细末备用。把药末撒入脐窝内，外用膏药固定，7～10 天换

药1次。

10. 砂苯散

【组成】朱砂、硼砂各1g　苯妥英钠0.25g

【主治】癫痫久发不愈。

【用法】将诸药共研为细末，分成10份备用。取其1份填脐，外以纱布覆盖，胶布固定。每天换药1次，一般填药10～15次可控制发作。

【说明】苯妥英钠是西药，西药房有售。

11. 栀龙橘粥

【组成】橘红10g　地龙10g　栀子仁5g　粳米100g

【主治】癫痫，风痰壅盛型。症见痰多，发则旋即倒地，抽搐吐涎。

【用法】先把前3味研成细末备用。煮粳米，沸后入橘红，待粥将成时，调入栀子仁与地龙，稍煮即可。每日2次服用。

12. 桂枣参煎

【组成】桂圆肉、炒枣仁、丹参各15g　白蜜适量

【主治】癫痫，脾肾两虚型。症见发作频繁，日久，面色苍白，痴呆健忘，神疲脉弱。

【用法】前3味水煎取汁，入蜜调服。每日2次。宜经常饮用。

十四、中　风

中风是以猝然昏仆、不省人事，伴有口眼㖞斜、语言不利、半身不遂，或不经昏仆而仅以僻不遂为主要临床表现的一种疾病。本病相当现代医学的脑出血、脑血栓形成、脑栓塞、脑血管痉挛、蛛网膜下腔出血等。

辨证分型

1. 中经络

（1）经脉空虚，风邪入中：症见突然口眼㖞斜，甚则半身不遂。

（2）肝肾阴虚，风阳上扰型：症见平素头昏、耳鸣目眩、突然口眼㖞斜、舌强语蹇，甚则半身不遂等。

2. 中脏腑

（1）阳闭：症见突然昏仆、不省人事、牙关紧闭、两手握固、肢体强痉、面赤身热、气粗口臭。

（2）阴闭：症见突然昏仆、不省人事、牙关紧闭、两手握固、肢体强痉、面白唇黯、痰涎壅盛。

（3）脱症：症见突然昏仆、不省人事、目合口张、鼻鼾息微、手撒肢冷、大

小便自遗、肢体软瘫、汗多。

临床施治

1. 钩藤葛根汤

【组成】石韦 10g　寄生 10g　钩藤 15g　葛根 20g

【主治】中风，中经络，肝肾阴虚，风阳上扰型。症见突发口眼㖞斜、语言不利、半身不遂。

【用法】水煎服，每日 2 次。

2. 羚羊角中风方

【组成】羚羊角 2g　僵蚕 2g　石决明 20g　菊花 15g　夏枯草 20g　牛膝 10g

【主治】中脏腑，阴闭。症见突然昏仆、不省人事、牙关紧闭、两手握固、肢体强痉、面白唇黯、痰涎壅盛。

【用法】羚羊角、僵蚕研末。其余药同入水煎，取汁将羚羊角、僵蚕冲入。每日灌服2次。

3. 秦艽丹参茶

【组成】秦艽 6g　丹参 10g

【主治】中风。症见手足麻木、肌肤不仁。

【用法】将 2 味研制粗末，沸水冲泡 10～15 分钟，代茶频饮，每日 1 剂。

【说明】秦艽祛风通络；丹参活血养血，可具四物汤生地、白芍、川芎、当归之功效。即所谓“治风先治血，血行风自灭”。

4. 地龙茶

【组成】鲜蚯蚓 10 条

【主治】中风，中经络，经脉空虚。症见口眼㖞斜，甚则半身不遂。

【用法】将蚯蚓捣汁，加糖调服，代茶。

【说明】蚯蚓又名地龙，其性味咸、寒，清热平肝。用于惊风抽搐、中风半身不遂等症。蚯蚓有降压、抗惊厥、镇静、解热作用。

5. 葱柏酒

【组成】葱白 1 握（连根）　柏叶 1 握（去皮）

【主治】中风，肝肾阴虚，风阳上扰型。症见不省人事、流涎口噤、语言不出。

【用法】上同研如泥，用无灰酒 60mL，同煎 10～20 沸，温服。

【说明】得病之日便进此药，可使风退气和，不成废人。

6. 鲜芹蒜泥

【组成】大蒜1头　鲜芹菜 50g

【主治】中风。症见口眼㖞斜。

【用法】将以上 2 药共同捣烂如泥状，左斜涂右，右斜涂左，每日1次。

【说明】本方需涂至恢复正常为止。

7. 姜蝥贴

【组成】鲜姜 1 块　斑蝥 1 个

【主治】中风。症见口眼㖞斜。

【用法】鲜姜捣成泥状，斑蝥去头，把斑蝥放在㖞斜一侧，外用姜泥糊之，每次 3～4 小时，每日 1 次，数次即愈。

8. 蒜泥膏

【组成】大蒜 2 瓣

【主治】中风。症见言语不清。

【用法】将蒜瓣去皮，捣烂如泥，涂于患者牙根上。

【说明】本方有宣窍通闭之功效。

9. 正风膏

【组成】生姜 15g　杏仁 30g　细辛 6g

【主治】中风。症见口眼㖞斜。

【用法】将上药同捣烂，涂在患处对侧，每日 1 次。

10. 葱白茴香膏

【组成】葱白、茴香苗各 30g

【主治】中风。症见口眼㖞斜。

【用法】将上药共同捣烂，涂于患侧对侧，每日 1 次。

11. 姜芥蜜膏

【组成】生姜、白芥子各 15g　蜂蜜 10mL

【主治】中风。症见口眼㖞斜。

【用法】将药放在一起研成膏状，左斜涂右，右斜涂左，每日 1 次。

12. 芪羌乳没贴

【组成】黄芪、羌活、灵仙、乳香、没药、琥珀、肉桂各适量

【主治】中风后遗症。症见肢体偏瘫、语言蹇涩、气短乏力、麻木。

【制法】上药压成细末，用醋或酒调成糊状。

【用法】洗净脐眼，取 10g调好的药糊敷脐上，以麝香虎骨膏固定，热水袋敷脐 1～5 小时，热度以口中有药味或醋、酒味为宜。

13. 巴豆敷脐贴

【组成】巴豆数粒

【主治】中风闭证。症见突然昏倒、不省人事、口噤不开、手足厥冷、两手握固、大便不通。

【用法】将巴豆捣烂。填于脐中，外覆纱布，胶布固定。

14. 马钱敷脐贴

【组成】制马钱子 25g　芫花 10g　白附子 10g　白僵蚕 10g　全蝎梢 10g　白胡椒 3g　川乌 5g　明雄黄 5g　胆南星 5g

【主治】中风。症见口眼㖞斜。

【制法】诸药混合，研为细末，过筛后，贮瓶备用。

【用法】取药末 10～15g，调黄酒适量，拌和制成厚膏，敷贴于患者脐窝中央和牵正穴上。外以胶布固定。2 天换药 1 次，一般 10 天奏效。

15. 半夏瓜蒌熨

【组成】半夏、全瓜蒌、川贝母、白蔹、白及、川乌各 10g　白附子 9g　白芥子 12g

【主治】中风。症见口眼㖞斜。

【用法】上药共为细末，加陈米醋拌湿炒热，装入 2 层纱布做的袋内即可。口向左歪敷右侧，口向右歪敷左侧，待药凉后，再炒再敷。

16. 蚕砂敷

【组成】蚕砂 100 000g

【主治】中风。症见半身不遂。

【用法】将蚕砂蒸熟，并做直袋 3 个。热盛 1 袋着患处，如冷，即取余袋依法再熨，频换，百不禁，瘥止。

17. 麦蒌熨

【组成】瓜蒌适量（鲜）　大麦面 30g

【主治】中风。症见口眼㖞斜。

【用法】瓜蒌绞汁，和大麦面作饼备用。炙热熨之。正便止，勿令太过。

18. 香官膏

【组成】香油 120mL　官粉少许　红蓖麻子 7 粒　漳丹 60g　血余 15g

【主治】中风，络脉空虚，风邪入中型。症见口眼㖞斜。

【用法】将香油熬沸，放入蓖麻子和血余，炸枯后取出，先下官粉，后下漳丹，即成膏药。右歪贴左，左歪贴右，要病人少量出汗，勿受风寒。

19. 檀香软膏（摩风膏）

【组成】白檀香 3g　麻黄 15g　羌活 30g　升麻 6g　防风 6g　白及 3g　当归身 3g

【主治】中风，经脉空虚，风邪入中。症见口眼㖞斜，半身不遂。

【用法】用香油 150mL，将药浸 5 日，微火炼黄，滤去渣，将黄蜡 15g 熔化尽，用绢过滤。将膏药搅冷涂抹患处。

20. 桃仁决明蜜茶

【组成】桃仁 10g　草决明 12g　白蜜适量

【主治】高血压、脑血栓形成之中风。

【用法】水煎服，调白蜜冲服。每日 2 次，20 日为 1 个疗程。

21. 枸麦饮

【组成】枸杞子、麦门冬各 30g

【主治】中风后遗症。症见头晕目眩、视物不清、血压升高、面红颧赤者。

【用法】煎水代茶饮。1 日服完，可常服。

22．黄芪南蛇汤

【组成】黄芪 50g　南蛇肉 200g　生姜 3 片

【主治】中风后遗症.。症见半身不遂，或风湿关节痹痛、慢性腰腿痛等。

【制法】（1）南蛇洗净，切块，黄芪、生姜洗净。（2）起油锅，放生姜爆香，再下南蛇肉稍炒片刻，铲起，与黄芪同放沙煲里，加清水适量，用文火煲 3 小时，调味供用。

【用法】本方为食疗方，可常服。

十五、中　暑

中暑是指在气候炎热时发生的一种急性疾病。其主要表现为面色苍白、发热、皮肤灼热或湿冷、烦躁、脉数，重者昏迷、痉挛等。

辨证分型

1. 暑入阳明型：症见头痛而晕、面赤气粗、口渴汗多。
2. 暑犯心包型：症见突然昏倒、不省人事、身热肢冷、呼吸气粗、牙关微紧等。
3. 暑热亢盛型：症见壮热、抽搐，或角弓反张、牙关紧闭、神识不清。

临床施治

1．解暑汁

【组成】鲜姜、大蒜、韭菜各适量

【主治】中暑，暑犯心包型。症见昏厥、不省人事、身热肢冷、呼吸气粗、牙关微紧。

【用法】洗净，姜蒜去皮，共捣烂取汁，灌服。

【说明】本方具有解表、温中、兴奋的作用。

2．降暑汤

【组成】姜汁 2 滴　红糖 12g　绿豆 20g　荷叶 30g

【主治】中暑。症见头痛而晕、口渴汗多。

【用法】将药物煎服，每日数次。

【说明】本方暑天常饮，预防中暑。

3．绿豆粥

【组成】绿豆 50g

【主治】中暑。症见头痛而晕、口渴汗多。

【用法】慢火煮绿豆做粥，经常食用。

4．清暑扁豆粥

【组成】扁豆 15g　赤小豆 30g　怀山药 15g　木棉花 15g　薏米 30g　鲜荷叶半张　灯心草少许

【主治】中暑。症见口渴汗多。

【用法】上诸味慢火煮粥，以豆熟透为度，每日 2 次服用。

5．四色粥

【组成】绿豆、赤小豆、麦片、黑芝麻等份，白糖或冰糖适量

【主治】中暑。症见头晕、口渴。

【用法】先将 4 味加水共煮粥，候熟，将白糖调入，空腹温服。

6．翠衣竹叶茶

【组成】西瓜翠衣 30g　鲜竹叶 30片　鲜荷梗 25g　西洋参 10g　麦门冬 10g　粳米 10g

【主治】中暑，暑入阳明型。症见头痛而晕、面赤气粗、口渴汗多。

【用法】把西瓜翠衣、竹叶、荷梗、麦门冬洗净，粳米淘净，共煎取汁。西洋参另煎取浓汁，对入前汁中即成。每日分 2～3 次代茶饮，连用 3 日。本方有清热解暑、益气生津之功效。西洋参可单用 3 次。

十六、脑膜炎

脑膜炎多累及硬脑膜、蛛网膜、软脑膜，由脑膜炎双球菌引起的流行性脑膜炎是其中最主要的类型。

1．大青叶茶

【组成】大青叶 50g

【主治】用于预防流行性脑膜炎。

【用法】水煎，代茶饮。可连续饮用。

2．龙胆菊花茶

【组成】龙胆草 12g　菊花 9g　生地 9g　当归 9g　黄连 6g

【主治】流行性脑膜炎。

【用法】水煎服。1 日 2 次。

3．芦根汤

【组成】芦根 50g　金银花 15g　连翘 10g　甘草 5g

【主治】用于预防流行性乙型脑炎

【用法】水煎，每日 1 剂，连服 3～5 剂。

十七、呕　吐

呕吐是由于胃失和降，气逆于上所引起的胃中之物从口吐出的一种疾病。前人以有物有声称之呕，有物无声称之吐，有声无物称干呕。本证可见于现代医学的神经性呕吐、胃炎、幽门痉挛或梗阻、胆囊炎等疾病。

辨证分型

1. 实证

（1）外邪犯胃型：症见突然呕吐，伴有发热恶寒。

（2）饮食停滞型：症见呕吐酸腐、嗳气厌食。

（3）痰饮内阻型：症见呕吐清水痰涎、脘满不食。

（4）肝气犯胃型：症见呕吐吞酸、嗳气频繁、胸胁闷痛。

2. 虚证

（1）脾胃虚寒型：症见饮食稍有不慎即吐，时作时止。

（2）胃阴不足型：症见呕吐反复，时作干呕，似饥而不欲食。

临床施治

1. 止吐汤

【组成】鲜竹茹 15g　灶心土 30g　石膏 20g　炮姜 3 片

【主治】寒热错杂之呕吐。

【用法】水煎服，1 剂分 3 份，1 日 2 次。

2. 姜甘饮

【组成】鲜姜汁 1 汤匙　甘蔗汁半杯

【主治】呕吐。

【用法】将鲜姜切碎，捣烂，绞取汁液。甘蔗剥去皮，捣烂绞取汁液饮用。

【说明】本方用治胃癌初期、妊娠反应、慢性胃病等引起的反胃呕吐或干呕不止。具有清热解毒、和胃止呕的作用。

3. 鲜姜砂仁汤

【组成】生鲜姜 100g　砂仁 5g

【主治】胃寒呕吐，妊娠呕吐。

【用法】将鲜姜洗净，切片，捣烂为泥，用纱布包好挤汁；将姜汁倒入锅内，加清水半碗，放入砂仁，隔水炖半小时，去渣即成。1 日 2 次。

4. 生姜鲜藕汁

【组成】生姜 50g　鲜藕 250g

【主治】呕吐。

【用法】将生姜、鲜藕洗净捣烂如泥，用净纱布挤汁，分 2～3 次服完。1日 1～2 次。

【说明】本方既可止呕吐又可止呕血。

5. 姜半茶

【组成】生姜 10g 半夏 7g 红糖适量

【主治】呕吐，痰饮内阻型或胃虚饮停型。症见呕吐清水痰涎、脘满不食。

【用法】将生姜洗净，榨取汁液。将半夏水煎 5～8 分钟，取汁，与姜汁和匀，加入红糖，代茶饮之。1 日 3～4 次，1 日 1 剂，连用 2～3 剂。

【说明】方中生姜辛散化饮止呕，半夏燥湿化痰，降逆止呕。两药相合，升降相因，温化相合，对饮停中焦、浊邪犯胃之呕吐最为适宜。

6. 乌梅硼砂茶

【组成】乌梅 2g 硼砂 1g 红茶 1.5g

【主治】呕吐。

【用法】上述 3 味药，以沸水冲泡 5～10 分钟。代茶饮。1 日 1 剂，或分 2 次服。

【说明】乌梅味酸性温，具有收敛生津、止呕安蛔之功效；硼砂解毒祛腐，止呕止吐。现代研究硼砂对胃肠道常见的致病菌有较明显的抑制作用。茶叶消脂去腻，除胸中烦满而下气降逆。三味合用，加强止呕作用。

7. 三仙粥

【组成】炒麦芽 10g 炒山楂片 5g 神曲 10g 红糖适量 粳米 100g

【主治】呕吐，消化不良。症见呕吐酸腐、嗳气厌食。

【用法】神曲用纱布包好，与麦芽、山楂同煎取汁，粳米煮粥将熟时对入药汁再煮 2 沸，加入适量红糖即可食用。

8. 生姜萝卜汁

【组成】生姜汁 5mL 白萝卜汁 30mL

【主治】呕吐，胃气上逆。

【用法】1 次服完，每日服 1～2次。

【说明】生姜汁降逆止呕，白萝卜汁可下气止呕，相辅相成。

9. 消食方

【组成】焦神曲 12g 生姜 10g 陈皮 10g

【主治】食积呕吐。

【用法】水煎服，1 日 2 次。

10. 丁香姜糖

【组成】冰糖或白糖 50g 生姜末 30g 丁香粉 5g

【主治】呕吐，脾胃虚寒型。症见饮食稍有不慎即吐，时作时止时痛，畏寒。

【制法】冰糖或糖加水少许，放沙锅中，文火熬化，加生姜末、丁香粉调匀。

继续熬至挑起不粘手为好；另备一大搪瓷盆，涂以小磨香油，将糖倾入摊平，稍冷后趁软切作50块。

【用法】随意服食。

11. 麦芽山楂饮

【组成】炒麦芽10g　炒山楂片3g　红糖适量

【主治】外邪犯胃引起的突发性呕吐。

【用法】上味共煎汁饮。1日2次，连服数日。

12. 百合蛋羹

【组成】百合75g　鸡蛋1个

【主治】神经性呕吐。

【用法】百合用水浸1夜，见白沫出即捞出，再洗1次后加清水煮熟，将鸡蛋黄磕入碗内打碎，加入百合内调匀。温服，或稍加冰糖亦可。

13. 黄香甘贴

【组成】大黄、丁香、甘草各等份

【主治】呕吐，胃热型。症见嗳气、泛吐酸水，或呕吐腐秽之气，口臭，食则呕吐频作。

【用法】混合粉碎为末，过筛。取药末10g，撒于一张黑膏药中间，贴于脐孔中央，1日换药1次。

14. 雄倍熨

【组成】雄黄7g　五倍子7g　枯矾15g　葱头5个　肉桂3g　麝香0.1g

【主治】呕吐，脾胃虚寒型。症见饮食稍有不慎即吐，时作时止，泄泻。

【用法】以上诸药共捣碎制成饼备用。将制好的药饼贴脐部，并用热水袋熨之。

15. 呕吐足浴方

【组成】清半夏、茯苓各20g　生姜、陈皮各15g

【主治】各型呕吐。

【方法】足浴。上药加清水适量煎倒入盆内，温洗双足，并浸泡20分钟。

【说明】寒邪客胃而呕吐者加吴茱萸15g，淡干姜10g；热邪内蕴而呕吐者加川黄连10g；饮食内停而呕吐者加枳壳20g；肝气横逆而呕吐者加柴胡、白芍各10g；痰湿内阻而呕吐者加胆南星10g。

16. 山楂麦芽藿香煎

【组成】山楂15g　谷麦芽10g　藿香6g

【主治】呕吐，饮食停滞型。症见呕吐酸腐，嗳气厌食，兼见神疲体倦、苔垢浊腻。

【用法】先用水煎山楂、谷麦芽，沸后加入藿香，去渣、取汁饮。每日2次。

17. 槟菔生姜饮

【组成】莱菔子10g　槟榔10g　生姜3片　白糖少量

【主治】饮食停滞型。症见呕吐酸腐、腹胀满。

【用法】把槟榔打碎，莱菔子微炒，入沙锅煎汤，沸后入生姜片，取汁饮。

18．矾椒敷

【组成】大葱、胡椒、枯矾各适量

【主治】胃肠炎所致的呕吐，症见呕吐兼见腹痛泄泻者。

【用法】上药捣烂备用。上药炒热敷脐腹部。

十八、呃　逆

呃逆是指气逆上冲，喉间呃呃连声，声短而频，令人不能自制的一种症状。古称“哕”，又称“咳逆”。现代医学的胃肠神经官能症，或其他如某些胃、肠、纵隔、腹膜食管的疾病引起膈肌痉挛发生呃逆，可按此辨治。

辨证分型

1. 胃中寒冷型：症见呃声沉缓，得热则减。
2. 胃火上逆型：症见呃声洪亮、冲口而出、口臭。
3. 气逆痰阻型：症见呃逆连声、胸胁胀满、呕恶。
4. 脾胃阳虚型：症见呃声低沉无力、气不持续、肢冷。
5. 胃阴不足型：症见呃声急促而不连续、口舌干燥。

临床施治

1．止呃降气代赭旋覆饮

【组成】旋覆花 15g　代赭石 20g　半夏 15g　生姜 3 片

【主治】呃逆兼有胸胁胀闷者。

【用法】水煎服，每日 1 剂，1 日 2 次。

2．止呃暖胃柿蒂茶

【组成】柿蒂 3 个　茶叶 10g　竹茹 3g

【主治】呃逆，胃中寒冷型。症见呃声沉缓，得热则减。

【用法】将柿蒂、竹茹加工成粗末，再将茶叶放入缸内，开水冲泡，温饮代茶。

【说明】柿蒂为成熟柿子的果蒂，其性味苦涩、平，入肺胃二经。降逆气，止呕哕，功效独特。

3．止呃清胃橘皮竹茹茶

【组成】橘皮 12g　竹茹 12g　大枣 5 枚　生姜 4 片　甘草 6g　人参 3g

【主治】呃逆，胃阴虚有热。症见呃声急促、干呕、口舌干燥。

【制法】将橘皮、竹茹、甘草、人参研成粗末备用。每日用药 30 ~ 40g，熏纱布包，置保温瓶中，加生姜、大枣，用沸水适量冲泡，盖闷15分钟后即可饮用。

【用法】每日3次，1日1剂。

【说明】本方橘皮行气和胃，竹茹“轻可去实，凉能去热，苦能降下，专清热痰”，两药用量皆大，共为君药。人参补气扶正，与橘皮合用，行中有补；生姜和胃止呕，与竹茹合用，清中有温。甘草、大枣助人参以益气和胃，并调和诸药。综观全方能补胃虚，清胃热，降胃逆；补而不滞，清而不寒，对于胃虚有热之呃逆、干呕最为适合。

4．止呃降火鸡内金散

【组成】鸡内金6g　食盐少许

【主治】呃逆，胃火上逆型。症见呃声洪亮、冲口而出、口臭。

【用法】共研细末，饮前温开水送服。每日1次，连服数日。

5．止呃清胃三仙内金煎

【组成】鸡内金6g　焦神曲9g　山楂炭12g　炒麦芽30g

【主治】呃逆，胃火上逆型。症见呃声洪亮、冲口而出、口臭、胃灼热。

【用法】上4味水煎服。每日1剂，连服3～5日。

6．止呃暖胃橘红酒

【组成】橘红30g　白酒500g

【主治】呃逆，胃中寒冷型。症见呃声沉缓，得热则减。

【用法】将橘红浸泡白酒瓶中，密封，1周后即成。每日酌量饮1小杯，连服数日。

7．赭石龙眼肉

【组成】龙眼肉7个　煅赭石15g

【主治】呃逆，胃阴不足型。症见呃声急促而不连续、口舌干燥。

【用法】将龙眼肉连同核一起放火中烧炭存性，研细末；赭石水煎取汁。用赭石汁冲服龙眼肉细末。每日2次，连服数日。

8．芒胡砂敷脐

【组成】芒硝、胡椒、朱砂各适量

【主治】呃逆，脾胃阳虚型。症见低沉无力、气不得续、面色苍白、手足不温、纳少倦怠、头面冷汗出、舌淡苔白、脉沉弱。

【用法】将上药共研细末，瓶装备用。外敷于肚脐，覆以纱布，胶布固定，一般1次而愈。

9．手掌摩脐

【主治】各型呃逆。

【用法】用已搓热的手掌绕肚脐，从左到右，或从右到左，各按摩81下，至小腹发热。

【说明】可以立时止住呃逆，百般灵验。

10．南瓜蒂煎

【组成】南瓜蒂 4 个

【主治】呃逆，胃中寒冷型。症见呃声沉缓，得热则减。

【用法】水煎服，连服 3 ~ 5 次。

11．柿蒂丁香煎

【组成】柿蒂 10g　丁香 3g　生姜 4 片

【主治】呃逆，胃中寒冷型。症见呃声沉缓，得热则减。

【用法】用1碗水煎取汁，日服 2 次。

【说明】久病、重病、体弱者忌。

12．附子茴香熨

【组成】附子、小茴香、广木香、羌活、干姜、母丁香、食盐各等份

【主治】呃逆，胃中寒冷型。症见呃声沉缓，得热则减。

【用法】将上药混合粉碎为末备用。取药粉 15g，撒于 $5cm^2$ 的胶布中间，复制 3 张，分别贴于中脘、阴都、肾俞 3 穴上，上盖纱布，用麦麸子炒热，布包，轮换熨敷 3 穴。

十九、消化不良

消化不良是指胸腹间痞闷、满胀不舒的一种临床表现。

辨证分型

1. 饮食停滞型：症见脘腹满闷、嗳腐吞酸、恶心呕吐、厌食。
2. 脾胃虚弱型：症见脘腹满闷，时缓时急，喜温喜按，不知饥。

临床施治

1．消食内金散

【组成】鸡内金适量

【主治】消化不良，饮食停滞型。症见脘腹满闷、嗳腐吞酸、恶心呕吐、厌食。

【用法】将鸡内金晒干捣碎，研末过筛。早晚饭前1小时服，每次 3g。

2．消食焦锅粑

【组成】焦锅粑适量

【主治】消化不良，饮食停滞型。症见脘腹满闷、嗳腐吞酸、恶心呕吐。

【用法】将焦锅粑炒成炭，研为细末，每天服 5 ~ 10g 。

【说明】此方可消除因伤食引起的不适。

3. 麦芽神曲消食煎

【组成】大麦芽 15g　神曲 15g

【主治】消化不良，饮食停滞型。症见脘腹满闷、嗳腐吞酸、恶心呕吐。

【用法】水煎服，每日 1 剂，1 日 2 次。

4. 消积萝卜酸梅汤

【组成】鲜萝卜 250g　酸梅 2 枚　盐少许

【主治】消化不良，饮食停滞型。症见脘腹满闷、肋痛、烧心、恶心呕吐。

【用法】将萝卜洗净，切片，加清水3碗，同酸梅共煮，煎为一半，加食盐调味。1日2次。

5. 清胃消食黄连饮

【组成】黄连 10g　乌贼骨 15g

【主治】消化不良，胃热型。症见吐酸而见心烦口苦、不思饮食者。

【用法】水煎服，1 日 2 次。

6. 消食多味饭

【组成】炒麦芽 50g　枳实 30g　炒山楂 30g　大米 300g

【主治】消化不良，饮食停滞型。症见脘腹满闷、痞塞不舒。

【用法】炒麦芽、枳实、炒山楂水煎3次，合并药液；大米洗净加药液及适量水，蒸成米饭。午、晚食之。

二十、胃　痛

胃痛是以上腹部近心窝处经常发生疼痛的疾病。现代医学的胃炎、胃溃疡疼痛发作可参考治疗。

辨证分型

1. 寒邪客胃型：症见胃痛暴作、恶寒喜暖、脘腹得温痛减。
2. 饮食停滞型：症见胃痛、脘腹胀满、嗳腐吞酸。
3. 肝气犯胃型：症见胃脘胀闷、脘痛连胁、嗳气频频。
4. 肝胃郁热型：症见胃脘灼痛、痛势急迫、烦躁易怒、口苦。
5. 瘀血停滞型：症见胃脘疼痛、痛有定处拒按、痛有针刺感。
6. 胃阴亏虚型：症见胃痛隐隐、口燥咽干、大便干结等。
7. 脾胃虚寒型：症见胃痛隐隐、喜温喜按、得食痛减。

临床施治

1. 止痛舒肝川楝延胡汤

【组成】川楝子 20g　延胡索 20g

【主治】胃痛，肝气犯胃型。症见胃脘胀闷、脘痛连胁、嗳气频频。

【用法】水煎服。每日 2 次。

2. 止痛止痉韭菜灵脂饮

【组成】生韭菜 30g　五灵脂 10g

【主治】痉挛性胃痛。

【用法】将五灵脂研末，韭菜煎汁，吞服。

3. 养胃止痛止酸方

【组成】乌贼骨 10g　鸡蛋壳 6g　煅瓦楞子 15g　青藤香 10g　白及 10g

【主治】胃痛泛酸者。

【用法】水煎服。日服 2～3 次。

4. 养胃止痛止血方

【组成】五灵脂 3g　蒲黄 2g　乌贼骨 2g

【主治】胃刺痛或胃出血者。症见胃脘疼痛，痛有定处拒按，痛有针刺感。

【用法】研细粉口服，每次饭前服用。

5. 止痛止痉甘松茶

【组成】甘松 18g　广陈皮 4.5g

【主治】神经性痉挛性胃痛。

【用法】将上药切碎，加水 500mL，浸于沸水内 3 小时，每半小时内煮沸 1 次。

【说明】方中甘松性味甘温，《本草纲目》载："甘松，芳香能开脾郁，少加入脾胃药中，甚醒脾气。"据研究，甘松可解除平滑肌痉挛，对中枢神经有镇静作用，并有抗心律不齐的作用；广陈皮理气止痛、醒脾健胃，二药合用，共奏奇效。注意气虚血热者忌服。

6. 止痛祛寒陈姜粥

【组成】陈皮 2g　高良姜 15g　粳米 50～100g

【主治】胃痛，寒邪客胃型。症见胃痛暴作，恶寒喜暖，脘腹得温痛减。

【制法】先把陈皮、高良姜煮汁，去渣，与粳米共煮粥。空腹食。

7. 暖胃干姜胡椒散

【组成】干姜 10g　胡椒 10 粒

【主治】胃痛，寒邪客胃型。症见胃急痛、恶寒喜暖、脘腹得温痛减。

【用法】晒干，捣碎，研末，用开水冲服，1 日 2 次服完。

8. 止痛暖胃木瓜姜醋汤

【组成】木瓜 500g　生姜 30g　米醋 500g

【主治】胃痛，脾胃虚寒型。症见胃痛隐隐、喜温喜按、得食痛减。

【用法】3 味共放瓦锅中加水煮汤，2～3 次食完，2～3 日 1 剂，可以经常服食。

9. 止痛养胃猪肚膳

【组成】姜 5 片　猪肚 1 个　胡椒 10 粒

【主治】胃痛，脾胃虚弱型。症见胃痛已久、身体虚弱、饮食减少、日渐消瘦。

【用法】将猪肚用醋水反复洗净，纳入姜片和胡椒，隔水炖烂，每日早晚就餐吃。

10. 止痛滋阴土豆蜂蜜膏

【组成】鲜土豆 100g　蜂蜜适量

【主治】胃痛，胃阴亏虚型。症见胃痛隐隐、口燥咽干、大便干结。

【用法】把土豆洗净，捣烂绞汁，先大火后文火煎熬浓缩，加入蜂蜜再煎，直到稠黏如蜜时，冷却装瓶。每日 3 次，每次 2 匙。

11. 止痛滋阴干菜煎

【组成】干菜 30g

【主治】胃痛，胃阴亏虚型。症见胃痛隐隐、口燥咽干、大便干结。

【用法】水煎服，每日 2 次。

12. 止痛健胃芋艿片

【组成】芋艿适量（嫩）白糖少许

【主治】各型胃痛。

【用法】把芋艿切成薄片，拌白糖，早晚佐餐，常服有效。

13. 止痛舒肝饮

【组成】青蒜连叶 7 根　盐、醋各适量

【主治】胃痛，肝气犯胃型。症见胃脘胀闷、脘痛连胁、嗳气频频。

【用法】青蒜切碎，用盐醋煮熟，胃痛时热饮。

14. 止痛暖胃足浴

【组成】干姜 30g　肉桂 30g　香附 50g　良姜 50g

【主治】胃痛，寒邪客胃型及脾胃虚寒型。症见胃痛暴作、疼痛剧烈、畏寒喜暖、得热痛减，或胃痛隐隐、绵绵不断、喜暖喜按等。

【用法】足浴。将上药用开水浸泡，待水温后将双足用药液浸洗，每次 20 分钟，每日 3 次。

15. 止痛理胃贴

【组成】当归 30g　丹参 20g　乳香 15g　没药 15g　姜汁适量

【主治】胃痛，肝气犯胃气滞血瘀型。症见食欲不振、胃胀满、胸胁胀、偶有刺痛、脉弦。

【用法】诸药粉碎为末后，加姜汁调如糊状。取药糊涂于脐上，外覆以纱布，胶布固定，1 日 3～5 次。

16. 止痛清胃贴

【组成】生栀子 10 枚　淡豆豉 20 粒　生香附 10 粒　生姜汁适量

【主治】胃痛，肝胃郁热型。症见胃脘灼痛、泛酸嘈杂、口苦口干、烦躁易怒、大便干结、舌质红、苔黄、脉弦或数。

【用法】上药共捣至融烂，加入生姜汁再捣至极烂，制成厚膏状备用。取药膏适量敷布于患者脐孔中，盖以纱布，再用胶布固定，每天换药1次，至愈为止。

17. 止痛消食熨

【组成】葱白20g　艾叶20g　仙人掌20g　食盐20g

【主治】胃痛，饮食停滞型。症见胃痛、脘腹胀满、嗳腐吞酸。

【用法】将药物捣烂加热，外熨烫胃脘处、小腹部。

18. 止痛健胃散

【组成】生姜3 500g　红糖2 500g　砂仁500g

【主治】各型胃痛。

【用法】将药物捣成泥状入罐埋入土中，10日后取出。每服50g，白水冲服。

【说明】本方对治疗胃痛有效，可解除各种原因引起的胃痛。

19. 奶香止痛散寒饮

【组成】生姜25g　韭菜250g　牛奶250g

【主治】胃痛，寒邪客胃型。症见胃痛暴作、恶寒喜暖、脘腹得温痛减。

【用法】生姜洗净切碎捣烂，韭菜切碎绞汁。取韭汁、姜汁放锅内，再加入牛奶煮沸，趁热服食。

20. 止痛开胃解酒饮

【组成】葛花6g　枳椇子10g

【主治】适用于因伤酒引起的胃痛。

【用法】水煎服。

21. 胃痛祛寒行气熨

【组成】生萝卜、生姜各适量　生香附粗末15g

【主治】胃痛，寒凝气滞型。症见胃痛喜暖、脘痛连胁。

【用法】将萝卜、生姜捣烂去汁，加生香附粗末，喷酒炒烫，装入布袋备用。取布袋趁热熨胃脘部，袋冷则更换。每日1～2次，每次30分钟左右。

22. 止痛消食暖胃膏

【组成】绿豆粉9g　母丁香6g　白胡椒6g　枯矾9g　淡吴萸3g

【主治】胃痛，饮食停滞脾胃虚寒型。症见脘腹胀痛、嗳腐吞酸，或胃痛隐隐，喜温喜按，得食痛减。

【用法】共研为细末，加太乙膏120g熔化搅匀。贴于脐上。

23. 肝胃祛痛敷

【组成】吴茱萸5份　白胡椒2份　丁香1.5份　肉桂1.5份

【主治】胃痛，脾胃虚寒或肝气犯胃型。症见胃痛隐隐，喜温喜按或胃脘胀满，攻撑作痛。

【用法】上述药物捣碎为末，密封备用。选择穴位为中脘、胃俞、脾俞、肝俞、胆俞、足三里、内关。临用时取药末10g加酒炒热，分贴穴位，外加胶布固定，每天换药 1 次。每次取穴 2 个，交替使用。偏于脾胃虚寒者取中脘、胃俞、脾俞为主穴，偏于肝气犯胃者取肝俞、脾俞为主穴。每次可选足三里或内关作配穴。10 次为 1 个疗程，休息 5 天后可继续进行第二疗程，直至症状缓解。

二十一、慢性胃炎

慢性胃炎是指胃黏膜发生炎症改变，日久不愈而来。现代医学分为浅表性胃炎、萎缩性胃炎、肥厚性胃炎。

辨证分型

1. 肝胃气滞型：症见胃脘胀痛，食后尤甚，痛无定处，攻撑连胁，嗳气频作，失气较舒，或恶心呕吐，泛酸，苔薄白，脉沉弦。

2. 胃热阴虚型：症见胃脘疼痛并有烧灼感，痛无定时，但下午或空腹较重，得食较缓，口干而苦，易怒食少，或有吐血，苔黄舌红，脉弦数。

3. 脾胃虚寒型：症见胃脘隐隐作痛，喜食热饮，按之较舒，食则胃胀，或呕吐清涎，面色无华，神疲乏力，肢末不温，舌淡苔白，脉沉细无力。

临床施治

1. 养胃生姜鸡蛋饼

【组成】生姜 30g　鸡蛋 1 个　麻油 30g

【主治】慢性胃炎，脾胃虚弱型。症见胃脘隐隐作痛，喜食热饮，按之较舒，食则胃胀，或呕吐清涎，面色无华，神疲乏力，肢末不温，舌淡苔白，脉沉细无力。

【用法】将生姜洗净切成细末，加入鸡蛋调匀，用麻油煎熟，分 3 次服用，每日 3 次，连食 3 ~ 5 天。

2. 制酸桃仁姜汤

【组成】核桃仁、干姜各适量

【主治】慢性胃炎。症见吐酸水较多者。

【用法】姜切片煎汤，嚼核桃仁，以姜汤送服。

3. 止吐生姜灶心汁

【组成】生姜 10g　灶心土 100g

【主治】慢性胃炎，呕吐较甚较急者。

【用法】先煎灶心土，取澄清液，再与生姜共煎，取汁，1 日服 2 次。

4. 萎缩性胃炎散

【组成】红椒（微炒）、干姜、橘皮、甘草各等份

【主治】萎缩性胃炎。

【用法】研末，每服 3～6g，1 日 2 次，饭后服用。

5. 养胃补气补血参枣粥

【组成】党参 15～30g　大枣 10 枚　陈皮 10g　粳米 100g

【主治】慢性胃炎，脾胃虚寒型。症见胃脘隐隐作痛、呕吐清涎、面色无华、神疲乏力、肢末不温、舌淡苔白、脉沉细无力。

【用法】大枣去核，与党参、陈皮共煎，去渣取汁，入粳米煮粥，1 日 1 剂，分 2 次服食。

6. 滋阴养胃粥

【组成】石斛 12g　玉竹 9g　大枣 5 枚　粳米 50～100g

【主治】慢性胃炎，胃热阴虚型。症见胃脘疼痛并有烧灼感，痛无定时，但下午或空腹较重，苔黄舌红，脉弦数。

【用法】石斛、玉竹煎汤后去渣，入大枣、粳米煮粥食。每日 1 剂，连服 7～10 天。

7. 暖胃粥

【组成】丁香 5g　草蔻 5g　肉桂 5g　干姜 5 片　粳米 50～100g

【主治】慢性胃炎，脾胃虚寒型。症见胃脘隐隐作痛，喜食热饮，按之较舒，食则胃胀，或呕吐清涎，面色无华，肢末不温，舌淡苔白，脉沉细无力。

【用法】先将丁香、草蔻、肉桂、干姜共为细末，与粳米同煮为粥，可加白糖少许。

8. 乳鸽暖胃汤

【组成】乳鸽1只　淮山药 15g　砂仁 6g　生姜 4 片　胡椒 3g

【主治】慢性胃炎，脾胃虚寒型。症见胃脘隐隐作痛、嗳气腹胀、反胃、口淡、时泛清涎、舌淡而胖、苔白滑、脉虚弱。

【用法】（1）乳鸽洗净，抹干血水，下油起锅用姜爆至微黄。（2）淮山药、胡椒洗净，与乳鸽一齐放入锅内，加清水适量，文火煲 2 小时，然后下砂仁，去壳打碎，再煲 15～20 分钟，调味供用。

9. 猪肚蔬菜暖胃祛湿汤

【组成】猪肚 500g　蔬菜 150g　小茴香 15g　蜜枣 8 个

【主治】慢性胃炎，脾胃虚弱挟湿型。症见食欲不振、饮食不化、胸闷不畅、倦怠乏力、恶心呕吐等。

【用法】（1）猪肚去肥脂，用盐、生粉拌擦，冲洗，放入开水锅内略煮，取出过冷，洗净；蔬菜、小茴香洗净。（2）把猪肚、小茴香、蜜枣放入开水锅内，武火煮沸后，文火煲 2 小时，猪肚将稔时，加入蔬菜煲片刻，调味供用。可常服。

10. 化瘀桃仁墨鱼汤

【组成】桃仁 12g　墨鱼 1 条

【主治】慢性胃炎，日久血瘀。症见胃痛日久不愈，痛处固定不移、痛如针刺、拒按。舌质暗淡或有瘀点、脉弦涩。

【用法】桃仁洗净，墨鱼洗净（不去骨），切块，与桃仁一起放入锅内，加清水适量，用文火煮半小时，即可调味供用。

11．开胃祛湿茉莉菖蒲茶

【组成】茉莉花 6g　石菖蒲 6g　青茶 10g

【主治】慢性胃炎。症见脘腹胀痛、纳谷不香。

【用法】上药研细末，每日 1 剂，沸开水冲泡，随意饮用。

【说明】茉莉花性味辛甘、温。能理气、开郁、辟秽、和中。对湿阻中焦，气机失畅之胃脘胀痛，食欲不振，颇有疗效。石菖蒲有促进消化液的分泌及制止胃肠异常发酵，并有弛缓肠管平滑肌痉挛的作用。本方对湿滞气阻的胃痛，疗效可靠。并对多种慢性胃炎所致的纳差、脘痞有捷效。

12．温胃祛湿健胃茶

【组成】徐长卿 4.5g　北沙参 3g　花橘红 3g　白芍 3g　生甘草 2g　玫瑰花 1.5g　红茶 1.5g

【主治】浅表性胃炎，虚寒挟湿型。症见胃脘隐痛，喜温畏寒，不欲饮食。

【用法】上药共为粗末，沸水冲泡。代茶频饮，每日 1 剂，连饮 3 个月为 1 个疗程。

【说明】徐长卿能镇痛利水；沙参、白芍、甘草，甘缓和胃；花橘红、玫瑰花，温中理气、解郁。共奏理气调中、和胃止痛之效。

13．理气和胃柠檬茶

【组成】柠檬 1 个

【主治】慢性胃炎，肝胃气滞型。症见胃脘疼痛、呃逆、食滞、腹泻等。

【用法】将柠檬煮熟去皮，用竹篮盛着晒干，放入瓷器内加适量食盐腌渍，贮藏时间越久效果越佳。每次用 1 个，开水冲泡，加盖闷 15 分钟，去渣代茶饮用。

【说明】柠檬性味酸平，所含橙皮苷、柚皮苷有抗炎作用，能够生津止渴，理气和胃。

14．舒肝和胃梅花粥

【组成】白梅花 5g　粳米 100g

【主治】慢性胃炎，肝胃气滞型。症见胃脘胀痛，食后尤甚。

【用法】先煮粳米为粥，待粥将成时，加入白梅花，同煮片刻即可。

【说明】梅花味酸涩，性平无毒，入肝经，是中医常用的舒肝和胃药。梅花粥出自宋代林洪《山家清供》一书，“扫落梅英，拣净洗之，用雪水同上白果煮粥，候熟入英同煮”。英即花的意思，梅英即梅花。

15．行气理血玫瑰酒

【组成】鲜玫瑰花 3 500g　白酒 15 000mL　冰糖 2 000g

【主治】慢性胃炎，气滞血瘀型。症见胃脘胀痛或刺痛，连及两胁，嗳气频繁，食欲不振等。

【用法】将玫瑰花浸入酒中，同时放入冰糖，浸月余，用瓷坛或玻璃瓶贮存，不可加热。每日饮 1 ~ 2 盅，连服数日。

16. 行气祛湿砂仁粥

【组成】砂仁 5g　粳米 100g

【主治】慢性胃炎，气滞挟湿型。症见胃脘胀痛、恶心呕吐。

【用法】粳米煮粥，砂仁研末入粥中，再稍煮即可。每日 1 次，可间断常食。

17. 暖胃川椒熨

【组成】川椒 30g

【主治】慢性胃炎，脾胃虚寒型。症见胃痛隐隐，喜温喜按。

【用法】炒热备用。趁热敷熨胃脘部。

18. 养胃五泉水

【组成】温泉水、食盐泉水、重碳酸钠泉水、硫黄温泉水、氡泉水均可

【主治】各型慢性胃炎。

【用法】做泉水浴，每次全身浸泡泉水中 0.5 ~ 1 小时，每日 1 次，10 日为 1 个疗程。一般需经 1 ~ 3 个疗程。

二十二、胃下垂

胃下垂是指人体站立时胃的下缘达盆腔，胃小弯弧线最低点低于髂嵴连线。

辨证分型

中气下陷型：症见胃肠下坠、面色不华、神疲乏力、舌淡苔白、脉沉细无力。

临床施治

1. 蚕蛹粉

【组成】蚕蛹适量

【主治】胃下垂并发肺结核之患者。

【用法】将蚕蛹焙干研粉，此种干粉须干燥保存，有条件最好装入胶囊，受潮失效。每次服 3g，1 日 2 次。

2. 鲫鱼汤

【组成】鲫鱼 500g　黄芪 40g　炒枳壳 15g

【主治】胃下垂并发脱肛之患者。

【用法】鲫鱼洗净，加 2 味药水煎，待鱼熟后，食肉饮汤，1 日 2 次。

3. 补气黄芪汤

【组成】黄芪 30g　升麻 6g　党参 6g　五倍子 5g　乌梅 4 枚　小茴香 3g

【主治】胃下垂并发子宫下垂。

【用法】水1碗煎至半碗，空腹温服3次。

4. 补中益气牛肚黄芪汤

【组成】牛肚500g 黄芪60g 陈皮6g 生姜4片

【主治】胃下垂。亦治久泻、久痢，气虚之脱肛。

【制法】（1）选厚靓新鲜的牛肚，用水反复漂洗，并用盐腌去黏液，冲洗干净后，放入开水中拖去膻味，刮去黑膜；黄芪、陈皮、生姜洗净。（2）把全部用料一齐放入锅内，加清水适量，武火煮沸后，文火煮2~3小时，调味即可饮用。

二十三、胃十二指肠溃疡

胃十二指肠溃疡是指胃和十二指肠与胃液接触部位的慢性溃疡。

辨证分型

1. 气滞型：症见胃脘胀痛、两胁胀闷、嗳气吐酸、善怒而太息、脉弦。
2. 郁热型：症见胃脘痛有烧灼感，食入疼痛无明显缓解，或食入易痛，喜冷饮。
3. 阴虚型：症见胃脘隐痛，午后尤甚，嘈杂，心中烦热。
4. 虚寒型：症见上腹部隐隐作痛，痛时喜按，或喜热畏寒，遇凉痛甚。
5. 瘀血型：症见上腹部刺痛如刀割，固定不移而拒按。

临床施治

1. 溃疡愈合羹

【组成】土豆汁100g 白及60g 诃子肉90g 枳实60g 蜂蜜500g

【主治】各型胃十二指肠溃疡。

【用法】先将3味中药共研面细粉，再加入土豆汁、蜂蜜搅拌均匀，装在容器内备用。1日3次，每次1匙。2周为1个疗程。病重者可服1个月。

【说明】忌辛辣及不易消化之食物。

2. 溃疡愈合散

【组成】川贝母30g 川楝子10g 海螵蛸10g 鸡内金15g

【主治】各型胃十二指肠溃疡。

【用法】上药共研细末。1次3g，早晚各服1次。

3. 溃疡愈合丸

【组成】乌贼骨（去壳）360g 枯矾500g 延胡索120g

【主治】胃十二指肠溃疡，瘀血型。症见上腹部刺痛、拒按。

【用法】上药共研为细末，炼蜜为丸，每次9g，1日3次。3个月为1个疗程。

4．养胃补血汤

【组成】炮姜炭9g　当归5g　生军9g　广郁金5g

【主治】胃十二指肠溃疡，血亏挟瘀滞。症见胃隐痛，时有刺痛，面白气短。

【用法】水煎服，每日1剂，1日2次。

5．猪肚暖胃汤

【组成】鲜姜250g　猪肚1个

【主治】胃十二指肠溃疡，胃寒疼痛者。

【用法】将猪肚洗净，装入切成片的鲜姜，扎好，放入沙锅内用文火煨熟。然后去姜，猪肚切丝，拌酱油吃，汤亦同饮。每个猪肚分3天吃完，可连续吃10个。

6．养胃祛热散

【组成】干姜3g　黄柏6g　川连炭6g　乳香9g

【主治】胃十二指肠溃疡，胃热疼痛者。

【用法】上几味共研细末，分成10包，每6小时服用1包，以开水送服。

7．健脾复方薏米粥

【组成】薏米30g　白扁豆30g　佛手10g　山药30g　粳米50～100g

【主治】胃十二指肠溃疡，脾虚型。症见腹部隐痛，食少便溏。

【用法】先将前4味药煎取药汁，去渣，入粳米煮粥，每日1剂，连服7～10天。

8．理气清热粥

【组成】红萝卜250g　水马蹄250g　粳米60g　陈皮10g

【主治】胃十二指肠溃疡，气滞郁热型。症见胃脘胀痛，时有烧灼感，喜冷饮。

【用法】先将红萝卜和水马蹄洗净，煮熟，再入粳米和陈皮煮粥食。每日1剂，10～15天为1个疗程。

9．养胃牛乳粥

【组成】鲜牛乳200g　粳米50g　蜂蜜100g

【主治】各型胃十二指肠溃疡。

【用法】粳米入锅加水烧开煮粥，熟时加入牛乳，再煮开，调入蜂蜜即可服食。

10．花生米核桃仁

【组成】花生米、核桃仁各适量

【主治】胃十二指肠溃疡，饥饿时疼痛者。

【用法】痛时嚼服。

11．蜂蜜

【组成】蜂蜜1小杯

【主治】各型胃十二指肠溃疡。

【用法】隔水蒸熟，于饭前空腹1次服下，每日3次，连服2～3周。

【说明】此方可使溃疡面逐渐消失，并有一定的缓解疼痛作用。

12. 蛋壳延胡索散

【组成】鸡蛋壳、延胡索各等份

【主治】胃十二指肠溃疡，吐酸疼痛者。

【用法】共研细末。1 次 5g，1 日 2 次。

13. 养胃豆油柠檬汁

【组成】豆油适量　柠檬汁少许

【主治】各型胃十二指肠溃疡。

【用法】每日清晨空腹用 1 匙豆油，加柠檬汁少许为佳。

【说明】此方有镇痛消炎及保护溃疡面作用，须持久服用才能生效。

14. 补气养血鳝鱼黄芪羹

【组成】黄鳝 250g　黄芪 30g　生姜 4 片　马蹄粉适量

【主治】胃十二指肠溃疡，脾胃气虚者。症见胃脘疼痛，时发时止，按则痛减，体弱食少；或胃痛并发出血后，气血两虚者。

【制法】（1）将黄鳝活杀，去内脏、头骨，洗净，切段，用开水拖去血腥、黏液；黄芪、生姜洗净，马蹄粉用水调成糊状；（2）把黄鳝、黄芪、生姜放入锅内，加清水适量，武火煮沸后，文火煮 1～1.5 小时，去黄芪渣，加湿马蹄粉搅匀，煮沸，调味即可。随量饮用。

15. 养胃理气橘枣茶

【组成】橘皮 10g　红枣 10 枚

【主治】胃十二指肠溃疡，气滞挟湿者。症见胸腹胀满，不思饮食，时有疼痛。

【用法】将橘皮切丝，红枣炒焦，2 味同放杯内，沸水冲泡。代茶频饮。

【说明】橘皮气味芳香、性辛温，具有理气调中，燥湿化痰之功，对平滑肌有缓解之用，并能抗炎，抗溃疡，利胆。

二十四、腹　痛

腹痛是指胃脘以下、耻骨毛际以上的部位发生疼痛为主要表现的疾病。本病在临床上极为常见，可出现于现代医学的多种疾病中，本篇主要为内科常见的腹痛，不包括急腹症。

辨证分型

1. 实寒痛：症见腹痛暴发，痛剧，遇冷加重，得热痛减。
2. 实热痛：症见腹痛拒按、胀满不舒、便秘尿短赤、口渴。
3. 虚寒痛：症见腹痛绵绵，时作时止，喜热恶冷，痛而喜按，劳则加重。
4. 气滞痛：症见脘腹胀闷或痛，攻窜不定，嗳气则舒。

5. 血瘀痛：症见痛热较剧，固定不移，舌质青紫。

临床施治

1. 温腹止痛胡椒煮蛋

【组成】白胡椒 2g　鸡蛋 1 个

【主治】腹痛，虚寒痛。症见腹痛绵绵，时作时止，喜热恶冷，痛而喜按，劳则加重。

【用法】鸡蛋去壳，与白胡椒同煮，吃蛋喝汤。1 日 2 次。

2. 腹痛祛瘀方

【组成】当归 10g　川芎 5g　赤芍 10g　蒲黄 6g　五灵脂 10g　没药 6g　延胡索 10g　小茴香 5g

【主治】腹痛，血瘀痛。症见痛热较剧，固定不移，舌质青紫。

【用法】水煎服，1 日 2 次。

3. 伤食腹痛汤

【组成】麦芽 15g　萝卜子 15g　陈皮 15g　山楂 20g　茯苓 15g　半夏 10g

【主治】腹痛伤食者。

【用法】水煎服，1 日 2 次。

4. 蛔厥腹痛乌梅饮

【组成】乌梅 6g　川椒 10g

【主治】腹痛，蛔厥痛。

【用法】水煎服，1 日 2 次。

5. 温腹止痛炮姜灵脂散

【组成】炮姜 1g　五灵脂 4g

【主治】腹痛，实寒痛。症见遇冷加重，得热痛减。

【用法】将上药共研为细末，用热黄酒1次送服。

6. 中寒腹痛葱姜内服外敷

【组成】生姜、葱白各适量

【主治】房事后中寒腹痛。

【用法】2 味同捣烂，热酒冲服，强睡片时，出汗即愈。如痛甚，再以葱头捣烂贴脐上，用艾灸之。鼻尖有汗，痛立止。

7. 温腹止痛茱萸茴香浴

【组成】吴茱萸、小茴香各等份。

【主治】腹痛，虚寒痛。症见腹中时痛或绵绵不休，喜得温按，按之则痛减；并兼见神疲、乏力、气短等。

【用法】擦洗法。将上药用水煎，取汁 1 500mL，待水温用毛巾擦洗腹部，每次 20 分钟，每日 3 次，5 天为 1 个疗程。

8. 腹痛熨熏洗方

【组成】乌药、荆芥、苍术、茜草、茵陈、蚕砂、松毛（桦针）、樟树根叶、北大蒜、橘叶、椒目、乌豆、赤豆等

【主治】各型腹痛。

【用法】上药共研粗末，取散末 200g，分两包炒热，以布袋盛之，趁热熨痛胀处，冷则再炒再熨，两包交替熨之，熨三四十遍后，再合并煎水熏洗患处，先熏后洗，每日熨熏洗各 1 次。饮食内停腹痛者加枳壳；血瘀腹痛者加红花、莪术；热结腹痛加黄连。

9. 温腹止痛生姜牛胶贴

【组成】生姜汁、牛胶各适量　乳香、没药、花椒末少许

【主治】腹痛，实寒痛。症见腹痛剧烈拘急，遇寒尤甚。

【用法】姜汁熬，入牛胶化开，以乳香、没药收，掺入花椒末。贴中脘处。

10. 行气止痛厚朴枳实贴

【组成】厚朴 20g　枳实 12g

【主治】腹痛，气滞痛。症见腹痛胀，攻窜两胁。

【用法】上药加姜汁捣烂备用。将捣烂的药糊外敷贴脘腹部，然后温灸。

11. 温腹止痛食盐熨

【组成】食盐 1 000g（或麸皮 250g　或姜渣 500g）

【主治】腹痛，实寒痛。症见腹痛急迫，得温痛减。

【用法】任选一种放锅内炒热，布包备用。取热布包遍熨腹部。一般由上而下，由左至右，冷则易之。

12. 腹痛萝卜茴香熨

【组成】白萝卜 2 个　小茴香 60g

【主治】各型腹痛。

【用法】将萝卜切丝煮熟，小茴香研末，2 味拌匀，布包好备用。热熨腹部，可连续使用。

13. 温腹止痛艾绒熨

【组成】艾绒 1 把　米醋适量

【主治】腹痛，虚寒痛。症见腹中时痛或绵绵不休，喜得温按，按之则痛减。

【用法】把艾绒用醋炒热。热熨神阙穴，冷则用热水袋频熨之。

14. 温腹止痛荜茇贴

【组成】荜茇 50g

【主治】腹痛，虚寒痛。症见喜按喜温，纳呆，四末不温，大便溏，舌苔白，脉沉紧。

【用法】研细末，酒水各半煎干，搓成饼数个。外敷神阙穴，覆以纱布，胶布固定，每日换药 1 次。

15. 行气止痛神阙敷

【组成】山楂浸膏 10g　厚朴 100g　白芍 120g　甘草浸膏 3g　鸡矢藤挥发油 20mL 冰片少许

【主治】腹痛，气滞痛。症见腹部绞痛、呃气、腹胀、排气困难。

【用法】前 4 味药共烘干研面，加入后 2 味药，调匀备用。每次取 200mg，姜汁调糊敷脐，5～7 天换药 1 次。

二十五、腹　泻

腹泻是指排便次数增多，粪便稀薄，甚至以泻出如水样为特征的疾病。

辨证分型

1. 感受外邪型：寒湿型症见泄泻清稀，腹痛肠鸣，脘闷食少，恶寒发热；湿热型症见泻下急迫，粪黄而臭。

2. 食滞肠胃型：症见腹痛肠鸣，泻下粪便臭如败卵，泻后痛减，嗳腐酸臭。

3. 肝气乘脾型：症见胸胁胀闷，嗳气食少，紧张易泻。

4. 脾胃虚弱型：症见大便时溏时泻，进油腻之物则便数增多。

5. 肾阳虚衰型：症见黎明泄泻，腹痛，肠鸣即泻，形寒肢冷。

临床施治

1. 健脾止泻糊

【组成】芡实米、莲子肉、山药、白扁豆各 15g　白糖适量

【主治】腹泻，脾胃虚弱型。症见大便时溏时泻，进油腻之物则便数增多。

【用法】将芡实、莲子、山药、白扁豆混匀磨成细粉，放入锅内，加白糖及水调成浆，加热烧成熟糊即可。1 日 1 次，可常食。

2. 补脾肾止泻栗子粥

【组成】大枣 10 枚　栗子 50g　茯苓 20g　大米 100g　白糖 30g

【主治】腹泻，脾肾虚弱型。症见大便溏泻、腰腿酸软，或五更泻。

【用法】常法煮粥，加白糖服食。

3. 久泻石榴汤

【组成】鲜石榴 1 个　食盐少许

【主治】久泻久痢不止。

【用法】鲜石榴连皮捣碎，加食盐少许，水适量，煎汤温服，1 日 3 次。或酸石榴 1 个，烧炭，放置一夜研细末，石榴汤送服其末。

4. 祛寒利湿冬瓜柿子煎

【组成】冬瓜皮 30g　柿子皮 9g　升麻 6g　干姜 6g

【主治】腹泻，寒湿型。症见泄泻清稀，腹痛肠鸣，脘闷食少，恶寒发热。

【用法】水煎服，1 日 2 次。

5. 健脾多味米饭

【组成】百合、炒白扁豆、莲肉、山药、芡实、薏苡仁、白术、红枣各 10g　大米 500g

【主治】腹泻，脾胃虚弱型。症见大便时溏时泻，食少，体虚乏力。

【用法】将 8 味药加水煮 30 分钟，捞出白术；将淘净的大米加水及药与药液共蒸成干饭。随餐服食，连吃 1 周。

6. 失气糖拌熟蒜

【组成】大蒜、糖适量

【主治】长年腹泻放臭气者。

【用法】生大蒜煨熟去皮，和糖服食，1 日 2 次。

7. 清湿热止泻浴足汤

【组成】葱白 20g　臭椿树叶 20g　艾叶 20g　食盐 20g

【主治】腹泻，湿热型。症见泻下急迫，粪黄而臭。

【用法】将药物煎水，热洗双足，早晚1次。

8. 萝卜叶茶

【组成】干萝卜叶 30 ~ 60g

【主治】腹泻，食滞肠胃型。症见腹痛肠鸣，泻下粪便臭如败卵，泻后痛减，嗳腐酸臭。

【用法】煎水，入保温瓶，代茶频饮。

【说明】萝卜叶消食，理气。对胸膈痛满作呃、喉痛也有着很好的效果。

9. 加味金樱子粥

【组成】金樱子 10 ~ 15g　山药 50g　芡实 50g　粳米 100g或糯米 100g

【主治】腹泻，脾肾虚弱型。症见大便时溏时泻，腰腿酸软。

【用法】先煎金樱子取汁，去渣。再同山药、芡实、粳米同煮为粥，温服。

【说明】本方是金樱子粥加味而得。因金樱子纯属收涩之品，没有健脾益肾之功，故在此粥基础上加山药、芡实健脾补肾，对肾虚久泻者效果理想。

10. 健脾止泻乌蜜膏

【组成】乌梅 500g　蜂蜜 1 000g

【主治】腹泻，脾胃虚弱型。症见大便时溏时泻，神疲气短。

【用法】把乌梅用冷水泡发，除去内核，加入适量的水，先用大火，后改用小火煎煮。每 20 分钟取煎液 1 次，加水再煮，共取煎液 3 次；合并煎液再以小火煎熬至稠膏状时，对入蜂蜜煮沸，停火，待冷后装瓶备用。每日 2 ~ 3 次。每次 1 汤匙，以沸水冲服，连服 8 ~ 10 日。

11. 清热祛湿止泻苋菜饮

【组成】苋菜叶 60g

【主治】腹泻，湿热型。症见泄泻腹痛，泻下急迫，粪黄而臭。

【用法】水煎去渣，取汁饮，1 日 2 次。

12. 清热祛湿止泻玉米须饮

【组成】玉米须 30g　葛根 20g　黄芩 9g

【主治】腹泻，湿热型。症见泻下急迫，粪黄而臭。

【用法】水煎服，1 日 2 次。

13. 清热止泻绿豆车前汤

【组成】绿豆 60g　车前草 30g　鲜辣蓼草1把

【主治】腹泻，湿热型。症见泻下急迫，粪黄而臭。

【用法】水煎服，1 日 2 次。

14. 益脾止泻饼

【组成】熟枣肉 250g　鸡内金 60g　干姜粉 60g　生白术 120g

【主治】腹泻，脾胃虚弱型。症见饮食减少，长期泄泻，完谷不化。

【用法】先将白术、鸡内金文火焙干，轧成细末，共入干姜粉和枣肉同捣如泥，做小饼，放入烤炉烘干。每日空腹作点心食，细嚼慢咽。可常服。

15. 止泻胡椒麝香膏

【组成】胡椒 9g　麝香暖脐膏 1 张

【主治】腹泻，脾肾虚寒型。症见大便溏稀，腹痛绵绵，或肠鸣即泻，形寒肢冷。

【用法】胡椒研为细末备用。把胡椒末填满肚脐，外敷麝香暖脐膏。或用鲜姜汁调成膏，敷神阙穴。

16. 久泻荞麦丸

【组成】荞麦适量

【主治】久泻。

【用法】将荞麦炒后研末，以水做成丸。1 次服 10g，1 日 2 次。

17. 温腹止泻贴

【组成】肉桂 3g　硫磺 6g　白胡椒 15g　鸡内金 3g　枯矾 6g　五倍子 6g　新鲜葱头 3～5 节

【主治】腹泻，肾阳不振之五更泄。症见泄泻日久，每天黎明前即感腹痛，入厕必泻，小腹畏寒喜暖。

【制法】除葱头外，余药共研细末，贮瓶备用。取葱头捣烂，与上述药末拌匀，加适量醋酸调成糊状，平摊于脐部，用纱布覆盖，并用胶布贴紧。

【用法】每天敷 2 小时即可，1 日 1 次，6 次为 1 疗程。

【说明】若敷药后出现发痒、灼痛等现象，停药后即消失。

18. 乌梅川椒黄柏敷脐

【组成】乌梅、川椒、黄柏各等份　鲜生姜适量

【主治】功能性腹泻、急性肠炎、非特异性溃疡性结肠炎及其他慢性腹泻。

【用法】前 3 味共研细末，加生姜共捣制成糊膏状，将姜膏摊布在纱布上。外敷脐中，用胶布加压固定。用药半小时，脐腹有温暖舒适感，一般外敷1次可症状告愈，若不愈，2～3 日后可换药再敷。

19. 止泻棠梨果

【组成】棠梨干果 30g

【主治】腹泻，脾胃虚寒型。症见大便溏稀，腹痛绵绵。

【用法】水煎服。1 日 2 次。

【说明】棠梨干果有涩肠止泻之功，对脾虚泻下有较满意疗效。据《本草纲目》记载："棠梨，野梨也。霜后可食，其树接梨甚嘉，有甘酢、赤白二种。"并有"烧食止滑痢"之言。

20. 止泻伤湿止痛膏

【组成】伤湿止痛膏 1 贴（或用麝香虎骨膏）

【主治】腹泻，食滞肠胃型。症见腹痛肠鸣，泻下粪便臭如败卵，泻后痛减，嗳腐酸臭。

【用法】中成药，药店有售。贴脐部，12～24 小时更换 1 次。

二十六、便　秘

便秘是大便秘结不通，排便时间延长，或欲便而艰涩不畅的一种疾病。

辨证分型

1. 热秘：症见大便干结、小便短赤、口干口臭。
2. 气秘：症见大便秘结、欲便不得、嗳气频作。
3. 虚秘：气虚型症见有便意而不出，便后疲乏，大便并不干硬；血虚型症见大便秘结、头晕目眩、心悸。
4. 冷秘：症见大便艰涩，排出困难；小便清长；喜热怕冷。

临床施治

1. 清热通便番泻叶茶

【组成】番泻叶 3～10g

【主治】便秘，热秘。

【用法】开水浸泡。代茶饮。

【说明】番泻叶性味甘苦、寒，入大肠经。含有番泻苷 A 及番泻苷 B，并含蒽醌衍生物芦荟大黄素、大黄酚、大黄酸。具有泻下作用及抗菌作用。

2. 泻热通便生军茶

【组成】生军 4g　白糖适量

【主治】便秘，热秘。症见大便干结、口干口臭、面赤身热、心烦、肠道干涩燥结、小便短赤。

【用法】沸水冲泡，代茶频饮。

【说明】生军即大黄，苦寒，泻热破积行瘀，对实热便秘耗伤津液者颇具奇功。

3. 老年便秘决明苁蓉茶

【组成】决明子、肉苁蓉各 10g　蜂蜜适量

【主治】习惯性便秘，老年性便秘。症见大便艰涩，排出困难；小便清长；喜热怕冷。

【用法】将决明子炒熟，研细，2 味同加沸水冲泡，滤液，加入蜂蜜。代茶饮用。

【说明】习惯性便秘、老年性便秘系中医湿秘冷秘范畴。多因阳气不足或老年肾阳虚弱、肾阴不足、阴寒内生、留于肠胃、阴气固结、阳气不运，使肠道传送无力而排便困难。

4. 清热润肠连翘蜂蜜茶

【组成】连翘瓣 30g　蜂蜜适量

【主治】便秘，热秘。症见大便干结、小便短赤、口干口臭、咽红肿。

【用法】上药沸水冲泡，入蜂蜜令溶。代茶频饮，1 日 1 剂。

【说明】连翘瓣性味苦、微寒，能清热解毒，消痈散结。蜂蜜有祛痰和润肠作用。二药合用，则能清热润肠通便。

5. 润肠通便麻仁蜜茶

【组成】火麻仁 5g　蜂蜜适量

【主治】便秘，虚秘，老人、小儿及产妇大便秘结或痢疾后便秘。症见气虚以有便意而不出，便后疲乏，大便并不干硬；血虚以大便秘结、头晕目眩、心悸。

【用法】将上药炒香研为细末，每次 3～5g，加入蜂蜜，以开水冲服，1 日前次。

【说明】火麻仁性味甘平，能润燥、滑肠、活血。治肠燥便秘、痢疾，为缓和润肠药。只在体弱患者津下不爽或痢止之后出现便秘而又不便用大黄、番泻叶等峻泻药的情况下通便使用。

6. 习惯性便秘葱蜜牛奶

【组成】牛奶 250g　葱白 100g　蜂蜜 100g

【主治】便秘，虚秘。症见有便意而不出，便后疲乏，大便并不干硬，头晕目眩。

【用法】将葱白洗净，捣烂取汁；牛奶与蜂蜜共煮，开锅下葱汁再煮即成。每早空腹服用。

【说明】本方适用于老人习惯性便秘，具有补虚、除热、通便之功效。

7. 通便三仁粥

【组成】海松子 30g　桃仁 20g　郁李仁 10g　粳米 30g

【主治】便秘，热秘。症见大便秘结、小便短赤、口干口臭。

【用法】海松子去皮，桃仁、郁李仁泡去皮尖，3 味捣烂和水滤取汁，入粳米煮粥，空腹食用（海松子为松科植物红松的种子）。

8. 通便紫苏麻仁粥

【组成】苏子 10g　火麻仁 15g　粳米 50 ~ 100g

【主治】便秘，热秘。症见大便秘结、小便短赤、口干口臭。

【用法】先将苏子、火麻仁捣烂，加水研，滤取汁与粳米同煮成粥，任意服之。

9. 通便人乳粥

【组成】健康哺乳期妇女乳汁若干　粳米 50g　酥油 3g

【主治】便秘，热秘。症见大便秘结、小便短赤、口干口臭。

【用法】先煮粳米粥，临熟时去汤下乳，再煮片刻，加酥油调匀，任意食用。

10. 补血通便仙人粥

【组成】制何首乌 30 ~ 60g　粳米 100g　红枣 3 ~ 5 枚　红糖适量

【主治】便秘，血虚秘。症见面色少华、头晕心悸。

【用法】将制首乌煎取浓汁，去渣，同粳米、红枣同入沙锅内煮粥，粥将成时，放入红糖或冰糖少许以调味，再煮一二沸即可。每日服 1 ~ 2 次。

11. 补血桑椹粥

【组成】桑椹子 20 ~ 30g（或鲜者 30 ~ 60g）　糯米 100g　冰糖少许

【主治】便秘，血虚秘。症见面色少华、头晕。

【用法】先将桑椹浸泡片刻，洗净后与米同入沙锅煮粥，粥熟后加冰糖稍煮即可。或用新鲜紫黑色成熟果实，与米同煮为粥。

12. 温腹通便肉苁蓉羊肉粥

【组成】肉苁蓉 15g　羊肉 50g　粳米 100g

【主治】便秘，冷秘。症见大便艰涩、小便清长、腹中冷痛。

【用法】先煎肉苁蓉与羊肉，去渣取汁，入米煮成粥，空腹温服。

13. 温腹通便罗汉粥

【组成】罗汉果 1 个　粳米 100g　猪肉末 50g　麻油 10g　盐、味精各少许

【主治】便秘，冷秘。症见大便艰涩，腹中冷痛。

【用法】罗汉果（切薄片）、粳米、猪肉末、盐、加水煮成粥，待熟时加味精、麻油调合即成。

14. 清肠药饼

【组成】生姜1块　连须葱1根　淡豆豉 5 粒　食盐适量

【主治】便秘，热泌。症见大便秘结、小便短赤、口干口臭。

【用法】将上几味一齐捣烂成泥，做成饼状，煨热后敷肚脐，冷后再煨再敷，直至通便。

15. 清热通便苹果餐

【组成】苹果 1 ~ 2 个

【主治】便秘，热泌。症见大便秘结、小便短赤。

【用法】每日早晚空腹服食，连服数日。

16. 清肠菠菜生姜汁

【组成】菠菜 250g　生姜 25g　调料适量

【主治】肠燥便秘，老年便秘，习惯性便秘。

【用法】菠菜去须根留红头，洗净后切长段，置开水锅内略焯后捞出，沥水，装盘抖散晾凉，加入绞成之姜汁，及食盐、酱油、麻油、味精、醋、花椒油各适量。调拌入味。1 日 1 次，连服数日。

17. 冰糖炖香蕉

【组成】香蕉 2 只　冰糖适量

【主治】肠燥便秘，老年便秘，习惯性便秘。

【用法】香蕉去皮，加冰糖隔水蒸。1 日 2 次，连服数日。

18. 老年通肠方

【组成】当归 12g　柏子仁 12g　松子仁 20g　肉苁蓉 15g　杭芍 9g　川芎 3g

【主治】老年便秘。

【用法】水煎服，1 日 2 次。

19. 清热通便青红萝卜杏仁汤

【组成】青红萝卜各 250g　杏仁 15g　蜜枣 6 粒　瘦肉少量

【主治】温病或热病后期津枯液伤，肠燥便秘。

【用法】青红萝卜去皮切块，加瘦肉、杏仁、水 4～6 碗，煲 2 小时汤成，饮食均可。

20. 通便姜豉饼

【组成】老生姜 60g　豆豉 15g　葱头 3 根

【主治】各型便秘。

【用法】诸药混合捣融，制成圆饼。将制成的圆饼，放火上烘热，贴于脐孔窝上，胶布固定，冷后再换，一般 24 小时气通便下。

21. 清热通便肥皂条

【组成】肥皂适量

【主治】便秘，热泌。症见大便干结、小便短赤、口干口臭。

【用法】将肥皂削实成条，用水润湿，塞进肛门。

22. 通便商陆脐敷

【组成】商陆适量

【主治】各型便秘。

【用法】把上药捣烂。将捣烂的药粉敷脐上，外覆纱布，胶布固定。一般敷之大便即通。

二十七、胁　痛

胁痛是病人自觉以胁肋部疼痛为主要临床表现的疾病。

辨证分型

1. 肝气郁结型：症见胁痛，走窜不定，因情绪变化而增减，嗳气。
2. 瘀血停着型：症见胁痛如刺，固定不移，入夜尤甚，舌质紫黯。
3. 肝胆湿热型：症见胁痛、口苦、胸闷纳呆、恶心呕吐、目赤。
4. 肝阴不足型：症见胁肋隐痛，绵绵不止，口干咽燥，头晕目眩。

临床施治

1. 补肝止痛枣乌蛋

【组成】大枣 10 枚　首乌 20g　鸡蛋 2 个

【主治】胁痛，肝阴不足型。症见胁痛，兼以头晕耳鸣、腰膝酸软。

【用法】把 3 者加适量水同煮，蛋煮熟后去壳再煮，将水煎至 1 碗，去药渣调味，饮汤食蛋。1 日 1 次，连服 15～20 日。

2. 补肝止痛陈皮龟板饮

【组成】陈皮 9g　海龟板数个　红糖适量

【主治】胁痛，肝阴不足型。症见胁肋隐痛，绵绵不止，口干咽燥，头晕目眩。

【用法】先把海龟板加水煮成胶质，装瓶备用。每日 1～2 汤匙，加入红糖，用煎好的陈皮水冲服。1 日 2～3 次，连服 15～20 日。

3. 化瘀止痛蜜楂煎

【组成】山楂 15g　布楂叶 20g　蜂蜜少量

【主治】胁痛，瘀血停着型。症见胁痛如刺，固定不移，入夜尤甚，舌质紫黯。

【用法】先把山楂、布楂叶煎水，再冲服蜂蜜。1 日 1 剂，连服 7～10 日。

4. 行气止痛芹萝车蜜汤

【组成】鲜芹菜 100～150g　萝卜 100g　鲜车前草 30g　蜂蜜适量

【主治】胁痛，肝郁气滞型。症见胀痛，走窜不定，因情绪变化而增减，嗳气。

【用法】把芹菜、萝卜、车前草等洗净，捣烂取汁，加入蜂蜜炖沸后温服。1 日 1 次，疗程不限。

5. 清肝止痛方

【组成】白芍 15g　当归 10g　川芎 10g　丹皮 10g　柴胡 10g　栀子 10g　黄芩10g

【主治】胁痛，胁肋热痛。症见胁痛、口苦咽干。

【用法】水煎服，1 日 1 剂。

6. 化瘀止痛土鳖虫散

【组成】土鳖虫适量　黄酒少许

【主治】胁痛，瘀血停着型。症见胁部刺痛，固定不移，舌质紫黯。

【用法】将土鳖虫研细末，黄酒送下，每次 3g，1 日 2 次。

7. 行气止痛佛手茶

【组成】鲜佛手 25g（干品 10g）

【主治】胁痛，肝气郁结型。症见胀痛，走窜不定，因情绪变化而增减，嗳气。

【用法】开水冲泡，代茶饮。

8. 行气开胃麦芽青皮茶

【组成】生麦芽 30g　青皮 10g

【主治】胁痛，肝气犯胃型。症见两胁胀痛，饮食无味等。

【用法】上药同煎，取汁，去渣。代茶饮。

【说明】青皮疏肝破气，散结消痰，治疗两胁胀痛；麦芽健胃消食。二者合用对肝胃气痛效果非常好。

9. 化瘀止痛苏木茶

【组成】苏木 120g

【主治】胁痛，瘀血停着型。症见胁部刺痛，固定不移，舌质紫黯。

【用法】苏木用水煎煮，代茶饮。

【说明】肝、胆病，肋间神经痛，胸膜炎等有胁痛症见的疾病，皆可用此方治疗。

二十八、肝　炎

肝炎一般是指由病毒所引起的肝脏感染性炎症，依据其所感染病毒的种类不同，病毒性肝炎可分为甲型病毒性肝炎、乙型病毒性肝炎、丙型病毒性肝炎、丁型病毒性肝炎、戊型病毒型肝炎以及未知型病毒性肝炎。

辨证分型

1. 肝气郁结型：症见胁痛，走窜不定，因情绪变化而增减，嗳气。
2. 气滞血瘀型：症见肝胁胀闷疼痛、舌质紫黯、脉弦细。
3. 肝胆湿热型：症见胁痛、口苦、胸闷纳呆、恶心呕吐，甚则目黄身黄。
4. 肝阴不足型：症见胁肋隐痛，绵绵不止，口干咽燥，头晕目眩。

临床施治

1. 黄疸肝炎茵栀大黄汤

【组成】茵陈 30g　栀子 10g　大黄 30g　车前子 5g

【主治】急性黄疸型肝炎。黄疸鲜明，目黄身黄，口苦喉干者。

【用法】水煎服，1 日 2 次。

2. 清热利湿龙胆草鸡苦胆

【组成】龙胆草 30g　鲜雄鸡苦胆 1 个

【主治】肝炎，肝胆湿热型。症见胁痛、口苦、胸闷纳呆、恶心呕吐，甚则目黄身黄。

【用法】龙胆草水煎汁，和鸡胆汁同服，1 日 2 次。

3. 清热利湿泥鳅散

【组成】泥鳅若干条

【主治】急性肝炎、慢性迁延性肝炎。

【用法】将泥鳅烘干，达到可捏碎为益，研细粉，每服 15g，1 日 3 次，饭后服。

4. 三味黄疸肝炎方

【组成】栀子 10g　神曲 15g　麦芽 30g

【主治】急性黄疸型肝炎。症见胁痛、口苦、恶心呕吐、目黄身黄。

【用法】水煎服，1日2次。

5. 清热利湿车前草西瓜皮汤

【组成】车前草鲜者 100 克　西瓜皮 200 克　蜂蜜适量

【主治】急性肝炎，肝胆湿热型。症见胁痛，口苦，胸闷纳呆，恶心呕吐。

【用法】水煎服，1 日 2 次。

6. 祛黄大头菜子

【组成】大头菜子适量

【主治】黄疸型肝炎。症见胁痛、恶心、目黄身黄。

【用法】将大头菜子晾干研末，以开水调服，每服 15g，1 日 1 次。

7. 补肝五味红枣金橘汤

【组成】五味子 9g　红枣 10 枚　金橘 30g　冰糖适量

【主治】慢性肝炎，肝阴不足型。症见胁肋隐痛，绵绵不止，头晕目眩。

【用法】加水同炖，去渣饮汤。1 日 1 剂，分 2 次服，连服 10～15 日。

8. 慢性肝炎绿豆蒜泥冷饮

【组成】蒜 50g　绿豆适量

【主治】慢性肝炎。

【用法】蒜头捣烂如泥，用绿豆汤加白糖适量，冷却后冲服，1 日 2 次。

9. 清热利湿鸡骨草粥

【组成】鸡骨草 20g　大枣 10 枚　瘦猪肉 100g　粳米 100g

【主治】肝炎，肝胆湿热型。症见胸闷、纳呆、恶心、目黄身黄。

【用法】鸡骨草洗净后加水煎汁，去渣，下猪肉、粳米同煮，粥将成时可加入葱白、精盐各少许，任意服食。

10. 养肝粥

【组成】猪肝 100g　玄参 15g　粳米 100g　调料适量

【主治】慢性肝炎。

【用法】将猪肝切成小块。煎玄参约 20 分钟，去渣取汁，加入猪肝、粳米同煮为粥，再调以白糖、味精等即可服食。

11. 养肝麦芽茵陈橘皮汤

【组成】大麦芽 30g　茵陈 30g　橘皮 15g

【主治】急、慢性肝炎后遗症。症见胸闷、痞胀、食欲不振等。

【用法】水煎服。

12. 养肝健脾茯苓粥

【组成】茯苓粉 30g　红枣 20 枚　粳米 100g

【主治】慢性肝炎，脾胃虚弱，腹泻，烦躁失眠者。

【用法】先将红枣文火煮烂，连汤放入粳米粥内，加茯苓粉再煮数沸即成。1 日 2 次，连服数日。

13. 养肝黄芪灵芝猪肉汤

【组成】北芪 15g　灵芝 9g　瘦猪肉 100g

【主治】慢性肝炎，早期肝硬化。

【用法】加水适量共煮汤，去药渣后调味饮汤食肉。1 日 1 次，连服 10～15 日。

14. 养肝芹菜萝卜车前汤

【组成】鲜芹菜 100～150g　萝卜 100g　鲜车前草 30g　蜂蜜适量

【主治】慢性肝炎。

【用法】将芹菜、萝卜、车前草洗净捣烂取汁，加蜂蜜炖沸后温服。1 日 1 次，疗程不限。

15. 养肝开胃苹果雪耳煲鹧鸪

【组成】苹果 500g　雪耳 1 朵　鹧鸪 2 只（净约 500g）　瘦肉 100g

【主治】酒精性肝炎、脂肪肝、早期肝硬化。

【制法】（1）苹果挖心去核洗净，雪耳浸透剪去根部。（2）将洗干净的鹧鸪及瘦肉连同雪耳、苹果放入煲内，注入清水猛火煲 20 分钟，改慢火煲 3 小时即可。

【说明】本汤苹果开胃解酒；雪耳性甘味平，润肺养颜；鹧鸪开胃益心神。可以作为家庭常备饮用，经常饮酒人士，脂肪肝、酒精肝患者多多益善。

16. 祛湿清热西瓜小豆茅根汤

【组成】西瓜皮、赤小豆、白茅根各 50g

【主治】肝炎，肝胆湿热型。症见胁痛、口苦、胸闷纳呆、恶心呕吐，甚则目黄身黄。

【用法】水煎取汁服。1 日 1 次，连服 7 日。

【说明】本方湿重于热者为佳。

二十九、肝硬化

肝硬化是各种致病因素持久或反复地损害肝脏组织，引起肝细胞变性、坏死、再生和纤维组织增生等，使肝脏变形、质地变硬，是一种以肝脏损害为主要临床表现的疾病。

辨证分型

1. 肝郁脾虚型：症见食欲减退、胸腹闷胀、嗳气不舒、两胁胀痛。

2. 气滞血瘀型：症见除消化道症状外，尚有肝脾肿大、胁下胀闷疼痛、蜘蛛痣、肝掌等。

3. 水湿内阻型：症见腹膨如鼓，按之坚慢，脘闷纳呆，恶心呕吐，小便短少。

4. 脾肾阳虚型：症见水湿内阻、面色萎黄或㿠白、畏寒肢冷、神倦便溏。

5. 肝肾阴虚型：症见除水湿内阻的症状外，尚有面色黧黑、唇干口燥、潮热心烦、鼻衄牙宣。

临床施治

1. 泡桐树皮汤

【组成】泡桐树皮 10g　厚朴 10g　木通 12g　川芎 8g　胡椒 6g

【主治】肝硬化腹水，水湿内阻型。症见腹膨如鼓，按之坚慢，脘闷纳呆，恶心呕吐，小便短少。

【用法】水煎服，1 日 2 次。

2. 治肝硬化腹水方

【组成】甘遂 12g　大戟 12g　肉豆蔻 12g　广木香 12g　白酒 500g　猪膀胱 1 具

【主治】肝硬化，水湿内阻型。症见腹膨如鼓，按之坚慢，脘闷纳呆，恶心呕吐，小便短少。

【用法】将 4 味药捣烂，与酒拌匀，共入猪膀胱内。将猪膀胱固定于患者脐部 2～3 日。

【说明】此方适用于腹水症状较甚之肝硬化患者。

3. 猪肾散

【组成】猪肾 1 个　甘遂 9g　黄酒适量

【主治】肝硬化腹水，水湿内阻型。症见腹膨如鼓、脘闷纳呆、恶心呕吐、小便短少。

【用法】将甘遂填入猪肾中，置瓦上焙干，研为细末。1 次 4g，1 日 1～2 次，黄酒送下。最少 6 日分服。

4. 干葫芦瓜

【组成】干葫芦瓜（连瓜子）1 个

【主治】肝硬化，兼有黄肿臌胀者。

【用法】煅烧存性，研末，每日饮前白汤送服。

5. 赤小豆鲤鱼汤

【组成】赤小豆 500g　活鲤鱼 1 条　玫瑰花 15

【主治】慢性活动性肝炎，早期肝硬化腹水。

【用法】将鲤鱼去肠杂，与其他两味共煮至熟烂，去花调味。分 2 ~ 3 次服食，每日或隔天 1 次，10 ~ 15 日为 1 个疗程。

6. 肝硬化腹胀戟遂敷脐

【组成】大戟、甘遂、沉香、豆蔻、广木香各 12g

【主治】肝硬化，肝郁脾虚型。症见腹大胀而不坚，胁下痞胀或疼痛，肠鸣便溏，纳少嗳气，舌苔白腻，脉弦。

【用法】上药烘干，共研细末，以酒 250mL和匀，装入猪膀胱里，备用。置于神阙穴，外盖塑料薄膜，以宽布带环扎固定，药酒干时再换新药。

7. 肝硬化腹水马蹄草敷脐

【组成】马蹄草适量　麝香少许

【主治】肝硬化、肝癌晚期。症见腹水少尿，其腹胀如鼓，腹壁青筋暴露。

【用法】上药共捣烂备用。将上药敷脐，覆以纱布，胶布固定，每日 1 次。

8. 茯苓赤豆薏米粥

【组成】白茯苓 20g　赤小豆 50g　薏米 100g

【主治】肝硬化，肝郁脾虚型。症见腹大胀而不坚，肠鸣便溏，纳少嗳气，舌苔白腻，脉弦。

【用法】赤小豆浸泡半日，与薏苡仁共煮粥，待赤豆煮烂后，入茯苓粉煮至粥成。加白糖少许，随意服食，煮粥宜稀不宜稠。

9. 温肾补脾肉桂粥

【组成】肉桂 3g　茯苓 10g　桑白皮 5g　粳米 50g

【主治】肝硬化，脾肾阳虚型。症见水湿内阻、面色萎黄或㿠白、畏寒肢冷、神倦便溏。

【用法】前 3 味药水煎 20分钟，取汁去渣，与淘净之粳米同煮为粥。早餐温热顿服。

三十、胆囊炎

胆囊炎是以上腹部疼痛，胆囊部触痛为主要临床表现的疾病。可出现寒战、高热、黄疸等症状。

辨证分型

1. 急性胆囊炎

（1）气郁型：症见右上腹间歇性绞痛或闷痛，有时可向右肩背部放射，右上腹有局限性压痛，但腹壁尚软，体温正常或有口苦，食欲减退，或有轻度的恶心呕吐。

（2）湿热型：症见右上腹有持续性胀痛，多向右肩背部放射，右上腹肌紧张，压痛，有时可触及肿大的胆囊，并出现高热寒战、口苦咽干、口渴、恶心呕吐、不思饮食，部分病人会出现巩膜黄染。

（3）脓毒型：症见右上腹有持续性剧痛，上腹胀满，腹肌紧张，有明显压痛及反跳痛，多可触及肿大之胆囊，高热不退，或寒热往来，可出现黄疸，神志淡漠，甚至神昏谵语。

2. 慢性胆囊炎

（1）气郁型：症见右上腹或胃脘不适或隐痛，痛连肩背，呃逆嗳气频繁，苔多薄白，脉弦。

（2）瘀滞型：症见右上腹或胃脘痛有定处，痛如针刺或刀割，舌质紫暗，脉细涩。

（3）湿热型：症见右上腹或胃脘胀闷，甚则疼痛，四肢怠倦，便溏，小便赤，舌质红，苔黄腻，脉滑弦。

临床施治

1. 利胆行气柴胡枳壳汤

【组成】柴胡 12g　枳壳 12g　木香 10g　延胡索 12g　黄芩 12g　川楝子 12g　生大黄 10g

【主治】急性胆囊炎，气郁型。症见右上腹间歇性绞痛或闷痛，食欲减退，或有轻度的恶心呕吐。

【用法】水煎，生大黄后下。1 日 2 次。

2. 清热祛湿茵陈金钱草汤

【组成】茵陈 30g　金钱草 50g　柴胡 12g　半夏 12g　郁金 6g　山栀 6g　生大黄 10g　枳壳 12g　蒲公英 20g　归尾 15g　赤芍 12g

【主治】急性胆囊炎，湿热型。症见右上腹有持续性胀痛，有时可触及肿大的胆囊，并出现高热寒战，口苦咽干。

【用法】水煎，生大黄后下。1 日 2 次。

3．解毒排脓茵陈板蓝根汤

【组成】茵陈 30g　栀子 6g　黄芩 10g　龙胆草 10g　黄连 3g　生大黄 12g　芒硝 9g　生石膏 20g　板蓝根 20g　鲜生地 15g　厚朴 9g　金钱草 60g

【主治】急性胆囊炎，脓毒型。症见右上腹有持续性剧痛，多可触及肿大之胆囊，高热不退，或寒热往来，可出现黄疸。

【用法】水煎服。1 日 2 次。

4．蒲公英汤

【组成】蒲公英 100g

【主治】慢性胆囊炎恢复期，急性、亚急性胆囊炎之辅助治疗。

【用法】采鲜蒲公英全草 100g，水煎服， 连续服用多日。

5．清热解郁利胆煎

【组成】茵陈 30g　山栀子 15g　广郁金 15g

【主治】慢性胆囊炎，郁热型。症见右上腹或胃脘不适或隐痛，痛连肩背，呃逆嗳气，四肢怠倦，小便赤。

【用法】水煎去渣。1 日 2 ~ 3 次分服。

6．利胆祛湿乌梅茵陈蜜露

【组成】乌梅肉 60g　绵茵陈 30g　蜂蜜 250g

【主治】慢性胆囊炎，湿郁型。症见右胁时痛，时发时止，饮食欠佳，食后脘微胀，时恶心欲吐，小便短少者。

【用法】（1）将乌梅、绵茵陈洗净水煎，然后复渣再煎，去渣，把 2 次煎出液和匀。（2）把蜂蜜加入以上药滚液中，搅匀，放入瓷盆内，加盖，文火隔开水炖 2 小时后，冷却备用。饭后开水送服，1 次 1 ~ 2 匙，1 日 2 次。

7．利胆解毒蒲公英茵陈汤

【组成】蒲公英 30g　绵茵陈 30g　红枣 6 粒

【主治】急性胆囊炎，热毒型。症见右胁疼痛，痛连肩背，发热口渴，时有呕吐，小便短黄，轻度黄疸，苔黄腻，脉弦数。

【用法】水煎服，或水煎去渣，加白糖服。

三十一、胆石症

胆石症包括胆囊结石和肝内外胆管结石。由于胆囊炎和胆石症成因基本相同，互为因果，故在治疗上可两者兼顾。

辨证分型

1. 气郁型：症见右上腹间歇性绞痛或闷痛，有时可向右肩背部放射，右上腹有局限性压痛，可触及肿大的胆囊，但腹壁尚软，体温正常或有口苦，食欲减退，或有轻度的恶心呕吐。

2. 瘀滞型：症见右上腹或胃脘痛有定处，痛如针刺或刀割，可触及肿大的胆囊，舌质紫暗，脉细涩。

3. 湿热型：症见右上腹有持续性胀痛，多向右肩背部放射，右上腹肌紧张，压痛，可触及肿大的胆囊，并出现高热寒战、口苦咽干、口渴、恶心呕吐、不思饮食，部分病人会出现巩膜黄染。

4. 脓毒型：症见右上腹有持续性剧痛，上腹胀满，腹肌紧张，有明显压痛及反跳痛，可触及肿大之胆囊，高热不退，或寒热往来，可出现黄疸，神志淡漠，甚至神昏谵语。

临床施治

1. 行气解郁胆石汤

【组成】金钱草、茵陈、威灵仙各 30g　郁金 15g　柴胡 12g　姜黄、枳壳各 15g　青皮 9g　广木香 24g（后下）

【主治】胆石症，气郁型。症见右上腹间歇性绞痛或闷痛，体温正常或有口苦，食欲减退，或有轻度的恶心呕吐。

【用法】水煎服，1 日 2 次。

2. 清热利湿胆石汤

【组成】金钱草 30g　鸡内金 1. 5g　广木香各 15g（后下）茵陈 30g　延胡索、山栀子、柴胡各 9g　溪黄草（或虎杖）30g　石菖蒲 9g

【主治】胆石症，湿热型。症见右上腹有持续性胀痛，可触及肿大的胆囊，并出现高热寒战，恶心呕吐，部分病人会出现巩膜黄染。

【用法】水煎服，1 日 2 次。

3. 泄热排毒胆石汤

【组成】柴胡 18g　郁金 15g　姜黄 5g　川楝子、延胡索各 12g　广木香 24g（后下）　大黄 9g（后下）　玄明粉 24g（冲服）　茵陈 30g　金钱草 60g　龙胆草 9g

【主治】胆石症，脓毒型。症见右上腹有持续性剧痛，有明显压痛及反跳痛，可触及肿大之胆囊，高热不退，可出现黄疸，甚至神昏谵语。

【用法】水煎服，1 日 2 次。

4. 清热利湿金钱败酱茵陈茶

【组成】金钱草、败酱草、茵陈各 30g　白糖适量

【主治】慢性胆囊炎、胆结石，湿热型。症见右上腹有持续性胀痛，可触及肿大的胆囊，口苦咽干，恶心，不思饮食。

【用法】前 3 味加水 1 000mL煎汁，加白糖代茶频饮。1 日 1 次，连服数日。

5. 清热鸡胆汁黄瓜藤饮

【组成】黄瓜藤 100g　鸡胆 1 个

【主治】胆囊炎，胆石症。湿热型。症见右上腹有持续性胀痛，可触及肿大的胆囊，口苦咽干。

【用法】黄瓜藤洗净水煎取汁 100mL，用该汁冲服鸡胆汁。1 日 1 次，7 日为 1 个疗程。

6. 清热郁金白矾硝滑散

【组成】郁金粉 20g　白矾粉 15g　火硝粉 30g　滑石粉 60g　甘草粉 10g

【主治】胆囊炎、胆石症发热者。

【用法】研细，混合。每服 10g，大麦粥汁送下。1 日 3 次，连服数次。

7. 排石生葱猪蹄汤

【组成】生葱 250g　猪蹄 1 段

【主治】胆石症稳定期。

【用法】生葱连根带须洗净，用猪蹄煨汤，熟烂后，将汤喝下，服后，小便即可畅通，连服 3 天，即能解出石块，持续服用到痊愈为止。

【说明】本方也可用于治疗肾结石，其汤中的葱与猪蹄吃与不吃均可。

8. 消石葱肉饼

【组成】细葱 250g　瘦猪肉 250g　滑石粉适量　盐酱少许

【主治】胆石症稳定期。

【用法】将猪肉剁成肉酱，加滑石粉及少许盐酱，做成肉饼，细葱洗净不再切断，先放在锅内做底，再将肉饼放在葱上，加适量的水，放锅中煮熟（如做狮子头一样），然后拌米饭，汤肉葱一起吃，每天1次。

【说明】本方治疗各种结石症，7～8 天即愈，多则 10 余天，可将结石化解排出。

9. 利胆清热止痛茶

【组成】玉米须、蒲公英、茵陈各30g　白糖适量

【主治】胆囊炎、胆结石发热疼痛期患者。

【用法】前 3 味加水 1 000mL，煎汤去渣，加白糖调味。1 日 3 次，每次 250mL，连服 10～15 日。

10. 扁豆莲肉粥

【组成】白扁豆 30g　莲肉 20g　薏米 40g　粳米 50g　红枣 10 枚　陈皮 10g

【主治】胆石症稳定期。

【用法】以上 6 味可同时下入沙锅内，加入适量水，煮成稀粥，任意服食。

三十二、尿路感染

尿路感染是以尿频、尿急、尿痛、尿多或尿少、腰痛为主要症状的临床常见疾病，个别患者可有血尿。尿路感染包括尿道炎、膀胱炎和肾盂肾炎。尿道炎、膀胱炎尿频、尿急、尿痛明显；肾盂肾炎全身症状明显，高热、腰痛。治疗上大同小异。

辨证分型

1. 外感风寒型：症见恶寒发热，尿频、尿急、尿痛、尿多或尿少，轻微腰痛。

2. 湿热蕴结型：症见尿频、尿急、尿痛、尿多或尿少，尿道热涩疼痛，轻微腰痛，口苦恶心，身热重困。

3. 肝郁气滞型：症见尿频、尿急、尿痛、尿涩滞，少腹满痛，面色带青。

4. 脾肾亏虚型：症见尿频、尿急、尿痛，少腹坠胀，腰膝酸软，面色㿠白。

临床施治

1. 清热利湿石韦茶

【组成】石韦、车前子各 60g　山栀 30g　甘草 15g

【主治】尿路感染，湿热蕴结型。症见尿频、尿急、尿痛、尿多或尿少，尿道热涩疼痛。

【用法】将上药去杂质，共捣粗末，每日1剂，水煎代茶饮服。

【说明】本方以石韦、车前子利水通淋，合栀子、甘草清热解毒。使湿热之邪从小便而除。湿热得去，膀胱气化得行，小便通利而灼痛自消。现代医学的尿路感染、泌尿道结石、肾盂肾炎、膀胱炎等泌尿系病均可用本方治疗。

2. 清热二黄汤

【组成】黄柏 12g　金银花 9g　生地黄 15g　玄参 9g　秦皮 12g　谷精草 9g　木贼草 9g　甘草 6g　车前草 9g　萆薢 9g

【主治】慢性尿路感染。

【用法】每日 1 剂，水煎 3 次，早、午、晚各服 1 次。连服 3～5 剂。

【说明】服药期间忌食酒、辣椒及油腻。

3. 清热止血藕节冬瓜茶

【组成】生藕节 100g　白冬瓜 1 个

【主治】尿路感染，热迫血溢型。症见尿频尿急、尿道刺痛、尿中带血。

【用法】加水煎汤，代茶频饮。

【说明】本茶藕节能止血、散瘀；冬瓜则清热利水，使热从小便而去。

4．清热化瘀汤

【组成】血余炭 10g　地骨皮 20g　车前子 20g　五灵脂 5g

【主治】尿路感染，小便热涩刺痛者。

【用法】水煎服，每日 1 剂，1 日 2 次。

5．清热止血小蓟汤

【组成】小蓟 50g

【主治】尿路感染，小便热涩刺痛见血、血色鲜红者。

【用法】水煎服，每日 1 剂，1 日 3 次。

6．清热解毒鱼腥草

【组成】鱼腥草 30g

【主治】慢性膀胱炎、尿道炎反复发作者。

【用法】水煎服，每日 1 剂，1 日 3 次分服。

7．清热利湿车前木通汤

【组成】车前草 15g　木通 6g　啤酒花 10g

【主治】膀胱炎、尿道炎，湿热蕴结型。症见尿频、尿急、尿痛、尿多或尿少，轻微腰痛，口苦恶心，身热重困。

【用法】水煎服，每日 1 剂，1 日 2 次。

8．清热利湿向日葵根

【组成】向日葵根 10g

【主治】尿路感染，湿热型。症见尿频、尿急、尿痛。

【用法】水煎服，每日 1 剂，1 日 2 次。

9．清热解毒绿豆芽汁

【组成】绿豆芽 500g　白糖适量

【主治】尿路感染，湿热型。症见尿频、尿急、尿痛，口苦。

【用法】绞挤绿豆芽取汁，加白糖服用，可多次频服。

10．清热解毒大白菜根汁

【组成】大白菜根适量

【主治】尿路感染，湿热型。症见尿频、尿急、尿痛，口苦。

【用法】将大白菜根切片捣烂取汁，每服 1 茶匙经常服。

11．清热利湿车前田螺汤

【组成】车前子 30g　红枣 10 个　田螺（连壳）1000g

【主治】尿路感染，湿热型。症见小便短赤涩痛，淋沥不畅，甚或癃闭不通，小便胀痛，舌红苔白，脉数。

【制法】（1）先用清水静养田螺 1～2 天，经常换水以漂去污泥，斩去田螺壳；红枣去核洗净。（2）用纱布另包车前子，与红枣、田螺一齐放入锅内，加清水适量，武火煮沸后，文火煲 2 小时，饮汤吃螺肉。

【说明】车前属车前草科植物，其子及全草皆入药，但本汤降泄之力较强，孕妇不宜用。若无田螺，可用海螺代之。但不宜用东风螺代替，因为东风螺没有利水通淋的功效。

12. 清热利湿慈姑螺蛳汤

【组成】慈姑250g 螺蛳（连壳）1 000g 猪苓 60g 茴香 10g

【主治】尿路感染，湿热型。症见小便短赤涩痛，淋沥不畅，少腹胀痛，舌红苔黄，脉弦数者。

【制法】先用清水静养螺蛳 1～2 天，经常换水以漂去污泥，斩去螺壳。慈姑去皮、洗净、拍碎，猪苓洗净，与螺蛳、小茴香一齐放入锅内，加清水适量，武火煮沸后，文火煲 2 小时，调味供用。

【说明】慈姑能清热利水通淋，与猪苓配伍利水通淋而不伤阴。螺蛳能清热止渴、利尿通淋，与慈姑、猪苓相配，既可增强其利水通淋之力，而不伤脾肾。慈姑易与山慈姑、荸荠（即马蹄）相混，功用不同，应鉴别。若无螺蛳，可用田螺代之。本汤利水之力颇强，孕妇不宜用。

13. 清热利湿海带绿豆甜汤

【组成】海带 60g 绿豆 80g 白糖适量

【主治】尿路感染，肾盂肾炎，湿热型。症见尿频尿急，溺时涩痛，淋沥不畅，尿色浑赤，或血淋尿中带血，或石淋尿夹砂石，常觉口燥咽干等。

【制法】（1）将海带浸透、洗净切丝，绿豆洗净。（2）把全部用料一齐放入锅内，加清水适量，武火煮沸后，文火煮至绿豆烂，放白糖调甜汤，再煮沸即可。随量饮用。

14. 清热利湿白玉小肚粟米汤

【组成】茅根 50g 粟米连须 500g 猪小肚 500g 红枣 4 粒 瘦肉 100g 芡实 10g 清水适量

【主治】尿路感染，湿热型。症见少尿、尿频尿急、淋漓不尽。

【制法】（1）猪小肚刮脂切开用盐拌擦，用清水先净后飞水，粟米连须切段洗净。（2）将其他洗净的材料连同粟米、猪小肚放入煲内加上清水猛火 25 分钟转慢火煲 2.5 小时即可。

15. 行气金丝草韭菜熨洗方

【组成】金丝草 1 握 韭菜根头 1 撮

【主治】尿路感染，中医属气淋。症见小便艰涩痉挛性痛，尿有余沥者。

【用法】将上药洗净后捣烂，放入锅内加水适量煮汤。趁热洗熨患者小腹，每天洗熨 2～3 次，每次洗 20 分钟，连熨 3～5 天为 1 疗程。

16. 健脾山药莲子粥

【组成】山药 20～60g 莲子 10～15g 粳米 50～100g 白糖适量

【主治】尿路感染，中医属劳淋。症见小便涩痛不甚，时作时止，遇劳则发。

【用法】山药研细末，与去皮、去心的莲子及淘净的粳米同煮粥，或将山药水煎取汁，与去皮、去心的莲子及粳米煮粥亦可。服时调入适量白糖。早晚餐温服。

17. 健脾苡仁土茯苓粥

【组成】薏米 50g　大米 150g　土茯苓 10g

【主治】尿路感染，中医属劳淋。症见小便涩痛不甚，时作时止，遇劳则发。

【用法】上药淘洗干净，土茯苓装入纱布袋，扎口，同入锅内加水煮至米烂粥浓，去药袋，食粥。

18. 健脾清热猪脬荠菜蜜枣汤

【组成】猪脬1个　新鲜荠菜 150g　蜜枣 3 粒

【主治】尿路感染，湿热蕴结型。症见尿急，涩痛等。

【制法】（1）将荠菜洗净，蜜枣洗净；猪脬用粗盐擦洗净，用沸水烫过。（2）把全部用料一齐放入锅内，加清水适量，武火煮沸后，文火煮 1 小时，调味即可。

19. 清热瓦松浴

【组成】瓦松 60g

【主治】尿路感染，中医属热淋。症见小便频数、尿色黄赤、灼热刺痛等。

【用法】将瓦松加水上锅煎煮，取药液 1000mL，入盆，熏洗少腹及阴器。每次 30 分钟，每日 1 次。

三十三、尿路结石

尿路结石是指尿中挟有砂石，小便艰涩，或排尿时突然中断，尿道刺痛窘迫，少腹拘急，或腰腹绞痛难忍的疾病。

辨证分型

1. 湿热蕴结型：症见尿中挟有砂石，尿道热涩疼痛，轻微腰痛，口苦恶心，身热重困。

2. 肝郁气滞型：症见尿中挟有砂石，尿涩滞，少腹满痛，面色带青。

3. 脾肾亏虚型：症见尿中挟有砂石，小便艰涩，少腹坠胀，腰膝酸软，面色㿠白。

临床施治

1. 通淋排石汤

【组成】金钱草 30~60g　石韦、海金沙、鸡内金各 9~15g　瞿麦、茯苓、木香、枳壳、牛膝各 9g　黄芪、生地、滑石各 15g　生甘草 5g

【主治】各型尿路结石。

【加减】血尿加茅根、仙鹤草、大蓟、小蓟；绞痛甚加延胡索、香附、乌药；大便秘结加大黄；气虚加党参，重用黄芪；偏肾阴虚去石韦、滑石，加枸杞子、女贞子、旱莲草；偏肾阳虚加菟丝子、补骨脂、淫羊藿；服药后泛恶，胃不适者去石韦、滑石，加姜半夏、竹茹、白术；结石经久不移者加桃仁、红花。

【用法】1 天 1 剂，煎成约 300mL，早晚分服。10 天为 1 个疗程，未排石者间歇 3～5 天，再行下 1 个疗程。

2. 玉米须金钱草排石汤

【组成】玉米须 50g　海金沙 30g　金钱草 50g　车前草 60g

【主治】尿路结石。症见尿中挟有砂石，尿道热涩疼痛，轻微腰痛。

【用法】水煎服，1 日 1 次。

3. 胡桃仁溶石散

【组成】胡桃仁 120g　冰糖 120g　香油 120g

【主治】膀胱结石。

【用法】将胡桃仁用香油炸酥，捞出，然后用冰糖共研细，再以香油调为糊状，此为 1 剂，早晚 2 次分服。连服 3 日。

4. 排石黄鱼耳石散

【组成】黄鱼耳石适量　甘草适量

【主治】膀胱结石、肾结石。

【用法】将黄花鱼的鱼脑石取出，研成细末，每服 5g，1 日 3 次。用甘草所煎之汤送服。

5. 清热利湿金钱草排石汤

【组成】金钱草 15g　鸡内金 10g

【主治】膀胱结石。症见尿中挟有砂石，尿道热涩疼痛，轻微腰痛，口苦恶心，身热重困。

【用法】水煎服，每日 1 剂，1 日 1 次。

6. 排石荸荠内金茶

【组成】荸荠 120g　鸡内金 15g

【主治】尿路结石，湿热型。症见尿中有时挟有砂石，尿色黄赤混浊；小便艰涩灼痛，时或突然阻塞，尿意窘迫，尿道刺痛，或觉腹痛腰痛难忍，甚或尿中带血等症。

【用法】煎汤，取汁。代茶饮。

【说明】本茶能清热利湿，消坚涤石，对患有泌尿系结石的病人很适宜，且取材方便，疗效可佳。

7. 排石止血虎杖贴

【组成】虎杖根 100g　乳香 15g　琥珀 10g　麝香 10g

【主治】尿路结石。症见小便排出砂石或溺血。

【用法】取鲜虎杖根（干品粉碎亦可）和诸药混合，捣如膏。取药膏如枣大数块，分别贴于神阙、膀胱俞、肾俞等穴，用胶布密封。每日换药 1 次。

8. 暖腹排石乌姜熨

【组成】生川乌粗末 100g　生草乌粗末 100g　生姜厚片 100g　白酒适量

【主治】尿路结石。症见畏寒，小便排出砂石。

【用法】将上药炒热装入白棉布袋（35cm×20cm）内。蒸熨结石部位和腰酸部位，每日 1 次，每次 30～60分钟。

9. 清热祛瘀葱盐排石贴

【组成】生葱白 3～5 茎　生白盐少许

【主治】尿路结石。症见尿中挟有沙石，尿色黄赤混浊，尿时突然中断，剧痛难忍，小便刺痛，或腰腹剧痛，或尿时阴茎如抽，尿中带血，苔白滑腻，脉沉或弦。

【用法】二药混合，捣融如膏。取药膏如枣大一块，放胶布中间，贴敷穴位，每日换药1次。

三十四、肾小球肾炎

肾小球肾炎分为急性肾小球肾炎和慢性肾小球肾炎。一般认为是肾小球对某些致病原的免疫与感染反应，系肾小球炎症性损害。以浮肿、高血压、血尿和蛋白尿为主要临床表现。

辨证分型

1. 风邪外袭水湿侵润型：症见眼睑浮肿，继则四肢及全身皆肿，多有恶寒、恶风、发热等症状。

2. 脾阳虚弱水湿逗留型：症见面色微㿠，略有形寒，疲乏无力浮肿较轻，但持续较久，并可见纳呆、恶心、便溏。

3. 脾肾阳虚水湿泛滥型：症见面色㿠白、神萎倦怠、形寒肢冷、伴有胸水、腹水、尿少、腹胀、纳减、呕恶，甚则咳逆上气不能平卧。

4. 脾肾两亏气血不足型：症见面色少华、四肢乏力、疲倦少寐、头晕耳鸣、腰膝酸软、纳食不佳。

5. 肝肾阴亏肝阳上亢型：症见面热潮红、眩晕头痛、心悸失眠、腰膝遗精，或有微肿。

临床施治

1. 西瓜赤豆茅根煎

【组成】西瓜皮、赤小豆、茅根各 50g

【主治】急性肾小球肾炎，风热外袭型。症见浮肿不明显，腰痛，面色苍白，小便红，咽痛口干，心烦。

【用法】水煎服。每日1剂，1日1～2次，连服数日。

2．清热行水西瓜汁

【组成】新鲜西瓜1个

【主治】急性肾小球肾炎，风热外袭型。症见腰痛小便红，咽痛口干。

【用法】全部绞汁，加糖饮。每日1剂，1日1次，连服数日。

3．降压利尿玉米须茅根茶

【组成】玉米须、鲜白茅根各50g

【主治】急性肾小球肾炎，风热外袭型。症见水肿，血压升高，少尿或血尿。

【用法】水煎代茶。每日1剂，1日3～5次，连服数日。

4．清热利水冬瓜赤小豆粥

【组成】冬瓜500g　赤小豆30g

【主治】急性肾小球肾炎浮肿少尿者。

【用法】加适量水煮汤，不加盐或低盐，食瓜喝汤。1日2次，连服数日。

5．祛风散寒黄母鸡汤

【组成】黄母鸡1只　龙葵豆7粒　大麻仁7粒　黑豆1把　红糖1000g　生姜适量

【主治】急性肾小球肾炎，外感风寒型。症见全身及颜面皆肿，伴有肢节重，咳嗽，胸闷，恶寒发热，头晕，咽喉肿痛，小便不利等。

【用法】将鸡去毛及内脏洗净，把药放入鸡腹内，置锅内加水及红糖同煮汤。1日内食完，食后盖被取汗，不要吹风，并忌盐3日。隔2～3日1剂，连服数剂。

6．补肾健脾槟榔猪腰汤

【组成】猪肾1对　槟榔2g　砂仁25g　茯苓3g

【主治】慢性肾小球肾炎，脾肾两亏气血不足型。症见面色少华，四肢乏力，疲倦少寐，头晕耳鸣，腰膝酸软，纳食不佳。

【用法】把猪肾切一小口，将药研末后放入肾内，用线扎紧小口，煮熟，连汤服。

7．健脾益肾龟板黄芪薏米汤

【组成】炙龟板15g　生黄芪10g　薏米15g

【主治】慢性肾小球肾炎，脾肾两亏型。症见四肢乏力，腰膝酸软，纳食不佳。

【用法】煎浓汤去渣，每日1剂，1日2次分服。连服30天。不愈者可延至60天。

8．滋补鳖肉汤

【组成】鳖肉500g　大蒜50g　白糖、白酒各适量

【主治】慢性肾小球肾炎，身体虚弱者。

【用法】放入锅内炖熟，食肉饮汤。

9. 补肾芝麻拌白糖

【组成】黑芝麻、白糖各适量。

【主治】慢性肾炎，身体虚弱者。

【用法】将黑芝麻炒熟研末，拌白糖内服。每日 1 剂，1 日 2 次，每次 1 把，开水冲服，冬天常用。

10. 消蛋白粥

【组成】芡实、糯米各 30g　白果 10 枚（去壳）

【主治】慢性肾小球肾炎中、后期正气虚损，蛋白尿久不消者。

【用法】煮粥食。每日 1 剂，1 日 1 次，10 日为 1 个疗程。

11. 利水鲫鱼粥

【组成】鲫鱼 1～2 条　大米 60g　灯心草 5～6 根

【主治】慢性肾小球肾炎水肿明显者。

【用法】将鱼治净，与另 2 味煮粥。早、晚餐服食，连服 15～20 日为 1 个疗程。

12. 行气黄芪陈皮粳米粥

【组成】黄芪 30～60g　粳米 60g　陈皮末 1g　红糖适量

【主治】慢性肾小球肾炎，气虚型。症见面色少华、四肢乏力、疲倦少寐。

【用法】先将黄芪煎汤去渣，入粳米、红糖煮粥，后入陈皮末稍沸即可。早、晚餐服食，常服。

13. 消蛋白柿叶速溶饮

【组成】鲜柿叶 3000g　白糖适量

【主治】慢性肾小球肾炎，顽固蛋白尿症。

【用法】柿叶洗净，切碎，加水浓煎，去渣取汁 1 000mL，慢火浓缩至稠黏，加白糖吸干药汁，轧粉装瓶。1 次冲服 15g，每日 1 剂，1 日 3 次，连服数日。

14. 利水鲤鱼黄豆冬瓜汤

【组成】鲤鱼 1 条　黄豆 50g　冬瓜 200g　葱白适量　食盐少许

【主治】慢性肾小球肾炎，轻度浮肿者。

【用法】将鲤鱼治净，同黄豆、冬瓜一起煮汤，加葱、盐调味服食。每日中午 1 剂，15～20 日为 1 个疗程。

15. 利水葫芦瓜皮大枣煎

【组成】葫芦壳 50g　冬瓜皮 30g　红枣 10 枚

【主治】慢性肾小球肾炎，轻度浮肿者。

【用法】各味共加水 400mL煎至 150mL，去渣饮服。每日 1 剂，服至浮肿消退为止。

16. 补气补血鸭蹄汤

【组成】雄鸭 1 只　猪蹄 200g

【主治】慢性肾小球肾炎，脾肾两亏气血不足型。症见面色少华、四肢乏力、疲倦少寐、头晕耳鸣、腰膝酸软、纳食不佳。

【用法】同炖熟后，低盐调味食。分2～3次食完，隔日1剂，连服10日。

17. 温肾利水羊肉大蒜汤

【组成】羊肉750g　大蒜头60g　肉苁蓉30g　生姜4片

【主治】慢性肾小球肾炎，脾肾阳虚型。症见下肢水肿，小便不利，腰酸脚软，筋骨乏力，舌淡苔白，脉沉弱。

【制法】（1）羊肉洗净，切块，用开水拖去膻味。（2）大蒜去衣、生姜、肉苁蓉洗净，与羊肉一齐放入锅内，加清水适量，武火煮沸后，文火煲3小时，调味供用。

【说明】阴虚火旺者不宜食。

18. 健脾补肾乌龟黄芪薏米汤

【组成】乌龟1只（约250g）　黄芪30g　薏米5g　杜仲10g　生姜2片

【主治】慢性肾小球肾炎，脾肾两亏型。症见反复浮肿，尿检常有蛋白尿，尿量偏少，食欲不振，倦怠无力，头晕耳鸣，腰膝酸软等。

【制法】（1）将黄芪洗净；薏苡仁洗净，凉干水后略炒；杜仲洗净；乌龟用开水烫，去龟壳、肠脏，洗净，斩件。（2）把全部用料一齐放入锅内，加清水适量，武火煮沸后，文火煮1～2小时，放盐调味即可。随量饮用或佐餐。

19. 清热利水蕹菜车前猪腰汤

【组成】猪腰250g　蕹菜500g　车前草（鲜）60g

【主治】慢性肾小球肾炎，暑湿型。症见身热倦怠、小便短赤、心烦口渴、舌红苔白、脉缓。

【用法】（1）车前草去根须，洗净，放入锅肉，加清水适量，武火煮15分钟，去渣留汁。（2）蕹菜洗净，猪腰洗净、切片，放入车前草汁内煮沸片刻即可，调味供用。

【说明】蕹菜又叫通心菜，具有清热、凉血、解毒、利水、通淋的作用。一年四季均服食，以祛湿利尿。

20. 清热利水绿豆芽蛤蜊汤

【组成】蛤蜊肉250g　绿豆芽500g　豆腐6块　冬瓜皮1000g

【主治】慢性肾小球肾炎，暑湿或湿热型。症见身热身重、烦渴、小便不利、全身浮肿、舌红苔白、脉滑。

【制法】（1）冬瓜皮、蛤蜊肉洗净，放入锅内，加清水适量，武火煮沸后，文火煲半小时；绿豆芽洗净。（2）豆腐下油锅稍煎香，与绿豆芽一齐放入冬瓜皮汤内，煮沸片刻，调味供用。

21. 清热利水冬瓜蛏肉汤

【组成】蛏肉150g　冬瓜（连皮）1 000g　茯苓60g　通草15g　陈皮6g

【主治】慢性肾小球肾炎，湿热型。症见身热心烦、小便短赤、口渴、舌红苔白、脉缓，或皮水，而见头面四肢悉肿，小便不利。

【制法】（1）冬瓜连皮去瓤及子，切块；茯苓、陈皮、通草、蛏肉洗净。（2）

把全部用料放入锅内，加清水适量，武火煮沸后，文火煲2小时，调味供用。

22. 蓖麻蒜泥敷

【组成】大蒜1头　蓖麻子50粒

【主治】肾小球肾炎。

【用法】共捣烂，敷足心，12小时换1次，利尿消肿为度。

【说明】本方多用于着凉，过度劳累，抵抗力低下时，感染溶血性链球菌所致。

23. 清热利湿白菜薏米粥

【组成】小白菜500g　薏米60g

【主治】慢性肾小球肾炎，湿热型。症见身热心烦、小便短赤、口渴。

【用法】苡米煮成稀粥，加入洗净切好的小白菜，煮二三沸（不宜久煮）。无盐或低盐食用，1日2次服。

24. 乌鱼粥

【组成】乌鱼肉150g　蒜末10g　粳米100g　冬瓜100g　调料适量

【主治】各型慢性肾小球肾炎。

【用法】粳米淘净，鱼肉、冬瓜切丁，一起入沙锅内煮粥，将熟时，加入调料如料酒、盐、味精、葱姜蒜末、胡椒粉，稍煮即可。

25. 鹌鹑粥

【组成】鹌鹑150g　糯米100g　赤小豆30g　猪肉末50g　调料适量

【主治】各型慢性肾小球肾炎。

【用法】鹌鹑加工后与糯米、赤小豆同煮，将熟时加入胡椒粉、味精，稍煮即可服食。

三十五、血　尿

血尿是小便中混有血液甚至血块的一种疾病。由于出血部位和出血量的多少不同，小便可呈淡红色，鲜红色或淡酱油色。当发现尿血时，宜先采取止血对症治疗，然后辨证施治，以图彻底治疗。

现代医学尿路感染、肾小球肾炎、肾结核、泌尿系统肿瘤以及全身性疾病，如血液病、结缔组织疾病、心血管疾病和某些抗凝药物影响等，都可有尿血。

辨证分型

1. 热迫膀胱型：症见尿血色鲜红，初期可伴有发热恶寒，尿频、尿急、尿痛或衄血、便血。烦热口渴，舌质红，苔黄。

2. 阴虚火旺型：症见尿血日久，色淡红，身倦乏力，面色萎黄，食少便溏或兼便血、衄血，舌质淡。

3. 气滞血瘀型：症见尿血，血色暗紫或有血块，尿血时轻时重，尿痛或排尿困难。舌质暗或有斑点。

临床施治

1. 柿饼灯草煎

【组成】柿饼 2 个　灯心草 6g

【主治】血尿，热迫膀胱型。症见尿血色鲜红，初期可伴有发热恶寒，尿频、尿急、尿痛或衄血、便血。烦热口渴，舌质红，苔黄。

【用法】加水 300mL 煎至 100mL，入砂糖适量调味，温服，柿饼可食。每日 2 次。

【说明】治疗下焦热盛而尿血有显效，消渴患者不宜用。

2. 竹蔗茅根茶

【组成】竹蔗 200g　茅根 50 ~ 100g

【主治】血尿，热迫膀胱型。症见尿血色鲜红，烦热口渴。

【用法】水煎代茶饮。

【说明】竹蔗，是禾本科1年生或多年生草本甘蔗的一种，含糖类、多种维生素、氨基酸及蛋白质、脂肪、钙、铁、磷等，能泻热，与茅根合用。

3. 荠菜鸡蛋汤

【组成】鲜荠菜 200g　鸡蛋 1 个

【主治】血尿，阴虚火旺型。症见潮热盗汗、肾结核血尿尤宜。

【用法】把荠菜加 2 碗水煮至1碗时，打入鸡蛋，煮熟，加盐适量，蛋、菜、汤共食。每日1剂，1 日 2 次，1 个月为 1 个疗程。

4. 加味小蓟粥

【组成】小蓟 10g　竹叶 10g　藕节 10g　梨汁、西瓜汁各适量　粳米 50 ~ 100g

【主治】血尿，热迫膀胱型。症见小便黄赤灼热，尿血鲜红。

【用法】先将山药、竹叶、藕节洗净煎汁、去渣，入粳米煮成稀粥，将熟时加入梨汁、西瓜汁，再煮一两沸即可服食。

5. 滑石小蓟粥

【组成】滑石 20 ~ 30g　小蓟 10g　粳米 100g

【主治】血尿，心火亢盛型。症见小便热赤带血、鲜红，心烦口渴。

【用法】滑石用布包扎，与小蓟同入沙锅煎汁，去渣，入粳米煮为粥。每日1剂，1 日分 2 次服。

6. 金樱子粥

【组成】金樱子 10 ~ 15g　山药 30g　芡实 15g　粳米或糯米 100g

【主治】血尿，心脾两虚型。症见尿血色淡红、短气食少、四肢无力。

【用法】先煮金樱子、山药、芡实取浓汁，去渣，同粳米或糯米煮粥。每日1剂，1 日分 2 次服。

7. 莴苣黄柏贴脐方

【组成】莴苣菜1撮　黄柏 100g

【主治】血尿，热迫膀胱型。症见尿血色鲜红，烦热口渴，舌质红，苔黄。

【用法】将莴苣菜拭去泥土，不用水洗，和黄柏混合，捣融如膏，备用。用时取药膏如枣大一块，放于 6～8cm^2 胶布之间，贴于神阙上，1 日换药 1 次，10 次为 1 个疗程。

8. 文蛤乌梅贴脐方

【组成】文蛤、乌梅各适量

【主治】久病血尿。症见血色淡红，面色㿠白，精神疲惫，食少纳呆，气短懒言，舌质淡，脉细涩或细弱。

【用法】共研捣碎。贴脐中。

9. 小蓟旱莲贴脐方

【组成】鲜旱莲草 1 撮　生小蓟汁适量

【主治】久病血尿。症见小便色淡红，尿时微涩而痛，口干，舌红绛，脉细数。

【用法】将旱莲草捣烂如泥，掺入面粉少量共调匀，以生小蓟汁共调成厚膏状备用。取药膏适量摊于纱布或白布上，用以贴于患者脐孔上，外以胶布固定，每日换药 1～2 次，至尿血止停药。

三十六、癃　闭

癃闭是指小便量少，点滴而出，甚则小便闭塞不通为主要临床表现的一种疾患。其中又以小便不利，点滴而短少，病势较缓者称为“癃”；以小便闭塞，点滴不通，病势较急者称为“闭”。多合称为癃闭。本病相当于现代医学中各种原因引起的尿潴留及无尿症。如神经性尿闭、前列腺疾病、尿路肿瘤、尿道狭窄、尿路损伤，以及肾功能衰竭尿毒症期。

辨证分型

1. 膀胱湿热型：症见小便点滴不通，或量极少而赤灼热，小腹胀满，口苦而黏，不欲饮。

2. 肺热壅盛型：症见小便不畅，或点滴不通，咽干，烦渴欲饮，呼吸急促。

3. 肝郁气滞型：症见小便不通，或通而不爽，胁腹胀满。

4. 尿路阻塞型：症见小便点滴而下，或时而通畅，时而阻塞不通，小腹胀满疼痛。

5. 中气不足型：症见小腹坠胀，时欲小便不得出，或量少而不爽利；神疲食少，气短语低。

6. 肾阳衰惫型：症见小便不通或点滴不爽，排出无力，面白神怯，腰膝冷软无力。

临床施治

1. 葱白麝香腹热熨

【组成】葱白 500g　麝香末 0.15g

【主治】各型癃闭。

【用法】将葱白炒热，装入布包内。在脐和脐下小腹部抹上少许麝香末，放上炒热的药袋，用烫法来回熨烫，至小便通为止。

2. 田螺葱白热敷

【组成】田螺 3 枚　葱白 60g　轻粉 3g　麝香 0.5g

【主治】各型癃闭。

【用法】上药和捣为泥。敷脐及气海、关元处，熨斗熨烫至小便通畅为度。

3. 食盐生姜熨

【组成】食盐 500g　生葱 250g

【主治】各型癃闭。

【用法】将生葱切碎，和盐入锅内炒热，然后取出，用布包裹取药包待温度不烫皮肤时，即熨敷脐周围及小腹，冷则易之，一般需要更替热熨数次，时间约 2～4 小时。如无效，可连熨 2～3 天。

4. 蜗牛敷

【组成】蜗牛 3 个

【主治】各型癃闭。

【用法】捣碎备用。贴敷脐下。

5. 皂角半夏贴脐方

【组成】皂角 15g　半夏 10g　麝香 0.3g　面粉适量　生姜数片

【主治】癃闭，肾阳衰惫型。症见小便不通或点滴不爽，排出无力，面白神怯，腰膝冷软无力。

【用法】先将皂角与半夏共碾成细粉末，加入麝香、面粉调匀，以黄酒适量调和药末和厚泥状，制成圆形药饼备用。取药饼一块贴敷在患者脐眼上，以生姜片覆盖，再用纱布、胶布固定，另外再用热水袋放在药饼上熨之。

6. 王不留行丹参粥

【组成】王不留行 20g　丹参 15g　桃仁 15g　粳米 100g　白糖少许

【主治】癃闭，气滞血瘀型，前列腺疾病。症见尿痛、尿白、尿灼、尿频，小腹会阴部胀痛不适。

【用法】王不留行捣碎，与丹参、桃仁同煎取汁，入粳米中同煮为粥即可。

三十七、水　肿

水肿是体内水液泛溢肌肤，引起眼睑、头面、四肢、腹背甚至全身浮肿，严重者可伴胸水、腹水的一种疾病。包括现代医学的急慢性肾炎、充血性心力衰竭、肝硬化、内分泌失调以及营养障碍等疾病所出现的水肿。

辨证分型

1. 风水泛滥型：症见眼睑浮肿，继之四肢及全身浮肿，来势迅速。风寒型兼见恶寒，肢节酸楚咳嗽，舌苔薄白；风热型伴咽喉红肿疼痛，舌质红。

2. 湿毒浸淫型：症见眼睑浮肿，延及全身，身发疮痍，甚则溃烂，舌质红，苔薄黄，或见恶风发热，小便不利。

3. 水湿浸渍型：症见全身水肿，按之没指，小便短少，舌苔白腻，兼见身体困重，胸闷纳呆，泛恶。

4. 湿热壅盛型：症见遍体浮肿，皮肤绷紧光亮，烦热口渴，舌苔黄腻，兼见胸脘痞闷，小便短赤或大便干结。

5. 脾阳虚衰型：症见身肿，腰下为甚，按之凹陷不起，舌质淡，苔白腻或白滑，兼见面色萎黄，脘腹胀闷，纳呆便溏，神倦肢冷，小便短少。

6. 肾气衰微型：症见面浮身肿，腰下为甚，按之凹陷不起，腰部冷痛酸重，尿量减少或多尿，舌淡胖，苔白，兼见心悸、气促，神疲、怯寒肢冷，面色㿠白或灰滞。

临床施治

1. 桑白皮饮

【组成】桑白皮 30g

【主治】水肿，水湿浸渍型。症见全身浮肿，按之没指，小便短少，舌苔白腻。

【用法】先把桑白皮的一层表皮轻轻刮去，冲洗干净、切成短节，同时用砂壶盛水煮沸，随即投下桑白皮，煮 3~4 沸，即行离火，用盖盖紧，稍闷几分钟，即可斟在茶杯里，代茶频饮，每日 1 剂。

【说明】桑白皮能泻肺平喘，行水消肿。此外亦具降压及镇静作用。

2. 玉米须茶

【组成】玉米须 30~60g　松萝茶（其他绿茶亦可）5g

【主治】水肿，湿热型。症见小便不利，面目及两足浮肿（相当于慢性肾炎）。

【用法】用干燥玉米须 50g，加温水 600mL，用文火煎煮 20～30 分钟，取过滤液300~400mL，每日 1 次或分次服完，治疗慢性肾炎效果显著。或用干玉米须 60g

煎服，治疗肾病综合征，消水肿。

【说明】玉米须即玉米之花柱，能泻热利尿，降血糖，提高血小板数量，止血，改善肾功能，消肿，使尿蛋白、非蛋白氮均有不同程度的下降。

3．白茅根茶

【组成】白茅根 10g（去须根、洗净） 茶叶 5g

【主治】水肿，湿热壅盛型（急、慢性肾炎）。症见遍体浮肿，皮肤绷紧光亮，烦热口渴，舌苔黄腻。

【用法】上 2 味加水适量，煎沸 15 分钟即可；亦可将白茅根剪碎与茶叶用沸水冲泡 15 分钟即可。每日 1 剂，不拘时温服。

【说明】茅根能清热利尿，凉血止血。对水肿、小便不利及多种热性疾病疗效颇佳。白茅根治疗急性肾炎、水肿，对慢性肾炎亦有一定作用。

4．蚕豆壳饮

【组成】蚕豆壳 30g

【主治】水肿，水湿浸渍型。症见全身水肿，小便不利，胸闷，泛恶。

【用法】将蚕豆放水中浸泡透，剥下豆壳，晒干，炒焦，白开水冲泡。代茶饮，每日 1 次。

【说明】蚕豆壳即蚕豆皮，能利水渗湿，治小便不利，水湿内盛的水肿病。

5．芫花叶饮

【组成】芫花叶 30g 白糖 15g

【主治】水肿，水湿浸渍型。症见全身水肿，身体困重，胸闷纳呆。

【用法】水煎，代茶饮。

【说明】芫花有利尿作用（但不宜过量服用，以防中毒）。

6．肾炎水肿方

【组成】白茅根 30g 一枝黄花 30g 葫芦壳 15g

【主治】水肿，湿热壅盛型。症见遍体浮肿，皮肤绷紧光亮，烦热口渴，小便短赤或大便干结。

【用法】将上药捣碎，置保温瓶中，以沸水适量冲泡，盖闷 15 分钟，1 日内 2～3 次饮完。每日 1 剂。

【说明】白茅根凉血止血，利尿清热。一枝黄花清热解毒，有较显著的抑菌作用。本方用于急性肾炎水肿，退肿利尿作用明显。但药性偏于寒凉，对急性肾炎初起，伴有恶风寒、头痛、无汗、辨证属风水者，不宜使用。

7．姜椒白鸭汤

【组成】姜、椒适量 白鸭 1 只

【主治】水肿，水湿浸渍型。症见全身水肿，小便短少。

【用法】将鸭去毛肠洗净，填饭 500g，与姜、椒同酿鸭腹中，缝定，蒸熟食。

8．白商陆蒜汤

【组成】大蒜 30g 白商陆 3g

【主治】水肿，脾阳虚衰型。症见身肿，腰下为甚，按之凹陷不起，舌质淡，苔白腻或白滑。

【用法】将上药与肉共煮，加白糖食之。

【说明】本方对水肿效果较好，但在水肿期间忌盐。

9．田螺蒜瓣贴

【组成】大田螺、蒜瓣各适量

【主治】水肿，湿热壅盛型。症见遍体浮肿，小便不利，或尿闭腹胀，大便干结。

【用法】将田螺壳捣碎，取螺肉同蒜瓣共捣烂，贴脐下3指宽处（注意切勿入脐部）及两足心，外加包扎固定。

三十八、寄生虫病

寄生虫病是指寄生于人体的各种虫类引起的疾病。

蛔虫病、蛲虫病是由于误食沾有虫卵的生冷瓜果、菜蔬及其他不洁食物，或手指、衣被等附着虫卵，不慎进入口内，通过一定的移行途径，发育成虫，寄生于肠道而成。蛲虫病肛门周围奇痒，入夜尤甚，夜卧不安。肉眼可见白色线样小虫在肛周活动。

绦虫病是由于进食未煮熟的肉类，内藏囊尾蚴，未经煮死，寄生于肠内所致。

钩虫病是初感染时钩蚴侵入皮肤，可有痒疹及荨麻疹，继之钩蚴进入血液循环可引起蠕蚴移行症，待成虫后吸食血液并使肠黏膜损伤处不易凝血而失血，久之引起失血性贫血，并有营养不良。

丝虫病在我国是由斑氏丝虫及马来丝虫的成虫寄生于人体淋巴系统引起的慢性寄生虫病。临床特征在早期主要为淋巴管炎与淋巴结炎，晚期为淋巴管阻塞及其产生的系列症状。

钩虫病的病原体是钩虫，其中以十二指肠钩虫及美洲钩虫引起人类感染最为重要。两种钩虫均寄生于十二指肠及小肠内。钩蚴所致的症状为：①皮肤损害：当蚴侵入皮肤时，局部有痒疹及匍行丘疹或小疱疹。由于抓痒可引起继发感染，局部淋巴结亦可肿大。②内脏损害：当蚴侵入血循环在体内移行时，可引起蠕动移行病及嗜酸粒细胞增多症。

（一）蛔虫病

1．驱蛔虫汤

【组成】川朴6g　枳实10g　大黄10g　瓜蒌仁12g　苦楝皮10g　使君子肉10g

【主治】蛔虫病。

【用法】水煎服，1日1次。

2．驱蛔止痛韭菜汁

【组成】韭菜汁 30g　食油20g

【主治】蛔虫而致腹痛发作之时。

【用法】1 次服下。

3．花椒胆道驱蛔方

【组成】花椒 10g　黄连 10g　甘草 5g　乌梅 10g

【主治】胆道蛔虫病。

【用法】水煎服，每日 1 剂 2 次。

4．驱蛔乌梅粥

【组成】乌梅 15 ~ 20g　粳米 100g　冰糖适量

【主治】蛔虫病。

【用法】乌梅煎取浓汁（去渣），再入粳米煮粥，熟后加冰糖稍煮即可服食。

【说明】急性泻痢及外感咳嗽时不宜用。

5．驱蛔花椒粥

【组成】蜀椒 3 ~ 5g　粳米 50 ~ 100g

【主治】蛔虫病。

【用法】蜀椒捣为末，米淘净，与蜀椒加水同煮作粥，温服。

6．驱蛔麻油粥

【组成】麻油 35g　粳米 100g　葱姜蒜末 15g　味精适量

【主治】蛔虫病。

【用法】粳米入锅，加水烧开，调入葱姜蒜末，待粥将熟时调入麻油、味精稍煮即可服食。

7．驱蛔鳜鱼粥

【组成】鳜鱼肉 100g　糯米 100g　调料适量

【主治】蛔虫病。

【用法】将鳜鱼肉切成小丁，与粳米同煮为粥，粥将熟时加酒、姜蒜末、味精、盐各适量，粥熟后撒入胡椒粉少许即可服食。

（二）蛲虫病

1．祛蛲使君子大黄散

【组成】使君子 50g　生大黄 10g

【主治】蛲虫病。

【用法】共研细末。每次口服 3g，连服 1 周。

2．祛蛲百部灌肠方

【组成】生百部 30g

【主治】蛲虫病。

【用法】加水 250g，煎成 1 小杯，晚上 10 ~ 11 时作保留灌肠。连用 5 晚。

（三）绦虫病

1. 祛绦萝卜心散

【组成】胡萝卜心适量

【主治】绦虫病。

【用法】晒干研末，每服 20g，每日 2 次，连服 3 天。

2. 祛绦南瓜子

【组成】南瓜子仁 100g　槟榔 50g

【主治】绦虫病。

【用法】先将南瓜仁嚼碎吞下，2 小时后服槟榔煎 1 小时后的汁液。

3. 祛绦槟榔茶

【组成】槟榔 30g　乌梅 10g　甘草 3g

【主治】绦虫病。

【用法】水煎服。早晨空腹时 1 次服下。

（四）钩虫病

祛钩芙蓉叶散

【组成】枯矾 2g　芙蓉叶 10g　滑石 10g　麻油适量

【主治】钩虫病而致皮肤发痒、生水泡等症。

【用法】共研末加麻油调和涂患处。每日 3～4 次。

（五）丝虫病

祛丝芹菜根饮

【组成】芹菜根、白糖各适量

【主治】丝虫病。

【用法】将芹菜根洗净，加水煎数沸，加白糖。每日早晚 1 次饮用。

（六）多种虫病

杀虫消积使君子方

【组成】榧子 30g　使君子仁 30g　大蒜 30 瓣

【主治】钩虫病、蛔虫病、蛲虫病、丝虫病等多种虫病。

【用法】将以上 3 味捣碎，水煎去渣。每日 3 次，空腹时服用。

三十九、癌　症

癌是一组疾病，其特征为异常细胞的失控生长，并由原发部位向其他部位播散。这种播散如无法控制，将侵犯要害器官并引起衰竭，最后导致死亡。

1．支气管肺癌白及银花粥

【组成】白及 50g　银花 25g　蒲公英 25g　粳米 50g

【主治】原发性支气管肺癌。

【用法】前三味水煎取汁，入粳米中同煮为粥即可，每日1剂，早晚服用。

2．肺癌虎杖白花蛇汤

【组成】虎杖根 60g　白花蛇舌草 60g　牵牛子 30g　茴香 12g

【主治】肺癌。

【用法】水煎服。每日 3 次。

3．肺癌杉木鸡汤

【组成】杉木皮 60g　菠萝心 60g　白公鸡 1 只　生姜 20g　米酒 100g

【主治】肺癌。

【用法】将药与白公鸡煮或蒸熟服食。每日数次。

4．食管癌黄药子汤

【组成】黄药子 30g　核桃树枝 30g　旋覆花 12g　香附子 12g

【主治】食管癌。

【用法】水煎服，每日 3 次。

5．胃癌九香败酱汤

【组成】九香虫 10g　败酱草 30g　芦荟 12g　排风藤 3g　核桃树枝 30g　蜂蜜适量

【主治】胃癌。

【用法】将药物煎后调拌蜂蜜冲服，每日 2 次。

6．胃癌食管癌蒜鲫散（丸）

【组成】蒜适量　大活鲫鱼1尾

【主治】胃癌或食管癌初期。症见胃肠道出血，呕吐反胃。

【用法】鲫鱼去肠留鳞，大蒜切成片，填满鱼腹，纸包泥封，烧存性，研成细末（或为丸），每服 5g，以米汤送下，每日 2～3 次。

【说明】本方具有调胃、实肠、下气的作用。

7．胃癌生蒜泡酒

【组成】生大蒜头 250g　白干酒或金门高粱酒 2 瓶半

【主治】胃癌。

【用法】大蒜去衣，浸入酒中，酒以高出蒜面 1/3 为度，约浸 1 年，愈陈愈妙，早晚空腹饮 1 小杯。

【说明】本方专治胃癌，治疗及预防其他癌症也可试用之。

8．胃癌菱角玉竹粥

【组成】菱角 15g　诃子 9g　红花 3g　玉竹 15g　粳米 100g

【主治】胃癌。

【用法】前 4 味水煎取汁，入粳米中同煮为粥。每日 1 剂，早晚服用。

9. 肠癌三草汤

【组成】老鹳草 30g　鱼腥草 30g　车前草 2g　萝卜叶 20g　金果榄 12g

【主治】肠癌。

【用法】水前服，每日 3 次。

10. 大肠癌白花蛇舌草半枝莲粥

【组成】白花蛇舌草 30g　半枝莲 15g　粳米 100g

【主治】大肠癌。

【用法】先将前 2 味水煎取汁，与粳米同煮为粥。每日1剂，早晚服用。连服 1 个月。

11. 大肠癌水蛭二叶汤

【组成】铁树叶 30g　水蛭 6g　半枝莲 30g　香附 14g　夏枯草 30g

【主治】肝癌。

【用法】水煎服，每日数次。

12. 子宫颈癌红苋菜粥

【组成】红苋菜 40g　大米适量

【主治】子宫颈癌。

【用法】红苋菜洗净，切碎，与大米同煮为粥。每日 1 剂。早晚服食。

13. 乳癌鲫鱼汤

【组成】大活鲫鱼、食盐各适量

【主治】乳癌。

【用法】鲫鱼去头尾、内脏，只取鱼肉，加盐少许捣烂，敷于患处。

14. 乳腺癌菱角薏米粥

【组成】菱角 15g　紫草根 15g　白果 15g　薏米 30g　蜂蜜适量

【主治】乳腺癌。

【用法】紫草水煎取汁；菱角、白果去核，同薏米同煮为粥，临熟加入蜂蜜调匀。

15. 乳癌仙人掌汁

【组成】仙人掌 60g　血见愁根 60g　大蒜 20g　山慈姑 30g

【主治】乳癌。

【用法】将药物捣烂，外敷患处。

16. 子宫癌九香虫酒

【组成】九香虫 12g　桑寄生 12g　穿山甲 6g　土鳖虫 12g　紫河车 30g　白酒适量

【主治】子宫癌。

【用法】将药物泡白酒服，每日1次，酒量适度。

17. 血癌野苜蓿汤

【组成】野苜蓿 15g

【主治】血癌。

【用法】水煎，每日 2 次分服。

18．抗癌蟾蜍粉

【组成】蟾蜍粉适量

【主治】各种癌症。

【用法】将活蟾蜍晒干，烤酥研末，过细筛。每服 1g，每日服 3 次，饭后白水送服。

四十、血小板减少性紫癜

血小板减少性紫癜是一种与免疫有关的血小板减少综合征，皮肤和黏膜的瘀点、瘀斑，或内脏出血、血小板数绝对减少，为本病主要临床特点。

辨证分型

1. 血热妄行型：症见起病急，初有寒热，斑色紫赤，量多成片，舌色红绛，苔黄燥，脉象滑数等。

2. 阴虚火旺型：症见紫斑较多，颜色紫红，下肢尤甚，时发时止，头晕目眩，耳鸣，低热颧红，心烦盗汗，舌红少津，脉象细数。

3. 脾虚气弱型：症见斑色淡红，清稀不显，时发时愈，稍劳尤甚，面色萎黄，头晕乏力，月经量多，舌质淡，脉象濡缓。

临床施治

1．补气补血花生枣泥粥

【组成】花生米 20 粒　红枣 10 枚　大米 100g　白糖适量

【主治】血小板减少性紫癜，脾虚气弱型。症见斑色淡红，清稀不显，时发时愈，稍劳尤甚，头晕乏力，月经量多。

【用法】花生米下锅加水煮至六成熟，入红枣煮至烂，取出红枣去皮、核，与花生均碾成泥，与煮好的大米粥调合，加入白糖略煮即可。

2．健脾养血红枣粥

【组成】红枣 10～15 枚　红糖适量

【主治】血小板减少性紫癜，脾虚气弱型。症见斑色淡红、清稀不显、头晕乏力、月经量多。

【用法】枣洗净煮熟，加入红糖。食枣饮汤，分 3 次 1 日服完。

3．益肾养血羊脊骨粥

【组成】羊连尾脊骨 1 条　肉苁蓉 30g　菟丝子末 50g　葱白 3 根　粳米 60g

【主治】血小板减少性紫癜，肾气虚弱型。症见斑色淡红、清稀不显、腰膝酸软。

【用法】羊脊骨砸碎，加水 2 500mL，煎取药汁 1 000mL，入粳米、肉苁蓉煮粥，粥欲熟时，加入葱末调料等，粥熟，加入菟丝子末，白酒 20mL，搅匀，空腹食。

4. 健脾益肾杞枣参蛋粥

【组成】枸杞子 10～15g　红枣 10 枚　党参 15g　鸡蛋 2 个　粳米 50g　红糖适量

【主治】血小板减少性紫癜，脾虚肾亏型。症见斑色淡红、清稀不显、头晕乏力、腰膝酸软。

【用法】前 3 味药共煎取汁，煮鸡蛋熟后去壳取蛋，入粳米煮粥，粥熟七成，将去壳鸡蛋再次入粥内再煮片刻，加入少量红糖，即可服食。每天或隔日 1 次，连服 6～7 剂。

5. 八味健脾膏

【组成】扁豆、炒白术、山药、山楂、白茯苓、莲肉、人参、炒陈皮各5g　大米粉 500g　糯米粉 400g　白糖 100g

【主治】血小板减少性紫癜，脾虚气弱型。症见斑色淡红、清稀不显、头晕乏力、月经量多。

【用法】扁豆、莲肉洗净，用温水泡发后，连同泡发的水与他药共放锅内，再加适量水，大火浇沸后改小火煮 30 分钟取汁；大米粉、糯米粉、白糖、药汁和匀，揉成团制成糕，上笼蒸 30 分钟。随餐食用。

6. 健脾益肾玉米芝麻膏

【原料】黑芝麻 100g　蜂蜜 150g　玉米粉 250g　面粉 500g　鸡蛋 3 个　干发酵粉 25g

【主治】血小板减少性紫癜，脾虚肾亏型。症见斑色淡红、清稀不显、头晕乏力、腰膝酸软。

【用法】芝麻炒香研细，和入二粉中，加上蛋液及蜂蜜。与水和发酵粉拌匀。放置 1.5～2 小时，上屉蒸 20 分钟。做餐食之。

四十一、贫　血

缺铁性贫血是由于体内缺少铁质而影响血红蛋白的合成所引起的一种常见的贫血。

辨证分型

1. 脾气虚弱型：面色萎黄或㿠白，神疲乏力，纳少便溏，舌质淡，苔薄腻，脉细。

2. 气血两亏型：面色苍白，倦怠无力，头晕心悸，少气懒言，舌质淡胖，苔薄，脉濡细。

临床施治

1. 补血补气红枣黑木耳羹

【组成】黑木耳 10g　红枣 50g　白糖适量

【主治】贫血，气血两亏型。症见面色苍白、倦怠无力、头晕心悸、少气懒言、舌质淡胖、苔薄、脉濡细。

【用法】黑木耳泡发，洗净，干燥，粉碎；红枣煮烂，去皮核；木耳粉、红枣、白糖共煮，黏稠状。早餐前，晚餐后。

【说明】补血。用于贫血、皮肤苍白无光、体弱无力。

2. 养血补气加味落花生粥

【组成】落花生 50g（不去红衣）　山药 15g　粳米 100g　冰糖适量

【主治】贫血，气血两亏型。症见面色苍白、倦怠无力、舌质淡胖、苔薄、脉濡细。

【用法】先将花生洗净后捣碎，与山药、粳米同煮为粥，待粥将成时，放入冰糖稍煮即可。

3. 补血紫河车粥

【组成】鲜紫河车（胎盘）半个　瘦猪肉 250g　生姜片 10 片　糯米 100g

【主治】贫血，血虚型。症见面色苍白，头晕心悸。

【用法】将胎盘的筋膜血管挑开，去掉瘀血后与瘦猪肉洗净切块，生姜切丝，与粳米同煮为粥，熟后加葱、盐少许调味。每周 2～3 次服食，连服 15～20 次。

4. 补气扶正糕

【组成】面粉 1 000g　白术、茯苓、桂圆肉、山药各 20g　党参、陈皮各 10g　白糖适量

【主治】贫血，气虚型。症见倦怠无力，少气懒言，食少纳呆，面色萎黄，大便溏稀。

【用法】诸药粉成细粉，与面混匀，加白糖适量，用水和成面团，上笼蒸成糕，再将蒸好的糕入烤箱烤干。随意食之。

5. 益气补血糯米饭

【组成】糯米 250g　赤豆、红枣、桂圆肉各 25g　白糖 100g　猪油 40g

【主治】贫血，气血两亏型。症见面色苍白、倦怠无力、头晕心悸、少气懒言。

【用法】赤豆泡发；红枣去核；糯米淘净滤干水，待猪油烧至四成熟时，倒入翻炒，再加赤豆、红枣、桂圆肉、白糖拌匀，加适量水，武火煮沸，再翻炒至水干，最后用快子在饭上戳几个洞，改文焖 20～30 分钟。适量食用。

6. 健脾养胃黄鳝姜汁饭

【组成】黄鳝 150g　姜汁 5～15mL　大枣 5 枚　大米适量　调料适量

【主治】贫血，脾气虚弱型。症见面色萎黄或皖白、神疲乏力、纳少便溏、舌质淡、苔薄腻、脉细。

【用法】将黄鳝肉、姜汁、酱油、盐、植物油拌匀待用；大米、大枣加水上笼

蒸30分钟，开笼将黄鳝倒于饭面继续蒸 20 分钟。午餐食用。

7. 补肾羊骨枸杞汤

【组成】羊骨 250g 枸杞子 15g 黑豆 30g 大枣 10 枚 粳米 50 ~ 100g

【主治】贫血，肾气虚弱型。症见面色㿠白、腰膝酸软、舌质淡、苔薄腻、脉细。

【用法】将羊骨敲碎，与枸杞子、黑豆、大枣同入沙锅内加水煮，调味服食。隔日1次，可长期服。

8. 补血绿豆红枣羹

【组成】绿豆 50g 红枣 10 枚 红糖适量

【主治】贫血。对缺铁性贫血尤佳。

【用法】绿豆、红枣洗净，红枣去核，将熟黏稠状时，加入红糖，再煮 1 ~ 2 沸即可服食。

9. 补血桂圆桑椹粥

【组成】桂圆肉 15g 桑椹 30g 糯米 100g 蜂蜜适量

【主治】贫血，血虚型。症见面色苍白、头晕心悸。

【用法】桂圆肉与桑椹一同入锅，加水煎取药汁，去渣，入糯米煮粥，粥成调入蜂蜜即可服食。

四十二、美容养颜

1. 养颜橘苹汁

【组成】橘子 100g 苹果 100g 胡萝卜 100g 黄瓜 100g

【功效】美容养颜。

【用法】橘子、苹果、胡萝卜均去皮，切碎，剁成细泥，加水，用纱布滤去粗糙，留汁。1日1次食之。

2. 养颜蔬果粥

【组成】胡萝卜 100g 包心菜 150g 葡萄 100g 苹果 150g 蜂蜜适量 粳米 100g

【功效】美容养颜。

【用法】葡萄、胡萝卜、苹果、包心菜剁成泥糊加水，用纱布滤过后，留汁。粳米煮粥，调入蜂蜜、果汁。

3. 养颜香蕉蛋奶羹

【组成】香蕉 2 个 蛋黄 1 个 胡萝卜 150g 牛奶 10g 苹果 150g

【功效】美容养颜。

【用法】香蕉、胡萝卜去皮，苹果去皮核，均剁成细泥，将牛奶、蛋黄、蜂蜜在一起搅匀，再稍煮，即可服食，每日1次。

4．养颜海带薏米粥

【组成】海带粉5g　薏米50～100g　软骨素1g

【功效】美容养颜。

【用法】薏米淘净加水煮粥，八分熟，加入海带粉、软骨素，边搅边煮，混匀后即可服食。

5．养颜银杞明目汤

【组成】银耳15g　枸杞10g　鸡肝100g　茉莉花10g　调料适量

【功效】美容养颜。

【用法】银耳水发后撕成小片，鸡肝切薄片。清水中放入银耳、鸡肝、枸杞，煮至将熟，再下调料，如姜、盐、味精和茉莉花。每日1次服食。

6．养颜黄精鲤鱼粥

【组成】黄精10g　鲤鱼120g　海带50g　芹菜20g　甜酒15mL　粳米200g

【功效】美容养颜。

【用法】黄精切碎，海带切段，鱼用火烤微焦去骨刺，芹菜切长条。清水中加盐、酱油、甜酒搅匀，再放黄精、海带、鱼肉、芹菜，再稍煮，米熟即可服食。

妇科疾病偏方

Fuke Jibing Pianfang

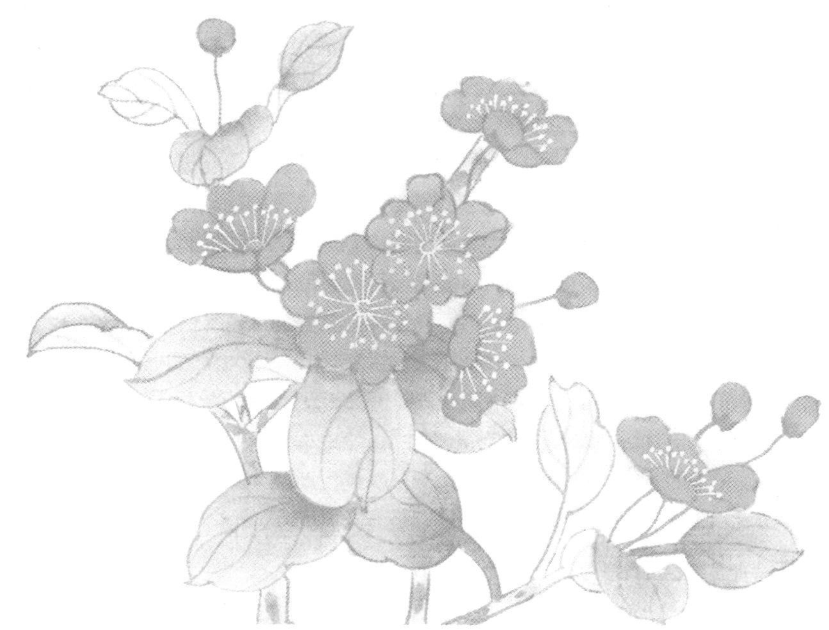

一、痛　经

痛经，亦称经行腹痛，指妇女经期或经期前后出现的周期性小腹疼痛。

辨证分型

1. 气滞血瘀型：症见经前或经期小腹胀痛，拒按，经量少或不畅，经色紫黯有块。

2. 寒湿凝滞型：症见经前或经期小腹冷痛，喜暖，色黯有块，畏寒便溏。

3. 湿热郁结型：症见经前小腹痛按之加重，经来加剧，低热起伏，经色黯红，质稠有块。

4. 气血虚弱型：症见经期或经后小腹隐痛，或少腹及阴部空坠感，喜按，经量少，色淡。

5. 肝肾虚损型：症见经后小腹绵绵作痛，腰部酸胀，经色黯淡，量少，质稀，耳鸣。

临床施治

1. 红糖姜汤

【组成】鲜姜 15g　红糖 15g

【主治】痛经，寒湿凝滞型或气血虚弱型。寒湿凝滞型症见经前或经期小腹冷痛，喜暖，色黯有块，畏寒便溏；气血虚弱型症见经期或经后小腹隐痛，或少腹及阴部空坠感，喜按，经量少，色淡。

【用法】水煎，每日 2 次温服。

2. 散寒暖宫汤

【组成】生姜 9g　木香 6g　小茴香 15g

【主治】痛经，寒湿凝滞型。症见经前或经期小腹冷痛，喜暖，色黯有块，畏寒便溏。

【用法】水煎服。每日 1 剂，分 2 次服。

3. 艾叶调经食方

【组成】生姜 15g　艾叶 10g　鸡蛋 2 个

【主治】痛经，寒湿凝滞型。症见经前或经期小腹冷痛，喜暖，色黯有块，畏寒便溏。

【用法】将上 3 味放入锅内，加入2大碗清水煮至蛋熟，去蛋壳用文火煮至药液大半碗，食蛋吃汤。

4. 川芎调经茶

【组成】川芎 3g　茶叶 6g

【主治】痛经，月经不调，闭经，产后腹痛；风热头痛，胸痹心痛。

【用法】上 2 味加水 1 盅（300 ~ 400mL），煎至五分汤汁（150 ~ 200mL），即可。每日 1 ~ 2 剂，于饭前热服。

【说明】川芎，乃妇科诸痛症及内伤头痛之良药。其性味辛温，善于行气开郁，活血止痛。茶叶，其功在清目，除烦满，利瘀滞，茶叶所含的咖啡因、茶碱，有扩张血管、改善血液循环的作用。在饮用时，茶叶以红茶为佳。

5. 调经茶

【组成】制香附 150g　当归 30g　莪术 30g　藿香 30g　枳壳 30g　白芍 30g　五灵脂 30g　延胡索 30g　吴茱萸 30g　边桂 30g　丹皮 30g　茯苓 30g　砂仁 30g　小茴香 30g　苏叶 30g

【主治】痛经，气滞血瘀型。症见经前或经期小腹胀痛，拒按，经量少或不畅，经色紫黯有块。

【制法】先将小茴香研碎，过粗罗；再将另 15 味研为末，过药筛与小茴香末共拌匀。然后另取熟地 150g，加水煎成膏状，再将上药末加黄酒 60mL搅拌，晒干即成。用双丝罗底袋或洁净纱布袋分装，每袋 9g，以药代茶。

【说明】综观所用之药，均系理气、活血、破瘀止痛、温经之要品。此方临床效果良好。

6. 玫瑰月季调经茶

【组成】玫瑰花 9g　月季花 9g（鲜品均用 18g）　红茶 3g

【主治】痛经，气滞血瘀型。症见月经量少，腹胀痛，经色黯或挟块，或闭经等。

【用法】上 3 味制粗末，以沸水冲泡闷 10 分钟，即可。每日 1 剂，不拘时温服。连服数天，在经行前几天服为宜。

【说明】玫瑰花、月季花均能活血祛瘀、理气止痛，是治疗妇女月经不调、痛经闭经之佳品。二花所含主要成分也相似，为香茅醇、牛儿醇、橙花醇、丁香油酚、芳樟醇等挥发油。此外，还含有槲皮苷、苦味质、鞣质等。红茶，其功除烦下气，利湿散结，活血祛瘀。且其所含的咖啡因能兴奋高级神经中枢，使精神振奋，消除疲劳。

7. 开郁香附茶

【组成】香附 200g

【主治】痛经，月经不调，气滞血瘀型。症见小腹胀满疼痛。

【用法】将香附经醋炒后，研末备用。每次 10 ~ 15g，用纱布包，置保温瓶中，以沸水适量，泡闷 15 分钟后代茶饮。每日 1 ~ 2 包。

【说明】香附理气开郁，是妇科调经止痛的常用药。

8. 肝肾滋补汤

【组成】金樱子 20g　菟丝子 20g　夏枯草 12g　钩藤 10g　夜交藤 14g

【主治】痛经，肝肾亏损型。症见经后小腹绵绵作痛，腰部酸胀，经色黯淡，量少，质稀，耳鸣。

【用法】水煎。每日 2 次分服。

9．理气活血汤

【组成】杜鹃花根 20g　月月红根 12g　土鳖虫 6 个　香附 12g　蜂蜜适量

【主治】痛经，气血虚弱型。症见经期或经后小腹隐痛，或少腹及阴部空坠感，喜按，经量少，色淡。

【用法】各药研为细末，调拌蜂蜜冲服，每日 3 次。

10．温经汤

【组成】吴茱萸 5g　茴香 3g　艾叶 10g

【主治】痛经，寒湿凝滞型。症见经前或经期小腹冷痛，喜暖，色黯有块，畏寒便溏。

【用法】水煎。口服。

11．活血行气汤

【组成】桂枝 6g　丹皮 10g　桃仁 10g　赤芍 6g

【主治】痛经，气滞血瘀型。症见经前或经期小腹胀痛，拒按，经量少或不畅，经色紫黯有块。

【用法】水煎。口服。

12．补血理气汤

【组成】熟地 15g　当归 15g　川芎 10g　白芍 10g　川楝子 15g　茴香 15g　槟榔 10g　延胡索 15g　木香 5g

【主治】痛经，气血虚弱型。症见经期或经后小腹隐痛，或少腹及阴部空坠感，喜按，经量少，色淡。

【用法】水煎。早晚饭前各1次服下。

13．行经头痛汤

【组成】石决明 25g　当归 25g　枣仁 25g　枸杞 20g　菊花 20g　白芍 15g　丹皮 15g　藁本 15g　白芷 15g　牛膝 15g

【主治】经期头痛剧烈，烦躁易怒，口干口苦，面红目赤者。

【用法】水煎。每日 2 次分服。

14．山楂酒

【组成】干山楂片 200g　白酒 300mL

【主治】痛经，寒邪凝滞型。症见经前或经期小腹冷痛，喜暖，色黯，畏寒便溏。

【用法】酒浸山楂片 1 周后服用。每次 10～20mL，每日 2 次，月经来潮前服。

15．益母草煮鸡蛋

【组成】益母草 30～60g　玄胡 20g　鸡蛋 2 个。

【主治】痛经，气滞血瘀型。症见经前或经期小腹胀痛，色黯有块。

【用法】加水同煮，鸡蛋熟后去壳取蛋再煮片刻，去药渣，吃蛋饮汤。于月经前，每日1次，连服5~7日。

16. 桂皮山楂汤

【组成】桂皮6g　山楂肉9g　红糖50g

【主治】痛经，寒凝血瘀型。症见经前或经期小腹冷痛，喜暖，色黯有块，畏寒。

【用法】水煎温适用于痛经。于月经来潮前，每日1次，连服2~3日。

17. 酒浸青核仁

【组成】青核桃仁3 000g　黄酒5 000g　红糖1 000g

【主治】痛经，寒凝血瘀型。症见经前或经期小腹冷痛，喜暖，色黯有块，畏寒。

【用法】诸味混合浸泡24小时后，晒干备用。可经常服食。

18. 韭菜饮

【组成】韭菜250g　红糖50g

【主治】痛经，气血不足型。症见经期或经后小腹隐痛，或少腹及阴部空坠感。

【用法】先把韭菜洗净，捣烂取汁；再用水把糖煮沸，对入韭菜汁饮用即可。每日1次，连服2~3日，每次饮后俯卧片刻。

19. 黄酒鸭蛋

【组成】青皮鸭蛋3只　姜25g　黄酒250mL　白糖30g

【主治】痛经。

【用法】将黄酒倒入锅内，鸭蛋破壳打入酒中，下姜片共煮，煮后以白糖调服。

20. 川芎煮鸡蛋

【组成】川芎5g　鸡蛋2只

【主治】痛经。

【用法】同煮，蛋熟后去渣及蛋壳，调入黄酒20mL，汤蛋同服。每日1剂连服1周。

21. 当归酒

【组成】当归15g　延胡索15g　制没药15g　红花15g

【主治】痛经，气滞血瘀型。症见月经欲来腹中胀痛。

【用法】上药共捣碎，白纱布包，用白酒1 000g浸泡于净器中，1周后取用。每日早晚各空腹温饮1杯。

22. 痛经外敷

【组成】五灵脂12g　青盐60g　香附20g　艾叶30g　菖蒲60g　葱白20g

【主治】痛经，气滞血瘀型。症见月经量少，腹胀痛，经色黯或挟块，或闭经等。

【用法】将药物炒热。外敷小腹部，一般熨烫时宜用纱布包扎药物。

23. 乌药砂仁熨

【组成】乌药、砂仁、木香、延胡索、香附、甘草各等量

【主治】痛经，寒湿凝滞型。症见经前或经期小腹冷痛，喜暖，色黯有块，畏寒便溏。

【用法】上药酒炒，布包。熨小腹半小时。

24. 盐酒熨

【组成】生盐250g　白酒适量

【主治】痛经，寒湿凝滞型。症见经前或经期小腹冷痛，喜暖，色黯有块，畏寒便溏。

【用法】将生盐放锅内炒热，入白酒和匀，再炒片刻，用布包好。趁热熨于肚脐、小腹部，每日3次，每次20～30分钟，连熨数日，以愈为度。

25. 肉桂茱萸茴香敷

【组成】肉桂10g　吴茱萸20g　茴香20g

【主治】痛经，寒湿凝滞型。症见经前或经期小腹冷痛，甚则牵连腰脊疼痛，畏寒便溏。

【用法】共研细末，用白酒适量炒热。趁热（以不烫皮肤为度）敷于脐部，然后用胶布固定，每月行经前敷3日即效。

26. 乳没脐贴

【组成】乳香、没药各等份

【主治】痛经。

【用法】共研细末，水调为药饼。于月经前取药饼，贴脐，胶布固定。每天换药1次。

27. 蜣威脐贴

【组成】蜣螂1条　威灵仙9g　米酒少许

【主治】痛经，气滞血瘀型。症见经前或经期小腹胀痛，拒按，经量少或不畅，经色紫黯有块为主证。

【用法】将前2味药烘干，研为细末，入米双酒和匀。敷脐部，外盖纱布和胶布，每晚睡前贴敷，第2天早上除去，连用5～7次为1个疗程。

28. 灵脂防风独活膏

【组成】生灵脂60g　防风60g　生杜仲60g　木瓜60g　白芷60g　独活60g　当归60g　川芎60g　羌活60g　生附子60g

【主治】痛经，风湿型。症见经前或经期小腹痛，呕恶，经行不畅。

【制法】以上药料，用香油7 500mL，炸枯去渣滤净，再熬，入漳丹2 700mL搅匀成膏。每7 500mL膏药油对：乳香面、没药面、广木香面、肉桂面各60g搅匀。每大张净油30g，小张净油15g。

【用法】贴胃脘部。

【禁忌】孕妇勿贴。

二、闭　经

闭经是指女子发育成熟，月经不来，或除妊娠期、哺乳期、绝经期、暗经等因素，月经中断 3 个月以上者称为闭经。

辨证分型

1. 肝肾不足型：症见 18 岁尚无月经来潮，或初潮来迟，经量少而色淡，面色晦黯。

2. 气血虚弱型：症见月经渐少，以至停止，面色神疲、眩晕、心悸气短。

3. 气滞血瘀型：症见月经数月不行，精神抑郁、易怒，胁肋胀痛。

4. 血虚寒滞型：症见月经闭止，小腹冷痛面色青白。

5. 痰湿阻滞型：症见经闭、胸闷、神疲乏力、白带增多。

临床施治

1. 红糖枣姜汁

【组成】生姜 25g　红糖 100g　红枣 100g

【主治】闭经，血虚寒滞型。症见月经闭止，小腹冷痛面色青白。

【用法】水煎代茶饮，连续服用至月经来潮为止。

2. 调经茶

【组成】绿茶 25g　白砂糖 100g

【主治】闭经，湿热型。症见月经骤停，伴有腰痛，腹胀痛。

【用法】用沸水将上 2 味浸泡 1 夜，次日饮服。每日 1 剂，温热顿服。

【说明】此乃经汛来临之际，忽受湿热邪气之侵，致胞脉受阻，而见停经、腹胀等。该茶重用绿茶旨在清热利湿，下气散结，去胞脉郁滞而治停经。白砂糖润心肺燥热，而去腹胀腹痛。

3. 水蛭散

【组成】生水蛭 30g　生山药 250g　红糖适量

【主治】闭经，处女经闭体健血瘀者。

【用法】水蛭晒干研粉，生山药轧为细末。每次用山药末 20g，冷水调匀，煮稀粥，加红糖适量，送水蛭粉 1 ~ 2g。每日 2 次，连服数日。

4. 柏子仁饮

【组成】柏子仁 12g　薏苡仁根 12g　野菊花 20g　丝瓜络 20g

【主治】闭经，女子 18 岁尚未行经或月经周期后连续数月停经者。

【用法】煎服。每日 3 次。

5. 丝瓜苡仁根汤

【组成】老丝瓜（鲜品）30g　苡仁根 30g　红糖适量

【主治】闭经，痰湿阻滞型。症见经闭，胸闷，神疲乏力，白带增多。

【用法】2 味水煎去渣取汁，入红糖调味，每日1剂，连服 5 剂。

6. 炖乌鸡

【组成】乌鸡肉 150g　丝瓜 100g　鸡内金 15g　盐少许

【主治】闭经，气血虚弱型。症见月经渐少，以至停止，面色神疲，眩晕，心悸气短。

【用法】共煮至烂。服食。

7. 白鸽鳖甲汤

【组成】鳖甲 50g　白鸽 1 只　面粉适量

【主治】闭经，肝肾不足型。症见 18 岁尚无月经来潮，或初潮来迟，经量少而色淡，面色晦黯。

【用法】将白鸽治净，再将鳖甲打碎，放入白鸽腹内，并放沙锅内，加水适量，炖熟后调味服食。隔日 1 次，每月连服 5 ~ 6 次。

8. 扁豆薏米粥

【组成】薏米 30g　炒扁豆 15g　山楂 15g　红糖适量

【主治】闭经，痰湿阻滞型。症见经闭、胸闷、神疲乏力、白带增多。

【用法】4 味同煮粥食。每日 1 剂，每月连服 7 ~ 8 日。

9. 人参熟地枸杞粥

【组成】人参 6g　熟地 20g　枸杞 20g　大米 100g

【主治】闭经，气血虚弱型。症见月经量少色淡，或点滴即净，小腹空痛，头晕眼花，心悸。

【用法】前 3 味水煎取汁；大米煮粥，待熟时调入药汁即可。

10. 紫河车粥

【组成】紫河车（新鲜）1 具　大米适量

【主治】闭经，肝肾不足型。症见经色鲜红或淡红，腰膝酸软，足跟痛。

【用法】紫河车洗净切块，与大米同煮为粥即可。频服，可连服3日。

11. 杜仲山药熟地粥

【组成】杜仲 15g　山药 15g　熟地 15g　大米适量

【主治】闭经，肝肾不足型。症见经色鲜红或淡红，腰膝酸软，足跟痛。

【用法】前 3 味水煎取汁；大米洗净煮粥，调入药汁即可。

12. 红枣丹参糯米饭

【组成】丹参 50g　糯米 300g　红枣 10 枚　红糖少许

【主治】闭经，气血不足挟瘀型。症见以月经数月不行，腹部时有刺痛。

【用法】丹参水煎取汁，入糯米中，红枣去核也入糯米盆中，加适量水，上笼隔水蒸成米饭，蘸红糖食。温热食，午、晚餐食。

13. 红花酒

【组成】红花 50g　黄酒 1mL

【主治】闭经，气滞血瘀型。症见以月经数月不行，精神抑郁、易怒，胁肋胀痛。

【用法】红花浸泡 1 周后服用。每次 50mL，每日 2 次，每月连服 6～7 日。

14. 益母橙子煎

【组成】益母草 50～100g　橙子 30g　红糖 50g

【主治】闭经，气滞血瘀型。症见月经数月不行，胁肋胀痛。

【用法】水煎服。每日 1 次，每月连服数次。

15. 桃仁牛血羹

【组成】桃仁 12g　新鲜牛血 200g

【主治】闭经，气滞血瘀型。症见月经数月不行，胁肋时有刺痛。

【用法】加清水 500mL煲汤，加食盐少许调味。每日 1～2 次，佐膳。

16. 归芪羊肉汤

【组成】当归 30g　黄芪 30g　生姜 65g　羊肉 250g

【主治】闭经，气血虚弱型。症见月经渐少，以至停止，面色神疲、眩晕、心悸气短。

【用法】将羊肉洗净切块，生姜切丝，当归、黄芪纱布包好，放沙锅内加水适量炖至烂熟。去药渣，调味服食。每日 1 次，每月连服 5～7 日。

17. 桃仁墨鱼汤

【组成】墨鱼（乌贼）1 条（约 200～300g）　桃仁 6g

【主治】闭经，气血虚弱型。症见月经渐少，以至停止，面色神疲、眩晕、心悸气短。

【用法】将墨鱼治净切块，同桃仁共煮后汤食。每日 1 次，每月连服 5～6 日。

18. 枸芪乳鸽汤

【组成】北芪 30g　枸杞子 30g　乳鸽 1 只。

【主治】闭经，气血虚弱型。症见月经渐少，以至停止，面色神疲、眩晕、心悸气短。

【用法】将乳鸽治净，北芪布包，放炖盅内加水适量，隔水炖熟。调味后饮汤，食鸽肉。一般隔日炖服 1 次，每月连服 4～5 次。

19. 当归阿胶养血汤

【组成】当归身 500g　阿胶 250g　黄酒适量

【主治】闭经，气血虚弱型。症见面色萎黄、唇舌色淡、肌肉消瘦、头昏目眩、皮肤干燥、舌质淡紫、苔薄白、脉沉细。

【制法】（1）将阿胶研成细末，用适量黄酒浸 12 小时，滤去黄酒。当归切碎，加清水浸泡 12 小时，再煎煮 3 次，每次 2 小时，分次过滤取汁。（2）当归汤合并后，用文火煎熬，加入阿胶，煎煮片刻（加入适量冰糖溶化）即成。

20. 灵脂蒲黄贴脐方

【组成】五灵脂、生蒲黄各 30g　桃仁、大黄、生乳香、生没药各 15g　麝香少许

【主治】闭经，气滞血瘀型。症见月经数月不行，胸胁胀满，烦躁易怒，少腹胀痛或拒按。舌边紫黯或有瘀点，脉沉弦。

【用法】除麝香外，余药共研细末，贮瓶备用。麝香先放脐内，用面粉水调围脐1周，填满药物，上置生姜或槐树白皮1块，用艾炷灸之，1岁1壮，1～3日1次。

21. 益母月季贴

【组成】益母草 120g　月季花 60g

【主治】闭经，气滞血瘀型。症见月经数月不行，胸胁胀满，烦躁易怒，少腹胀痛或拒按。

【用法】将上 2 味药放在沙锅中，加清水 2 500mL煎浓汁，捞去药渣，仍放在文火上炖之，保持药汁温热备用。嘱患者仰卧床上，以厚毛巾 2 条泡在药汁内轮流取起，拧去药汁，热敷脐眼及下腹部，以少腹内有温热舒适感为佳。通常敷药后4～6 小时，月经即通。如 1 次未能通经者，可再敷 1 次，但敷药过程中，宜注意腹部保暖，以免受凉伤风。

22. 蚕砂熨

【组成】晚蚕砂 100g　益母草 60g

【主治】闭经，气滞血瘀型。症见胸闷，胁胀，腹痛。

【用法】共为粗末，蒸。熨少腹穴、关元穴。

23. 木香地黄贴

【组成】木香、生地黄各等份

【主治】闭经，阴虚内热型。症见月经渐闭，五心烦热。

【用法】上药捣烂成饼备用。取药饼贴脐下气海穴、关元穴，上盖厚布数层，用熨斗熨烫。每日 2 次，每次 20～30 分钟。

三、倒　经

倒经是指月经来潮前一两天，或正值经行时，出现有规律的吐血或衄血，每伴随月经周期发作，常可导致月经减少或不行，似乎月经倒行逆上的疾病。也称为“经行吐衄”。

辨证分型

1. 实热型：症见经前或经期吐血、衄血，量较多、色红，尿黄便结，月经可见提前，量少或不行，舌红，脉多弦数。

2. 虚热型：症见经期或经后吐血、衄血，量少，色黯红，平素可见头晕耳鸣，手足心热，两颧潮红，潮热，口渴，舌红或绛，苔花剥或无苔，脉多见细数。

临床施治

1. 茅根牛膝地黄汤

【组成】白茅根、川牛膝、生地黄各30g

【主治】倒经，实热型。症见经前或经期吐血、衄血，量较多、色红，尿黄便结。

【用法】加水500mL，煎取300mL，加白糖适量。每次服100mL，每日3次。

2. 生地珍珠母液

【组成】鲜生地、珍珠母（先煎）各30g　丹皮炭12g　焦山栀、荆芥炭、黄芩各6g　牛膝炭15g　生甘草3g

【主治】倒经，实热型。症见经前或经期衄血，量较多，舌红苔黄，脉多弦数。

【用法】将上药水煎，早、晚各服1次。于周期性鼻衄前服完5剂。每日服1剂。如无效果，可于下个月周期性鼻衄前服5剂。

3. 芒硝甘草汤

【组成】芒硝50g　生甘草10g

【主治】倒经，肺肠实热型。症见经前或经期吐血、衄血，量较多，色红，尿黄便秘。

【用法】将上药水煎1小时后，过滤去渣，1次顿服。若未愈可再服1剂。

4. 当归赭石加味汤

【组成】全当归、代赭石、珍珠母各20g　生地黄、玄参、黄芪、川牛膝、茜草、赤芍、香附、白茅根、益母草各15g　黄芩、川黄连、红花、生甘草各6g

【主治】各型倒经。

【用法】在月经来潮前7天开始服药，每日1剂，水煎服，一般服药2个月。

5. 二鲜饮

【组成】鲜茅根15g　鲜藕200g

【主治】倒经，实热型。症见经前或经期吐血、衄血，量较多、色红，尿黄便结，舌红苔黄，脉多弦数。

【用法】茅根切碎，藕切片，煮汁常饮。每日4~5次，连服10日。

6. 生藕侧柏饮

【组成】生藕节500g　侧柏叶100g

【主治】倒经，郁火型。症见经前或经期吐血、衄血，量较多、色红，口苦咽干，头晕耳鸣。

【用法】捣烂适用于倒经。取汁，加温开水服用。每日3~4次，连服数日。

7. 生白萝卜汁

【组成】生白萝卜不拘多少

【主治】各型倒经。症见经期或经后吐血、衄血，量少，色黯红，潮热咳嗽，咽干，口渴，月经多见先期，量少。

【用法】捣烂取汁。尽量饮之。

8. 韭菜汁

【组成】韭菜 1 把

【主治】倒经。

【用法】洗净捣碎，取汁 200mL，开水冲服。

9. 牛膝高粱米粥

【组成】高粱米 200g　牛膝 6g

【主治】倒经。

【用法】共煮粥服食。于月经前，每日 1 次，连服 3 ~ 5 日。

10. 玉竹百合煮鸡蛋

【组成】鸡蛋 1 个　玉竹 9g　百合 9g　白及 3g

【主治】倒经，阴虚型。症见经期或经后吐血、衄血，量少，色黯红，潮热咳嗽，咽干，口渴，月经多见先期，量少。

【用法】将鸡蛋与白及末搅匀，每天早晨用玉竹、百合的煎出液冲服，连服至血止。

11. 猪皮猪蹄枣煎

【组成】猪皮 60g　猪蹄 1 个，大枣 10 枚

【主治】倒经。

【用法】同煮至稀烂。于月经前，每日 1 次，连服 5 ~ 10 日。

12. 黑枣猪蹄汤

【组成】黑枣 500g　猪蹄 1 个　白糖 250g

【主治】倒经。

【用法】同放沙锅内煮烂熟，分 5 日服完。于月经前，每日 1 次，连服 2 ~ 3日。

13. 茅根墨鱼汤

【组成】白茅根 30g　丹皮 15g　牛膝 3g　墨鱼 200g

【主治】倒经，实热型。

【用法】前 3 味洗净切片，以干净纱布包裹，与墨鱼同炖至熟软，去药包，入精盐少许，食鱼饮汤。每日 1 次，连服 3 ~ 4 日。

四、带　下

带下一般指妇女阴道内流出一种黏稠液体，如鼻涕，绵绵不断，通常称为白带。若带下量多，或色、质、气味发生变化，或伴有全身症状者称“带下病”。相当于现代医学的生殖道炎症、生殖器肿瘤等疾病。

辨证分型

1. 脾气虚型：症见带下色白或淡黄，质黏稠，无臭味，绵绵不断，纳少便溏。

2. 肾阳虚型：症见白带清冷，量多，质稀薄，终日淋漓，小腹冷痛，腰膝酸软。

3. 湿热下注型：症见带下量多，色黄绿如脓或挟血液，浑浊，味秽臭，尿短赤，口苦咽干。

临床施治

1. 螵蛸龟板丸

【组成】海螵蛸 500g　龟板 500g

【主治】带下，肾阳虚型。症见白带兼见面色苍白、手脚发冷、腰酸脚软、精神委靡等症。

【用法】熬浓汁，调和成丸，如绿豆大，每服 5g，每日 2 次，开水送下。

2. 鸡矢藤加味散

【组成】鸡矢藤 30g　何首乌 20g　珍珠菜 20g　朱砂莲 12g　蜂蜜适量

【主治】带下，脾气虚型。症兼见月经过多、四肢水肿、倦怠无力、饮食减少。

【用法】将药物研细末，调拌蜂蜜冲服，每日 2 次。

3. 板蓝根天仙果煎

【组成】板蓝根 30g　天仙果 12g　石吊兰 12g　金樱子 16g

【主治】带下，热郁型。症兼见气郁腹痛等症。

【用法】水煎服。每日 3 次。

4. 槐花牡蛎散

【组成】炒槐花 50g　煅牡蛎 50g

【主治】带下，量多如崩者。

【用法】共研成末。每服 10g，每日 2 次。白开水送服。

5. 干姜余粮散

【组成】干姜 3g　禹余粮 30g

【主治】各种带下。

【用法】上药共为细末，黄酒冲服，每次6g，日服2次。

6．熟地山药汤

【组成】熟地20g　山药20g　丹皮15g　茯苓20g　芡实20g　黄柏10g　泽泻15g

【主治】带下，脾肾两虚型。症见带下色白、腰痛者。白或淡黄，质黏稠，无臭味，绵绵不断，纳少便溏。

【用法】水煎。每日2次分服。

7．鸡冠花鲜藕饮

【组成】新鲜白鸡冠花500g　鲜藕汁500mL　白糖500g

【主治】带下，适用于阴道滴虫、阴道炎所致的白带、阴痒等。

【用法】鸡冠花加水煎煮，每20分钟取汁1次，再加水煎煮，共取汁3次，合并后文火浓缩，加入鲜藕汁，再煎至稠黏时，待温，拌入白糖，把煎汁吸净，拌匀晾干，压碎装瓶。每服20g，开水冲服，每日3次。

8．马兰根红枣茶

【组成】马兰根20g　红枣10g

【主治】带下，湿热下注型。症见带下量多，色黄绿如脓或挟血液、浑浊，味秽臭，尿短赤，口苦咽干。

【用法】将马兰根洗净切碎，与红枣（剪碎）加水适量，煎汤代茶，每日1剂，不拘时，代茶温饮。

【说明】马兰其性味辛凉，功效清热利湿，凉血解毒，用根则其功更佳。红枣之用，在于补脾和胃，调和营卫，运化水湿，以止带下。带下之人多有腰酸乏力之感，红枣益气之力可以胜之。此茶经过临床反复应用，行之有效者是也。

9．石榴皮茶

【组成】石榴皮30g

【主治】带下，脾肾两虚或任脉不固型。症见白色黏液，绵绵如带，腰酸腹痛。

【用法】将上药以水煎代茶饮。

【说明】石榴皮具有涩肠止泻，杀虫，温肾固脉之功，对带下症有较好的固涩作用。

10．冬瓜子白果煎

【组成】冬瓜子30g　白果10个　莲子15g　胡椒粉15g　白糖少许

【主治】带下，湿热下注型。症见带下量多，色黄绿如脓或挟血液、浑浊，味秽臭，尿短赤，尿带白浊，尿频急数，余沥不尽等症。

【用法】把冬瓜子洗净，白果去皮、心，莲子去心，加水适量，用武火烧沸，改文火煮30分钟左右，去渣取汁，调入胡椒粉、白糖即成。

11．向日葵茎煎

【组成】向日葵茎30g（去皮）　白糖适量

【主治】带下，脾气虚型。症见带下色白，质黏稠。

【用法】把向日葵茎切成小片，水煎取汁，入白糖调味，代茶饮。

12. 马齿苋蛋清饮

【组成】鲜马齿苋 100g　生鸡蛋 2 个

【主治】带下，湿热下注型。症见带黄阴痒者。

【用法】马齿苋捣烂绞汁，加入蛋清调匀，加温顿服。每日 1～2 次，10 日为 1 个疗程。

13. 山药芡实汤

【组成】炒山药 30g　炒芡实 30g　白果 10 枚　车前子 6g　黄柏 6g

【主治】带下，脾气虚型。症见带下色白或淡黄，质黏稠。

【用法】水煎。每日 2 次分服。

14. 莲子红枣糯米粥

【组成】莲子 50g　红枣 10 枚，糯米 50g

【主治】带下，脾气虚型。症见带下色白或淡黄，质黏稠，无臭味，绵绵不断，纳少便溏。

【用法】共煮粥。早、晚餐食，食至白带愈止。

15. 山药芡实薏米粥

【组成】薏米 30g　山药 30g　芡实 30g　大米 50g

【主治】带下，脾气虚型。症见带下色白或淡黄，质黏稠，无臭味，绵绵不断，纳少便溏。

【用法】上述药同煮为粥。每日 3 次服食，连服 7 天。

16. 乌鸡糯米饭

【组成】白果 5g　莲肉 15g　糯米饭 1 碗　乌鸡 1 只　调料适量

【主治】带下，肾阳虚型。症见白带清冷、量多、质稀薄、终日淋漓，小腹冷痛，腰膝酸软。

【用法】将白果研末，莲肉研末，前 2 药与米饭拌匀，入调料，拌匀；拌好的米饭纳入鸡膛内，上笼蒸至鸡烂。每日 2 次，午、晚餐食之。

17. 腐竹白果饭

【组成】腐竹 50g　白果 15g　大米 300g

【主治】带下，肾阳虚型。症见白带清冷、量多、质稀薄。

【用法】腐竹泡开，撕碎；白果去壳打碎；大米淘洗干净，将 3 味混合，置盆中，加适量水，上笼蒸成米饭。晚饭食之。

18. 马鞭草蒸猪肝

【组成】鲜马鞭草 60g　鲜猪肝 100g

【主治】带下。症见白带过多，阴痒，经闭。

【用法】将马鞭草洗净切碎，猪肝切片与马鞭草相间置瓷盆中，隔水蒸熟服食。每日 1 次，连服数日。

19. 黄芪炖乌骨鸡

【组成】乌骨鸡 1 只　黄芪 50g　食盐少许

【主治】带下，脾气虚型。症见白带过多，痛经，月经不调，血虚头晕等症。

【用法】乌骨鸡去毛及内脏，留肝肾，将黄芪塞入鸡腹内，加水适量，隔水蒸烂，加食盐调味。吃肉喝汤，随意服食。

20. 山药炖甲鱼

【组成】甲鱼 1 只　山药 50g　米醋适量

【主治】带下，脾肾两虚型。症见白带清冷，量多，质稀薄，终日淋漓，小腹冷痛，腰膝酸软。

【用法】选用醋炒甲鱼，再加山药放沙锅内共煮汤。熟后服食，隔日 1 次，连服 4～5 次。

21. 白果蒸鸡蛋

【组成】新鲜鸡蛋 1 个　白果 2 枚

【主治】带下。症见白带过多。

【用法】在鸡蛋一端开一小孔。将白果放入蛋内，以纸粘封小孔，隔水蒸熟食用。每日 2 次，连服 7～10 日。

22. 椿根白皮汤

【组成】椿根白皮 30g（鲜品 60g）　白糖 30g

【主治】带下。症见宫颈炎、宫内膜炎引起的赤白带下。

【用法】椿根白皮加水 300mL，煎取 150mL，去渣，加白糖调服。每服 30mL，每日 2～3 次，连服数日。

23. 萆薢银花绿豆汤

【组成】萆薢 30g　银花 30g　绿豆 30～60g

【主治】带下，湿热下注型。症见带下量多，色黄绿如脓或挟血液、浑浊，味秽臭，尿短赤，口苦咽干。

【用法】前 2 味洗净水煎，药汁和绿豆共煮为粥，加白糖适量调味。每日 1 次，连服 3～5 日。

24. 扁豆汤

【组成】生扁豆（去皮）50g　白糖 50g

【主治】带下，脾气虚型。症见带下色白或淡黄，质黏稠，无臭味，绵绵不断，纳少便溏。

【用法】煮熟服食。每日 1 次，连服 7 日。

25. 山药莲须猪尾汤

【组成】猪尾（连尾骨）1 000g　莲须 30g　淮山药 60g　白果 24g　红枣 5 个

【主治】带下，脾肾两虚型。病后或产后体弱，症见腰膝酸软，带下色白，清稀无臭，绵绵不断，面色苍白，乏力。

【制法】（1）猪尾（连尾骨）洗净，割去肥肉，斩件。（2）白果（去壳）、红枣去核，淮山药、莲须洗净，与猪尾一齐放入锅内，加清水适量，武火煮沸后，文火煲3小时，调味供用。

26. 淡菜芡实墨鱼猪肉汤

【组成】淡菜100g　墨鱼（干品）50g　猪瘦肉100g　芡实20g

【主治】带下，阴虚有热型。症见带下量多、色微黄质稀，或带下色黄赤相兼、质稠如糊状，或伴有阴道热辣感觉。

【制法】将淡菜、墨鱼分别用清水浸软、洗净，连其内壳切成3～4段；芡实洗净；猪瘦肉洗净。把全部用料一齐放入沙锅内，加清水适量，武火煮沸后，文火煮2小时，调味即可。

27. 鹿角霜酒

【组成】鹿角霜50g　酒适量

【主治】带下，肾阳虚型。症见带下量多，终日淋漓不断，兼见腰痛者。

【用法】研细末。每次服10～15g，水酒各半冲服。

【说明】忌食生冷。

28. 香月贴膏（妇女白带膏）

【组成】母丁香25粒　白胡椒30粒　雄黄3g　银杏25粒　白牡丹10g　石榴皮5.4g　麝香1.8g　海螵蛸4.5g

【主治】带下，湿热下注型。症见带下量多，色黄绿如脓或挟血液、浑浊，味秽臭，尿短赤，口苦咽干。

【用法】上药混合研成细末，同猪脂膏300g搅匀，分摊10张。贴于腰骶部。

29. 紫河甲鱼蛇脐膏

【组成】紫河车1具　甲鱼1个　白花蛇20g　乌蛇20g　阿魏20g　三棱20g　莪术20g　红花20g　桃仁20g　肉桂20g　漳丹720g　香油3 120g

【主治】带下，肾阴虚型。症见带下量多、色微黄质稀，或带下色黄赤相兼、质稠如糊状，五心烦热。

【用法】用香油，将上药熬枯去渣，再熬成膏，摊时对少许麝香、冰片为佳。将膏药烤后贴脐上。

30. 苍术草果熏洗液

【组成】苍术30g　草果15g

【主治】带下，脾气虚型。症见白带量多，色白或淡黄，质黏无臭气，绵绵不断，面色白或萎黄，四肢欠温。

【用法】上药加水煎10分钟，不需久煎，趁热熏洗阴部，待温再浸洗阴部，每次30分钟，每日2次。经期不用药。

31. 狼毒洗液

【组成】狼毒90g

【主治】带下。症见宫颈炎所致的带下。

【用法】药加水煎至500mL，冲洗阴道。每日1～2次，7次为1个疗程。

32. 川椒茴香敷

【组成】川椒、大茴香、乳香、没药、降香末各 10g

【主治】带下，慢性盆腔炎，腹中包块疼痛。症见拒按畏寒，得热则舒，带下清稀，小腹发冷者。

【用法】上药共研细末，以面粉、白酒少许调糊，摊铺于纱布上。敷于痛处，上以热水袋热熨，每日 2 次。

33. 芡实桑螵蛸脐贴

【组成】芡实 30g　桑螵蛸 30g　白芷 20g

【主治】带下，肾阳虚型。症见白带清冷，量多，质稀薄，终日淋滴不断，腰酸如折，小腹冷感。

【用法】共研细末，用米醋调成糊状。取药糊适量敷于脐部，外覆纱布，胶布固定，每日更换 1 次，连用 5～7 天。

五、崩　漏

崩漏是以妇人经血非时暴下不止，或淋漓不尽为主要临床表现的疾病。突然大下谓之崩，淋漓不尽谓之漏。相当于现代医学的功能性子宫出血、子宫炎、宫内肿瘤，均属崩漏的范畴。

辨证分型

1. 脾气虚型：症见经血非时而至，崩中继而淋漓，色淡质稀，气短神疲，面色㿠白，肢冷少食。

2. 实火血热型：症见月经非时暴下，或淋沥不尽，色深红质稠，口渴烦热。

3. 肾阴虚型：症见经乱无期，出血淋沥不尽，色鲜红，质稍稠，头晕耳鸣，腰痛酸软。

4. 肾阳虚型：症见经来无期，出血量多或淋漓不尽，色淡质清，畏寒肢冷。

5. 气滞血瘀型：症见经血非时而下，时下时止，色紫黑块，小腹疼痛、腰痛。

临床施治

1. 止漏补虚方

【组成】葱 3 根　姜 50g　鸡腹内蛋1付　麻油适量

【主治】崩漏，脾气虚型。症见经血非时而至，血崩过久，或淋沥不尽。

【用法】葱、姜、鸡腹内蛋共捣如泥，用麻油在锅内同炒，去姜葱，绍兴酒热服。

2. 姜炭伏龙肝汁

【组成】姜炭 30g　伏龙肝 60g

【主治】各型崩漏。

【用法】二者与 2 杯水煮，一直到剩 1 杯水的水量后，将残渣沥出，喝其汁液即可。

【说明】伏龙肝即灶心土，姜炭是将老姜放入土锅中烤，烤至表皮黑褐色即成。

3. 荸荠散

【组成】荸荠 1 个　白酒少许

【主治】各型崩漏。

【用法】荸荠烧存性，研成细末，以酒送服。

4. 胡桃散

【组成】胡桃肉 50 个　白酒少许

【主治】各型崩漏。

【用法】烧胡桃肉存性，研为末，空腹时以温酒送下即可。

5. 乌梅刺菜煎

【组成】乌梅 15g　刺菜（鲜）100g　白糖适量

【主治】各型崩漏，

【用法】3 味共加 1 大碗清水，煎至大半碗，去渣取汁。每日 1 次，连服 6～7 日。

6. 阿胶乌贼煎

【组成】阿胶 10g　乌贼骨粉 15g　蒲黄 5g　五灵脂 5g

【主治】崩漏，血虚型。症见血量多、面白气短。

【用法】水煎服，每日 1 剂，1 日 2 次。

7. 四黑止崩汤

【组成】黑地榆 6g　黑芥穗 6g　黑川连 6g　黑黄柏 3g　黄祈艾 6g　全归 6g　川芎 6g　熟地 6g　白术 6g　炙黄芪 6g　炙甘草 3g

【主治】40 岁以上妇女血崩。

【用法】水煎服，每日 1 剂，1 日 2 次。

8. 人参附子姜炭饮

【组成】人参1支　附子 10g　炮姜炭 20g

【主治】崩漏，脾虚型。症见阴道大量出血，兼见四肢发凉、脉微欲绝者。

【用法】水煎，频频饮服。

9. 当归黄芪止崩汤

【组成】当归 50g　生黄芪 50g　三七末 5g　桑叶 15g

【主治】崩漏，年老气血亏损、血崩不止者。

【用法】除三七外，各药水煎取汁，冲三七末服下。

10. 三味止崩煎

【组成】黄芪 40g　当归 15g　熟附片 15g

【主治】崩漏，血崩而不省人事、大汗不止者。

【用法】水煎。温服。

11. 黄芪粥

【组成】黄芪 60g　粳米 100g

【主治】崩漏，脾气虚型。症见身体倦怠，四肢不温，胸闷纳呆，大便溏薄。

【用法】粳米淘净，以水 2 大碗煎黄芪取汁 1.5 碗。去滓，下米煮粥，空腹服。

12. 山药粥

【组成】干山药片 45～60g　粳米 50～150g

【主治】崩漏，脾虚型。症见身体倦怠、四肢不温、胸闷纳呆、大便溏薄。

【用法】二者同煮为粥。早晚温热服。

13. 芡实粥

【组成】芡实 30g　粳米 30g

【主治】崩漏，肾虚型。症见腰膝酸痛、两腿乏力、记忆力减退、面色晦暗。

【用法】二者加水共煮为稀粥。早晚温热服食。

14. 智仁沙苑贴

【组成】益智仁、沙苑子各 20g　焦艾叶 30g

【主治】崩漏，肾阴虚型。出血量少或淋漓不断，色鲜红，头晕耳鸣，五心烦热，失眠盗汗，腰膝酸软，舌质红，少苔或无苔，脉细微无力。

【用法】前 2 味烘干，研为细末，过筛，取药末适量，用艾叶浓煮汁，熬调成膏。纱布包裹，敷脐部，胶布固定。1 日换药 1 次，直至血止。

15. 盐烟叶贴脐方

【组成】烟叶适量　生盐少许

【主治】妇女崩漏，更年期阴道流血不止。

【用法】将烟叶捣烂如泥，入生盐拌匀，用纱布包好。敷肚脐上，每日换药 1 次，连敷 3～5 日为 1 个疗程。

六、月经不调

凡是月经的周期或经量出现异常者，称为月经不调。

辨证分型

1. 月经先期：月经周期提前 7 天以上，甚至 1 月两潮者。

（1） 实热型：症见经行先期，量多色深红或紫红，质黏稠，心胸烦闷，面红口干，尿黄便结，舌质红，苔黄，脉滑数或洪数。

（2） 虚热型：症见经行先期量少色红，质黏稠，两颧潮红，手足心热，舌红少苔，脉细数。

（3） 肝郁化热型：症见经行先期，量或多或少，色红或紫，或挟有瘀块，经行不畅，乳房、胸胁、小腹胀痛，心烦易怒，口苦咽干，苔薄黄，脉弦数。

（4） 气虚型：症见经行先期，量多色淡，质清稀，神疲肢软，心悸气短，或纳少便溏，或小腹空坠，舌淡苔薄，脉弱无力。

2. 月经后期：月经周期退后 7 天以上，甚至每隔 40~50 天一至。

（1） 实寒型：症见经期延后，色黯量少，小腹冷痛，得热则减，或畏寒肢冷，面色苍白，苔薄白，脉沉紧。

（2） 虚寒型：症见经期延后，色淡量少，质清稀，小腹绵绵作痛，喜热敷，按之痛减，腰酸无力，小便清长，大便细溏，舌淡苔薄白，脉沉迟无力。

（3） 血虚型：症见经期延后，量少色淡，质清稀，头晕眼花或心悸少寐，面色苍白或萎黄，舌淡少苔，脉虚细。

（4） 气滞型：症见经期延后，量少色黯有块，小腹胀甚而痛，胸胁乳房做胀，苔正常，脉弦或涩。

3. 月经先后无定期：月经不按周期来潮，或先或后。

（1） 肝郁型：症见经期或前或后，经量或多或少，经行不畅，胸胁、乳房、少腹胀痛，胸闷不舒，时欲叹息，郁郁不乐，嗳气食少，苔薄白，脉弦。

（2）肾虚型：症见经期或前或后，量少色淡，头晕耳鸣，腰酸如折，或小腹空坠，夜则溲多，舌淡苔薄，脉沉弱。

4. 经期延长：月经周期基本正常，行经时间延长 7 天以上，甚至淋漓不净达半月之久。

（1） 气虚型：症见月经淋漓不净，色淡质清，神倦乏力，心悸少寐，纳少便溏，舌淡苔薄，脉缓弱。

（2） 血热型：症见经行持续不净，量少色红，两颧潮红，手足心热，咽干口燥，舌红少苔，脉细数。

5. 月经过多：月经周期正常，而经量明显超过正常月经。

（1） 气虚型：症见月经量多，色淡质薄，清稀如水，面色晄白，心悸怔忡，气短懒言，小腹空坠，肢软无力，舌质淡，苔薄润，脉虚弱无力。

（2） 血热型；症见经来量多，色深红或紫红，质稠有小血块，腰腹胀痛，心烦口渴，尿黄便结，舌质红，苔黄，脉滑数。

6. 月经过少：月经周期基本正常，而经量明显减少，或行经时间缩短，甚或点滴即净。

（1） 血虚型：症见经来量少色淡，或点滴即净，小腹空痛，头晕眼花，心悸怔忡，面色萎黄，舌淡苔薄，脉细弱。

（2） 肾虚型：症见月经量少，色鲜红或淡红，腰膝酸软，足跟痛，或头晕耳鸣，舌淡少津，脉沉细。

（3）血瘀型：症见经来量少，色紫黑有块，小腹胀痛拒按，血块排出后其痛减轻，可见舌质紫黯或有瘀点，脉弦或涩。

临床施治

1. 丝瓜刺菜饮

【组成】丝瓜子 50g　刺菜 30g　白糖 50g　黄酒适量

【主治】月经先期，肝郁化热型。症见经行先期，量或多或少，色红或紫，或挟有瘀块。

【用法】先将丝瓜子、刺菜加水煮 20 分钟，然后加白糖、黄酒冲服。于月经之前，每日 1 剂 1 次，连服数日。

2. 棉花子饮

【组成】棉花子 250g　红糖适量

【主治】月经先期，气虚型。症见经行先期，量多色淡，质清稀。

【用法】先将棉花子炒焦黄，研成细末，分 10 份，红糖水冲服。于月经前，早晚各服 1 份，连服 3 ~ 4 日。

3. 益母草黄芩饮

【组成】益母草 15g　酒黄芩 15g　姜 10g

【主治】月经先期，肝郁化热型。症见经行先期，量或多或少，色红或紫，乳房、胸胁、小腹胀痛，心烦易怒，口苦咽干。

【用法】水煎服，每日 1 剂，1 日 2 次，月经来潮时连服 3 天。

4. 归芪茯苓乌鸡汤

【组成】乌骨鸡 1 只　当归、黄芪、茯苓各 9g

【主治】月经先期，血虚型。症见先期量少色红。

【用法】将鸡治净，把药放入鸡腹内用线缝合，放沙锅内煮烂熟，去药渣。调味后食肉喝汤。于月经前，每日 1 剂，连服 3 ~ 5 日。

5. 益母草煮鸡蛋

【组成】益母草 30 ~ 60g　鸡蛋 2 个

【主治】月经先期，肝郁化热型。症见经行先期，量或多或少，色红或紫，或挟有瘀块，小腹胀痛，心烦易怒。

【用法】加水适量同煮，至鸡蛋熟后剥壳取蛋再煮片刻。去药渣，吃蛋，饮汤。于月经前，每日 1 剂，1 日 1 次，连服数日。

6. 地骨皮生地膏

【组成】生地、地骨皮各 30g　玄参、麦门冬、白芍各 15g　阿胶 30g　白蜜 40mL

【主治】月经先期，阴虚血热型。症见经行先期量少色红，质黏稠，两颧潮红，手足心热，舌红少苔。

【用法】前 5 味加水煎取浓汁 300mL，阿胶加水 60mL 烊化，对入药汁，加白蜜，放文火上调匀，候凉装瓶。每服20mL，1日3次，5日为1个疗程。

7. 月季花调经酒

【组成】月季花12朵　当归15g　丹皮15g　白酒适量

【主治】月经先期，肝郁型。症见小腹疼痛者。

【用法】药浸于酒中，月经来潮时适量饮酒。

8. 紫苏梗红花月季调经散

【组成】紫苏梗12g　红花10g　月季花10g　何首乌10g　红枣15g　蜂蜜适量

【主治】月经后期，气滞型。症见经期延后，量少色黯有块，小腹胀甚而痛。

【用法】将药物研细末，调拌蜂蜜冲服，每日3次，连服7日。

9. 补血调经饮

【组成】当归10g　熟地10g　阿胶10g

【主治】月经后期，血虚型。症见经期延后，月经量少，面无血色。

【用法】水煎服，每日1剂，1日2次。

10. 香附乌药煎

【组成】香附6g　乌药10g　当归3g　木香1.5g

【主治】月经后期，血虚型。症见经期延后，量少色淡，质清稀，头晕眼花。

【用法】水煎服，每日1剂，1日2次。

11. 肉桂山楂煎

【组成】肉桂6g　山楂肉10g　红糖30g

【主治】月经后期，虚寒型。症见经期延后，色淡量少，质清稀，小腹绵绵作痛，喜热敷。

【用法】水煎服。于月经前几日服，每日1次，连服5~10日。

12. 黄芪当归膏

【组成】黄芪100g　当归20g　蜂蜜100mL

【主治】月经后期，气虚血虚型。症见经期延后，量少色淡，质清稀，头晕眼花，气短乏力，心悸少寐。

【用法】黄芪、当归煮浓汁300mL，加蜂蜜收膏。每服20mL，每日3次，连服数日。

13. 鸡血藤膏滋

【组成】鸡血藤1 500g

【主治】月经后期，血虚型。症见经期延后，量少色淡，质清稀，头晕眼花或心悸少寐，面色苍白或萎黄。

【用法】将鸡血藤煎1天1夜出锅，将药汁澄清过滤收膏。每次服用15g，开水化服，每日2次。

14. 鹿胎膏滋

【组成】梅花鹿胎1具　艾叶90g　香附60g　川芎30g　当归45g　白芍30g　炮姜15g　红花9g　熟地120g　吴萸15g　桂枝15g　黄芩15g　川牛膝15g　延胡

索15g　杜仲30g　川断30g　丹皮15g　丹参15g

【主治】月经后期，血寒型。症见经期延后，色暗量少，小腹冷痛，得热则减。

【用法】上药水煎数滚滤渣，再用水熬数滚一连四五次澄清，再熬成膏，对元酒数壶，并调成膏。每服3g，开水或元酒化服。

【禁忌】火盛者，孕妇勿服。

15．加味羊肉汤

【组成】羊肉500g　黄芪、党参、当归各25g　生姜50g

【主治】月经后期，气虚型。症见经期延后，色暗量少，小腹冷痛，得热则减。

【用法】将羊肉、生姜洗净切块，药物用布包好，同放沙锅内加水适量，武火煮沸后改文火煮2小时，去药渣，调味服食。于月经过后，每日1次，连服3～5日。

16．归参浸酒

【组成】当归30g　党参20g　甜酒500mL

【主治】月经后期，气血两虚型。症见经期延后，色暗量少，小腹冷痛，得热则减。

【用法】诸药浸入酒中1周以上。于月经后，每日2次，每次饮30mL，连服6～7日。

17．红花酒

【组成】红花100g　白酒500mL

【主治】月经后期，寒凝气滞型。症见量少色暗有块，小腹胀甚而痛。

【用法】酒浸红花7天，以酒红为度。每服10mL，1日2次，连服5～6日。

18．玫瑰花茶

【组成】玫瑰花瓣6～7g

【主治】月经先后不定期，肝郁型。症见经期或前或后，经量或多或少，经行不畅。

【用法】沸水冲泡。代茶常饮。

19．毛蛋调经方

【组成】毛鸡蛋2个　姜25g　黄酒200g　白糖50g

【主治】月经先后不定期。

【用法】将未孵化出的鸡胚胎2个去壳，入锅加酒，姜共煮，以白糖调服。

20．寄生鸡蛋茶

【组成】鸡蛋4个　桑寄生60g　红枣10个

【主治】月经先后不定期，血虚型。症见经来腹痛、头晕眼花、面色苍白等。

【用法】桑寄生、红枣（去核）洗净，与鸡蛋一齐放入锅内，加清水适量，文火煲1小时，去蛋壳食蛋，饮茶。

21. 山归附子羊肉汤

【组成】熟附子 9g　山药 9g　当归 9g　羊肉 90g　姜、葱、盐各适量

【主治】月经先后无定期，气虚型。症见经期或前或后，经量或多或少，经行不畅，气短乏力，畏寒。

【用法】把羊肉洗净，与其他各味一同煎汤，姜、葱、盐调味，吃肉喝汤。于月经前服食。每日 1 剂，连服 5 ~ 7 日。

22. 佛手柑粥

【组成】佛手柑 20g　粳米 100g　冰糖适量

【主治】月经先后无定期，肾虚型。症见经期或前或后，量少色淡，头晕耳鸣。

【用法】佛手柑煎汤去渣，粳米煮粥，粥成后加冰糖及佛手柑汁稍煮即可。每日2次，连服7日。

23. 月季蒲黄酒

【组成】月季花 50g　蒲黄 9g　米酒适量

【主治】月经先后不定期，肝郁型。症见经量或多或少，经行不畅，胸胁、乳房、少腹胀痛，胸闷不舒，时欲叹息，郁郁不乐。

【用法】把上药加入水、酒各一半煎服。每日 1 次，月经前连服数日。

24. 生地黄精粥

【组成】生地 30g　黄精（制）30g　粳米 30g

【主治】月经不调，气虚型。症见小腹空坠，神疲乏力，心悸。

【用法】生地、黄精水煎取汁后，入粳米同煮为粥。每日 1 剂，早晚服食。

25. 艾叶鸡蛋粥

【组成】艾叶 10g　生姜 15g　鸡蛋 2 个　粳米 50 ~ 100g

【主治】月经不调，气虚型。症见小腹空坠，神疲乏力，心悸。

【用法】把艾叶、生姜、鸡蛋（带壳）放入沙锅中水煮取汁，粳米煮粥，将熟时调入药汁及鸡蛋略煮即可。喝粥，吃蛋。月经前 7 天服用，连服 1 周。

26. 黄芪大枣粥

【组成】黄芪 20g　当归 10g　大枣 5 枚　粳米 50 ~ 100g

【主治】月经不调，血虚型。症见头晕眼花、心悸少寐、面色萎黄。

【用法】大枣洗净，去核，与黄芪、当归水煎取汁；粳米洗净煮粥，将熟时调入药汁，再煮片刻即可。温热服食，每日1剂。经前 10 天开始服用。

27. 益母草粥

【组成】益母草 15g　陈皮 10g　粳米 100g

【主治】月经不调，血虚型。症见头晕眼花、心悸少寐、面色萎黄。

【用法】先将前 2 味水煎取汁，粳米洗净加水，与药汁同煮 为粥。月经前1周服用。

28．猪肾粥

【组成】猪肾 1 对　生地黄 50～100g　葱白 3 个　生姜 5 片　粳米 100g

【主治】月经不调，血虚型。症见头晕眼花、心悸少寐、面色萎黄。

【用法】猪肾对剖，去脂膜臊腺，洗净切片；葱洗净切碎；粳米淘净，先煮猪肾，加葱，欲熟时下生姜、生地、粳米同煮成粥至熟。随意服食。

29．调经膏

【组成】菟丝子、白芍、当归各 60g　熟地、山药各 30g　茯苓、香附各 20g　柴胡 10g　黄酒 20mL　白蜜 30mL

【主治】月经不调，肝郁型。症见经期或前或后，经量或多或少，经行不畅，胁肋胀满。

【用法】诸药加水 500mL，煎 2 次共取汁 350mL，加黄酒白蜜收膏。每服 50mL，每日 2～3 次，10 日为 1 个疗程，连服 2～3 个疗程，于月经过后服。

30．乌龟汤

【组成】草乌龟 1 只　海螵蛸 30g　茜草根 20g

【主治】月经不调，肾阴虚型。症见月经先期，月经量过多，经期延长，崩漏，头晕耳鸣，腰酸脚软，或午后潮热，手心发热，舌红苔少。

【用法】（1）将乌龟用沸水烫死后，去壳及内脏，斩小块，洗净；海螵蛸、茜草根洗净。（2）把全部用料一齐放入沙锅内，加清水适量，武火煮沸后，文火煮 3 小时，调味即可。

31．四炭止血茶

【组成】乌梅炭、棕榈炭、地榆炭各 500g　干姜炭 750g

【主治】月经过多，血热型。症见经来量多，色深红或紫红，质稠有小血块，腰腹胀痛，心烦口渴，尿黄便结，舌质红，苔黄，脉滑数。

【用法】先将前 3 味共研粗粉，过 60 目筛；再将干姜炭水煎沸 30 分钟，过滤；再加水煎沸 20 分钟过滤，并将药渣压榨取汁，与 2 次滤液合并，浓缩成 1∶1 姜液，加适量黏合剂，拌合上过滤粉，压制成块状，晒干或烘干备用。每块重 9g，相当于生药 14g，制成 160 块。

【说明】该茶凉血止血，温中下气，以诸药炙炭研末代茶冲泡，对于月经过多或崩漏不止，有较好的止血作用。方中乌梅炭、棕榈炭、地榆炭均系凉血止血之妇科良药。

32．乌梅糖水

【组成】乌梅肉 15g　红糖适量

【主治】月经过多，气虚型。症见月经量多，色淡质薄，清稀如水。

【用法】加水 500mL，煎至 300mL，去渣分 2 次服。每日 2 次，连服数日。

33．香附炭胶

【组成】香附 20g　蒲黄炭 40g　阿胶 20g

【主治】月经过多，气虚型。症见月经量多，腹痛者色淡质薄，清稀如水。

【用法】将香附炒黑，阿胶烊化，3 味共煎。每日 2 次分服。

34. 黄芩煎

【组成】黄芩 100g

【主治】月经过多，血热型。症见经来量多，色深红或紫红，腰腹胀痛，心烦口渴，尿黄便结，舌质红，苔黄，脉滑数。

【用法】水煎服，每日 2 次分服。

35. 黄芪白术饮

【组成】黄芪 20g　人参 5g　白术 15g　茜草 10g　海螵蛸 25g　山萸肉 15g　白芍 15g

【主治】月经过多，气虚型。症见上环后月经量多，色淡质薄，面色皖白，气短懒言，小腹空坠，肢软无力。

【用法】水煎。每日 2 次分服。

36. 阿胶糯米粥

【组成】阿胶末 30g　糯米 50g

【主治】月经过少，血虚型。症见月经量少，色鲜红或淡红，腰膝酸软，足跟痛，或头晕耳鸣。

【用法】糯米煮粥，熟前加阿胶末拌匀，再煮片刻即得。于月经期间，早、晚服食。

37. 木耳红枣汤

【组成】黑木耳 30g　红枣 20枚，红糖 20g

【主治】月经过少，血虚型。症见经来量少色淡，或点滴即净，小腹空痛，头晕眼花，舌淡苔薄，脉细弱。

【用法】共煮汤服食。于月经期间每日 1 次，连服 5 ~ 10 次。

38. 黑木耳核桃肉

【组成】黑木耳 30g　核桃肉 30g　红糖 30g

【主治】月经过少，血虚型。症见经来量少色淡，或点滴即净，小腹空痛。

【用法】炖食。每日 2 次分服，连服 7 日。

39. 益母草红糖茶

【组成】益母草 60g　红糖 50g

【主治】月经过少，血瘀型。症见经来量少，色紫黑有块，小腹胀痛拒按，血块排出后其痛减轻。

【用法】益母草水煎取汁 200mL。服后以热水袋暖腹。于月经过后连服 3 ~ 5 次。

40. 胎盘散

【组成】胎盘 1 个

【主治】月经过少，肾阳虚型。症见月经量少，色鲜红或淡红，腰膝酸软，足跟痛，或头晕耳鸣。

【用法】洗净后焙干研末。每次服 10g，每日 2 次，用开水或米酒冲服，连服 2～3 个胎盘。

41. 鸡血藤大枣猪肉汤

【组成】鸡血藤 9～15g　大枣 10 枚　瘦猪肉 200g

【主治】月经过少，血虚型。症见月经量少，色鲜红或淡红，头晕面白。

【用法】炖服。于月经前，每日 1 次，5 日为 1 个疗程。

42. 毛蛋汤

【组成】未孵出的带毛鸡（鸭）蛋 4 个　生姜 15g　黄酒 50mL

【主治】月经过少，血瘀型。症见月经量少，色紫或有血块，小腹胀痛拒按，血块排出后其痛减轻。

【用法】将毛蛋去壳、毛及清除内脏，加黄酒、生姜同煮熟，调味后服食。于月经前，连服数日。

43. 艾叶母鸡汤

【组成】艾叶 25g　老母鸡 1 只　白酒 120g

【主治】月经过少，血虚型。症见经少但日久不净，色淡，或点滴即净，小腹空痛，身体虚弱者。

【用法】鸡切块与艾叶、酒共炖熟，食肉饮汤。

44. 香附牡蛎熨

【组成】香附 20g　牡蛎 10g　白芍 12g　三棱 10g　木通 12g　鸡血藤 20g　牛膝 12g

【主治】月经不调，冲任失调型。症见经血紫暗者。

【用法】上药研成细末备用。取药末调拌凡士林，外贴关元穴，可推拿或热熨。

45. 乳香没药贴脐方

【组成】乳香、没药、血竭、沉香、丁香各 15g　青盐、五灵脂、两头尖各 18g　麝香 1g（另研）

【主治】月经不调，肝郁型。症见经期或前或后，经量或多或少，经行不畅，脐腹疼痛等。

【用法】诸药除麝香另研外，其余混合粉碎为末过筛。先取麝香 0.2g 放穴位内，再取药末 15g，撒布麝香上面，盖以槐皮，槐皮上预先钻 1 个小洞，周围用面糊圈住，以艾绒捏住，放槐皮上点燃灸之，1 日 1 次。

46. 炮姜山楂贴脐方

【组成】炮姜 10g　山楂 20g　延胡索 6g

【主治】月经不调，虚寒型。症见月经延后，痛经，色淡量少质稀，小腹绵绵作痛，喜热敷。

【用法】共研细末备用。每次取药末 6g，用黄酒调为糊状，敷脐部，外覆纱布，胶布固定。每天换药 1 次。

47. 肉桂二乌膏（暖脐膏）

【组成】肉桂 40g　生川乌 40g　生草乌 40g　生川附 40g　干姜 40g　川椒 40g　透骨草 40g　防风 40g　乌蛇 40g　川羌活 40g　全蝎 40g　狗骨 20g　乳香 20g　没药 20g　血竭花 20g　生马钱 60g

【主治】月经不调，血寒型。症见色黯量少，小腹冷痛，得热则减，或畏寒肢冷，面色苍白，苔薄白，脉沉紧。

【用法】用香油 5 200mL将上药熬枯去渣，入漳丹 20～60g，共熬成膏，摊于布上。烤黏贴于小腹。

48. 红蓖麻仁敷

【组成】红蓖麻仁 15g

【主治】月经不调，阳虚型。症见月经过多、月经先期，月经量多，色淡质薄，清稀如水。

【用法】上药去壳，捣如泥状备用。敷于百会穴，用绷带上下包紧，并以热水袋热熨 15 分钟，每日 1 换。

49. 归附膏（养血调经膏）

【组成】当归 15g　川附片 15g　小茴香 15g　良姜 15g　川芎 15g　木香 15g

【主治】月经不调，血寒型。症见月经后期、月经先期。症见量少色淡，质清稀，头晕眼花或心悸少寐。

【制法】上药用香油 7 500mL炸枯去渣，熬沸，入黄丹 3 000g，搅匀，收膏。另配细料：青毛鹿茸 240g、肉桂 300g、沉香 240g，混合研成细粉。每 500g膏药对细料 9g，搅匀摊贴。大张药重 21g，小张药重 13.5g。微火化开贴丹田穴。

50. 柴胡当归白芍膏

【组成】柴胡 12g　当归 12g　白芍 12g　白术 12g　茯苓 12g　甘草 12g　薄荷 12g　乳香 6g　没药 6g

【主治】月经不调，肝郁型。症见经期或前或后，经量或多或少，经行不畅，胸胁、乳房、少腹胀痛，胸闷不舒，时欲叹息，郁郁不乐，嗳气食少，苔薄白，脉弦。

【用法】用香油 100mL，将上 7 味熬枯去渣，再入乳香，没药最后用黄丹 150g 收膏。贴丹田穴。

51. 桃仁红花贴脐方

【组成】桃仁、红花、当归、香附、肉桂、白芍、吴茱萸、小茴香、郁金、枳壳、乌药、五灵脂、蚕砂、蒲黄、熟地各等份

【主治】月经不调，肝郁型。症见月经先后不定期，量或多或少，色紫暗有块，经前乳房、两胁胀痛，行经时小腹疼痛拒按，舌紫暗有瘀斑。

【用法】研细末，酒调成膏状。敷脐，外盖纱布，胶布固定，2 日 1 换。

七、不孕症

育龄夫妇，夫妇婚后同居 3 年以上，配偶生殖功能正常，未避孕而不受孕者，称为原发不孕；如曾生育，或流产后无避孕而又 3 年以上不受孕者，称为继发性不孕。

辨证分型

1. 肾虚型：症见婚久不孕，月经后期，量少色淡，面色晦黯，腰酸腿软，性欲淡漠，小便清长，大便不实，舌淡苔白，脉沉细或沉迟。

2. 肝郁型：症见多年不孕，经期先后不定，经来腹痛，行而不畅，量少色黯，有小血块，经前乳房胀痛，精神抑郁，烦躁易怒，舌质正常，苔薄白，脉弦。

3. 痰湿型：症见婚后久不受孕，形体肥胖，经行延后，甚或闭经，带下量多，质黏稠，面色㿠白，头晕心悸，胸闷泛恶，苔白腻，脉滑。

临床施治

1. 益母草补虚汤

【组成】益母草 60g　鹅儿肠 20g　牛膝 12g　月月红 12g

【主治】不孕症，肾虚型。症见婚久不孕，月经后期，量少色淡，面色晦黯，腰酸腿软。

【用法】水煎服，每日 1 剂，1 日 3 次。连服多日。

2. 紫河车调经汤

【组成】紫河车 1 具　熟地 25g　龟板 20g　山萸肉 15g　当归 15g　白芍 15g

【主治】不孕症，肾虚型。症见婚久不孕兼见闭经或月经周期延长，形体虚弱、面色萎黄、头晕等症。

【用法】水煎服，每日 1 剂，1 日 2 次分服。

3. 当归远志酒

【组成】全当归 150g　远志 150g　好甜酒 750g

【主治】不孕症，肝郁型。症见多年不孕，经水不调，经期先后不定，经来腹痛，行而不畅。

【用法】将全当归细切碎后与远志和匀，以白布袋贮，置净器中，用酒浸泡，密封。7 日后可开取，去渣备用。每晚温服，随量饮之，不可间断。酒用尽，依法再制。

4. 三味炖鸡

【组成】茶叶根 15g　凌霄花根 15g　小茴香 15g　老母鸡 1 只

【主治】不孕症，痰湿型。痛经及不孕症。婚后久不受孕，形体肥胖，经行延后，甚或闭经，带下量多。

【用法】于月经来时，将前 2 味药同适量黄酒隔水炖 2～3 小时，去渣加红糖和服。月经净后第二天，将后 1 味药炖老母鸡，加少许米酒和食盐服食。每月1次，连服 3 个月。

5. 紫河车炖鹿胎

【组成】鹿胎 1 个　紫河车 30g　猪瘦肉 500g　熟地黄 15g　枸杞子 12g　巴戟天 30g

【主治】不孕症，肾气亏虚，精血不足型。症见头晕耳鸣、腰膝酸软、少腹不湿、带下清少、形体虚羸、精神委靡等。

【制法】（1）取干燥鹿胎或鲜鹿胎，洗净，除去血水及残肉，用开水拖过，下锅用香油微炙。（2）紫河车浸泡，洗净，如用鲜品，宜去尽血筋，用清水反复漂洗，下锅出水。（3）熟地黄、枸杞子、巴戟天洗净，与猪瘦肉、鹿胎、紫河车一起放入炖盅内，加开水适量，炖盅加盖，文火隔开水炖 3～4 小时，调味供用。

6. 仙茅仙灵脾炖乳鸽

【组成】乳鸽 1 只　仙茅 10g　仙灵脾 15g　红枣 10 粒

【主治】不孕症，肾阳虚型。症见婚久不孕，经来稀少色淡红，小腹冷痛，腰酸肢痹，大便不实，小便清长等。

【制法】（1）将乳鸽去毛，宰后去内脏，洗净，切小块；仙茅、仙灵脾、红枣洗净。（2）把全部用料一齐放入炖盅内，加开水适量，炖盅加盖，文火隔开炖 3 小时，调味即可。

7. 虫草山药羊肉汤

【组成】羊肉 750g　冬虫夏草 20g　淮山药 30g　枸杞子 15g　生姜 4 片　蜜枣4 个

【主治】不孕症，肾阳虚型。症见子宫发育不良，伴有腰酸脚软、夜尿频多、带下清稀、阴冷不孕。

【制法】（1）羊肉洗净，切块，用开水拖去膻味。（2）冬虫夏草、淮山药、枸杞子、姜、枣（去核）洗净，与羊肉一齐放入锅内，加清水适量，武火煮沸后，文火煲 3 小时，调味供用。

8. 巴戟锁阳羊腰汤

【组成】羊腰（即羊肾）6 只　巴戟天 30g　锁阳 30g　淫羊藿 15g　生姜 4 片

【主治】不孕症，肾阳虚型。症见腰酸脚软、精神委靡、小腹冷痛、带下清稀、月经量少等。

【制法】（1）把羊腰切开，割去白筋膜，用清水冲洗干净。（2）巴戟天、锁阳、淫羊藿、生姜洗净，与羊腰一齐放入锅内，加清水适量，武火煮沸后，文火煲 2 小时，汤成加少许酒服。

9. 丹参当归煲牛肚汤

【组成】丹参 20g　当归 20g　牛肚 250g　甘草 3g

【主治】不孕症，子宫腔粘连及输卵管粘连堵塞。症见婚久不孕，月经正常或月经过少，经来腹痛，伴经血排出不畅等。

【制法】（1）将牛肚洗净，切小块；丹参、当归、甘草洗净。（2）把全部用料一齐放入锅内，加清水适量，武火煮沸后，文火煮4小时，调味即可。

10. 白檀羚角贴脐方

【组成】白檀、羚羊角各30g　零陵香、沉香、白芷、马兜铃、木鳖子、甘松、升麻、血竭各15g　丁香21g　麝香3g

【主治】不孕症，肝郁型。症见久不受孕，妇人赤白带下。

【用法】上药共研为末，分作3份。每次取1份药末用纱布包之，敷于脐部，并用艾炷灸之。

11. 五灵脂青盐贴

【组成】五灵脂、白芷、青盐各6g　麝香0.3g

【主治】不孕症，肾虚型。症见久不受孕，月经后期，量少色淡，面色晦黯。

【用法】上药共研细末，备用。把药末填脐部，再用艾炷灸之，灸至脐腹温暖为度，5日后再灸1次。

八、阴道炎

阴道炎是临床以外阴及阴道痛痒不堪，甚或痛痒难忍为主要表现的疾病。中医称为“阴痒”。

1. 滴虫性阴道炎：阴道分泌物增多，白带呈灰黄色泡沫状，质稀薄，有腥臭味；当感染严重时伴有血性或脓性分泌物，外阴及阴道瘙痒，有虫爬感，检查时阴道壁可见红色草莓状突起或出血点，以穹隆部较为明显。

2. 霉菌性阴道炎：外阴瘙痒为主要症状，多自小阴唇内侧开始，以后蔓延到外阴部，瘙痒严重时若抓破表皮易成表浅溃疡，有灼痛感。急性期白带不多，以后渐增加，白带呈豆渣样或水样。检查时可见小阴唇两侧黏膜及阴道壁上有乳白色片状伪膜覆盖，擦去后可见黏膜充血、水肿。

辨证分型

1. 肝经湿热型：症见阴部瘙痒，甚则坐卧不安，带下量多色黄如脓，或呈泡沫米泔样，腥臭，胸闷不适，纳谷不香，舌苔黄腻。

2. 肝肾阴虚型：症见阴部干涩，灼热痛痒，兼见带下量少色黄，甚有血样，时有烘汗出，腰痛耳鸣。舌红少苔，脉细数无力。

临床施治

1. 丹参丹皮茴香粥

【组成】丹参12g　丹皮10g　茴香15g　粳米适量

【主治】阴道炎，肝经湿热型。症见阴部瘙痒，甚则坐卧不安，舌苔黄腻。

【用法】前 3 味水煎取汁；粳米洗净煮粥，待粥熟时调入药汁即可。

2．滑石瞿麦公英粥

【组成】滑石 20～30g　瞿麦 10g　蒲公英 30g　粳米适量

【主治】阴道炎，肝经湿热型。症见阴部瘙痒，甚则坐卧不安，舌苔黄腻。

【用法】先将滑石用布包扎，然后与后 2 味水煎取汁，粳米洗净煮粥，调入药汁即可。

3．鲜猪胆散

【组成】鲜猪胆 1 个　白矾 10g

【主治】阴道炎，慢性宫颈炎，肝经湿热型。症见带下量多，色黄如脓，舌苔黄腻。

【用法】将白矾放入猪胆汁内，烘干研末，过极细筛，备用。炎症起时外用。

4．鲜桃树叶蒺藜液

【组成】鲜桃树叶 30g　蒺藜 30g

【主治】滴虫性阴道炎，肝经湿热型。症见阴部瘙痒，甚则坐卧不安，舌苔黄腻。

【用法】水煎取汁，冲洗阴道。每日 1～2 次，连续用 1 周为宜。

5．车前子苦参汤

【组成】车前子 15g　苦参 6g　黄柏 6g

【主治】阴道炎，肝经湿热型。症见阴部瘙痒，坐卧不安，带下量多，舌苔黄腻。

【用法】水煎服，每日 1 剂，1 日 2 次。也可冲洗阴道。

6．龙胆草茯神汤

【组成】龙胆草 10g　茯神 15g　朱砂 3g

【主治】阴道炎，肝经湿热型。症见阴部瘙痒，兼见带下量多，色黄如脓。舌苔黄腻。

【用法】水煎前 2 味，冲朱砂，口服。

7．儿茶内金散

【组成】儿茶 5g　内金 5g　轻粉 2g　冰片 2g

【主治】阴道炎，肝肾阴虚型。症见阴部干涩溃疡，灼热痛痒，舌红少苔。

【用法】研极细末，外抹患处。

8．苦杏仁糊

【组成】苦杏仁 100g　麻油 450g　桑叶 150g

【主治】阴道炎，肝肾阴虚型。症见外阴瘙痒较甚，干涩，灼热，舌红少苔。

【用法】将杏仁炒干研成粉末，用麻油调成糊状。桑叶水煎取汁冲洗患处，然后用杏仁油擦拭。

9．漳丹蛤粉冰片散

【组成】漳丹 7g　蛤粉 5g　冰片 2g　石蜡油适量

【主治】阴道炎。

【用法】蛤粉煅过，与漳丹、冰片共研细末，过筛用石蜡油和成膏状，洗净患处，涂上药膏，用纱布盖上。每日敷换 2 次，一般 3～7 日可痊愈。

10．蛇床子白矾液

【组成】蛇床子 30g　白矾 5g

【主治】阴道炎，湿热型。症见阴部瘙痒，甚则坐卧不安，白带黄黏，舌苔黄腻。

【用法】水煎取汁，冲洗阴道。

11．阴痒洗液

【组成】雄黄 6g　硼砂 6g　川椒 10g　苦参 10g　百部 15g

【主治】阴道炎，肝火盛型。症见阴部瘙痒，甚则坐卧不安。

【用法】水煎取汁。外洗。

12．苦参薏仁液

【组成】苦参、薏苡仁各 25g　蛇床子、薄荷各 20g　雄黄 30g　川黄柏、生苍术、当归各 15g

【主治】阴道炎，孕期外阴瘙痒症。

【用法】上药用布包煎，加水至 2 500mL，煮沸后趁热熏洗外阴，待药液不烫时浸泡患处。每日 1 剂，早晚各 1 次，每次 30 分钟，7 剂为 1 个疗程。

13．苍耳狼毒液

【组成】苍耳草 60g　狼毒草 20g　苦楝皮 30g　蒲公英 60g

【主治】滴虫性阴道炎，肝经湿热型。症见阴部瘙痒，甚则坐卧不安。

【用法】上药煎汤先熏后洗外阴部。每日 2 次，10 日为 1 个疗程。

14．马齿苋益母败酱液

【组成】马齿苋、益母草、败酱草各 30g　大青叶 20g　紫草 15g

【主治】老年性阴道炎（肝肾亏虚，冲任虚衰，即卵巢功能衰退，雌激素水平降低，致阴道内pH值上升，局部抵抗力下降，病菌易繁殖引起的炎症）。症见阴部干涩，灼热痛痒。脉细数无力，舌红少苔。

【用法】上药水煎后，趁热对入食醋 20mL，先熏后洗阴部。

15．蛇床白鲜黄柏浴

【组成】蛇床子、白鲜皮、黄柏各 50g　荆芥、防风、苦参、龙胆草各 15g　薄荷1g（后下）

【主治】阴道炎，肝经湿热型。症见阴部瘙痒，坐卧不安。

【用法】上药用布包裹煎水，待药水稍温后坐盆浸洗，每日 1 次。

16．芒硝苦参液

【组成】芒硝、苦参、蛇床子、黄柏、川椒各 15g

【主治】阴道炎，肝经湿热型。症见阴部瘙痒，带下黄黏。

【用法】坐浴。上药加水 1 500mL，煎至 1 000mL。去渣，倒入盆内至温热适度，坐浴20分钟。每日1～2次，一般3～6次即愈。

17.贯众吴茱萸液

【组成】贯众、吴茱萸各10g　蛇床子、苦参、百部各15g

【主治】滴虫性阴道炎，肝经湿热型。症见阴部瘙痒，甚则坐卧不安，舌苔黄腻。

【用法】将上药研碎，加清水浸泡煎煮20分钟，滤去药渣，倒入盆内趁热熏洗外阴，待药液温热后冲洗阴道，每日1剂，早晚各1次。每次20～30分钟。

18.鹤虱苦参浴

【组成】鹤虱30g　苦参15g　狼毒15g　蛇床子15g　归尾15g　威灵仙15g

【主治】阴道炎。症见外阴部溃烂，脓血淋漓，或痒或痛，多伴有赤白带下。

【用法】诸药水煎，滤渣，熏洗外阴部，每日3次。

19.金银花五倍子浴

【组成】金银花、红花、五倍子、蒲公英、鱼腥草各30g　黄柏、黄连各15g

【主治】阴道炎，热毒壅盛型。症见阴部瘙痒，甚则坐卧不安。舌苔黄腻。兼见带下量多。

【用法】将上药研碎，加适量清水，浸泡煎煮，滤去药渣倒入盆内，趁热先熏，温热后坐浴浸洗外阴。每日2次，每次20分钟。

20.蚤休土茯苓浴

【组成】蚤休、土茯苓、苦参各60g　黄柏、大黄各30g　龙胆草20g　明矾10g

【主治】阴道炎，肝经湿热型。症见阴部瘙痒，甚则坐卧不安，舌苔黄腻。

【用法】将上药研碎，加适量清水煎煮10分钟，滤去药渣倒入盆内，趁热先熏，温后坐浴，浸洗外阴。

21.紫花地丁浴

【组成】紫花地丁、蒲公英各20g　蝉蜕12g

【主治】阴道炎，热毒型。症见阴部干涩，甚则溃疡，灼热痛痒。

【用法】将上药加水煎煮，滤出药汁，倒入盆内，趁热先熏，温热坐浴外洗阴部。每日1次，每次30分钟。

22.当归苦参浴

【组成】当归、苦参、蛇床子、菟丝子、地肤子、苍耳子、白蒺藜、补骨脂、紫荆皮、仙灵脾各等份

【主治】阴道炎，外阴白斑，湿热型。症见阴部瘙痒，甚则坐卧不安。兼见带下量多，色黄如脓，或呈泡沫米泔样，腥臭。舌苔黄腻。

【用法】坐浴。上药水煎后，温度适宜时坐浴，每次30分钟。每日1～2次。

23.茵陈苦参浴

【组成】茵陈50g　苦参30g　花椒30g　薄荷30g（后下）

【主治】阴道炎，外阴白斑，肝经湿热型。症见阴部瘙痒，甚则坐卧不安。舌

苔黄腻。

【用法】上药水煎 1 000mL，去渣取汁趁热熏洗外阴。每晚 1 次，洗至瘙痒消失停药。

24．三棱莪术浴

【组成】三棱、莪术、补骨脂各 30～40g　白鲜皮、苦参、蛇床子、红花、大黄、益母草各 30g　制首乌 40g　白芷 15g

【主治】阴道炎，外阴白斑，血瘀湿热型。症见外阴瘙痒，外阴皮肤变白，上皮角化，包括增生型、萎缩型或混合型均可应用。

【用法】将上药研碎，加清水浸泡煎沸 5～10 分钟，滤取药液，倒入盆内趁热先熏后洗外阴病变区，或用电热熏桶行局部熏蒸治疗，效果更加明显，每日 2 次，每次 30 分钟。

25．鸡血藤淫羊藿浴

【组成】鸡血藤、苦参、蛇床子、淫羊藿各 30g　鹤虱、威灵仙、鹿衔草各 20g　蝉蜕 15g　明矾 25g　狼毒 9g　皂角刺 12g

【主治】阴道炎，外阴白斑，湿热型。症见外阴瘙痒，外阴皮肤变白。

【用法】熏洗法。将上药研碎加水浸泡煎煮，滤取药液，倒入盆中趁热熏洗外阴，2 日 1 剂，每日 2 次。每次 20 分钟。

26．蛇床子龙胆草浴

【组成】蛇床子、白鲜皮、黄柏各 50g　荆芥、防风、苦参、龙胆草各 15g　薄荷 1g（后下）

【主治】阴道炎，外阴白斑，肝经湿热型。症见外阴瘙痒，外阴皮肤变白。

【加减】若带下多而黄者，黄柏加倍，有滴虫者苦参加倍，霉菌感染者胆草加倍。对各种因原发病因素引起的并发症的加用其他药物治疗。

【用法】将上药水煎，外用熏洗，每日 2 次。如阴道内瘙痒可熏洗阴道。10～15 天为 1 个疗程，一般 1 个疗程后即明显好转或治愈。

27．芒硝苦参液

【组成】芒硝、苦参、蛇床子、黄柏、川楝各 15g

【主治】阴道炎，外阴白斑，肝经湿热型。症见外阴瘙痒，外阴皮肤变白。

【用法】将上药加水 1 500mL，煎至约 1 000mL，去渣，倒入盆内，至温热适度，坐浴，浸洗 15～20 分钟，每日 1～2 次。

九、外阴湿疹

外阴湿疹为群集之丘疹发于外阴。中医学称为湿疮。

辨证分型

1. 湿热下注型：症见外阴瘙痒难忍，坐卧不安，带下量多，色黄如脓呈泡沫米泔样，外阴局部红肿，心烦少寐，口苦而腻，小便灼热，大便干结，舌苔黄腻，脉弦或滑数。

2. 血虚阴亏型：症见阴部瘙痒，夜晚或遇热时尤甚，阴部皮肤干涩粗糙，缺乏光泽，或见脱屑，甚或皲裂，头晕眼花，失眠多梦，舌质淡，苔薄白，脉细或细数无力。

临床施治

1. 柳叶粉

【组成】柳叶粉 500g　纯酒精 500mL，樟脑 10g　利凡诺 1g　冰片适量

【主治】外阴湿疹。

【用法】将杨柳叶及嫩柳枝尖晒干，碾后过筛，取柳叶粉加入纯酒精，浸泡7日过滤，放入樟脑，利凡诺，冰片，加入凉开水至 1 000mL，即成复方柳叶浸剂备用。用时 1∶5 000 高锰酸钾液冲洗外阴，再用复方柳叶浸剂，涂擦阴道和外阴，每日1 次，连用 4 天。

2. 公英土茯苓汤

【组成】蒲公英、金银花、土茯苓、萆薢、浮萍各 15～20g　连翘、苦参、蝉衣、全虫、紫苏叶、川黄连各 10~12 g　生甘草 8~10g

【主治】外阴湿疹，湿热下注型。症见外阴瘙痒难忍，坐卧不安，带下量多，色黄如脓呈泡沫米泔样，外阴局部红肿。

【用法】将上药头、二煎合并药液，分 2～3 次口服。第三煎药液趁热熏洗患处，每晚睡前 1 次。3 天为 1 个疗程。

3. 地锦草黄柏汤

【组成】地锦草、地稔各 100g　川黄柏、生川军（焙黄）、五倍子各 50g　雄黄、密陀僧、青黛各 20g　冰片 8g　炉甘石、轻粉各 10g

【主治】外阴湿疹。

【用法】将上药共研为极细末，过 120 目筛后装瓶备用。用时取药末适量加入蜂蜜调成稀糊状，涂擦局部，每日 2～3 次。5 天为 1 个疗程。必要时包扎，直至痊愈为止。

十、宫颈糜烂

宫颈糜烂是一种常见的慢性子宫颈病变，多见于经产妇，分娩、流产或手术后发生。

1. 黄柏蒲黄五倍散

【组成】黄柏 7.5g　炒蒲黄 3g　五倍子 7.5g　冰片 1.5g

【主治】宫颈糜烂。

【用法】上药共研细末，装瓶备用。先用 1%绵茵陈煎剂冲洗阴道并拭干，再将上药粉喷洒于子宫口糜烂处，以遮盖糜烂面为度（如果阴道较松者再放入塞子，保留 24 小时，自行取出）。隔日冲洗喷药 1 次。10 次为 1 个疗程。治疗期间禁止性生活。

2. 鱼腥草油膏

【组成】鱼腥草 500g　麻油适量

【主治】宫颈糜烂。

【用法】麻油煎开，将洗净晾干的鱼腥草放入油内共煎，5 分钟后用纱布过滤去渣，再将蜜蜡放入滤液内，冷却后成糊状备用。用 1∶5 000 的高锰酸钾溶液冲洗净阴道，除去宫颈分泌物后，用消毒带尾的棉球涂上此膏贴在宫颈糜烂处。每日 1 次，至愈为度。

3. 治糜灵

【组成】孩儿茶、苦参、黄柏各 25g　枯矾 20g　冰片 5g

【主治】宫颈糜烂。

【用法】上药共研细末，过 200 目筛，后加冰片拌匀，蜜封保存。用时以香油调成糊状。先用干棉球拭净阴道后，再将带线棉球蘸药膏放在糜烂面上，24 小时后自己将药棉球取出，每隔 2 天上药 1 次，10 次为 1 个疗程。

4. 儿茶软膏

【组成】儿茶 15g　枯矾 10g　黄柏 5g　冰片 3g

【主治】宫颈糜烂。

【用法】将上药共研为极细末，加适量香油或豆油或甘油调成软膏状，装瓶备用。用时，先将阴道宫颈常规消毒后，再将软膏涂患处，每次 1g。如合并湿热下注的阴道症（阴道炎、滴虫性阴道炎），采用六药汤熏洗后再按上法处理（六药汤：百部、苦参各 30g，蛇床子 50g，艾叶 20g，明矾、防风各 15g。水煎，趁热先熏洗，后坐浴）。

5. 黄柏紫草儿茶五倍散

【组成】川黄柏、紫草、儿茶、五倍子、白及各 100g　冰片 10g

【主治】宫颈糜烂。

【用法】将上药共研为极细末，过 120 目筛后，消毒密封备用。用时以消毒带线棉球蘸药粉贴于宫颈糜烂面，第二天取出棉球，隔日冲洗换药。用药 1 周为 1 个疗程。若治疗 2 个疗程未见明显好转，则改用其他方法治疗，用药期间禁止性生活，月经期间，停止治疗。

【说明】若白带量多，秽味明显者，加苦参、川黄柏、白头翁各 50g；若宫颈糜烂面较深者，加煅石膏、蛤粉、三七粉各 50g；若宫颈充血明显伴小腹及阴道灼热感者，加青黛、鱼腥草各 50g。

6. 牡丹皮蒲公英液

【组成】牡丹皮 1000g　蒲公英 500g

【主治】宫颈糜烂。

【制法】将上药加水没过药面煮沸 45 分钟，倾出煎液，再另加水没过药面复煎，煮沸 60 分钟，然后将两次煎液浓缩成 1 500mL，分装小瓶备用。

【用法】先用窥阴器扩张阴道，干棉球拭净宫颈黏液后，将棉球在上述药液中浸湿，贴覆于宫颈糜烂面。每日 1 次，10 次为 1 个疗程。

7. 猪苦胆石榴皮散

【组成】猪苦胆 5 ~ 10 个（吹干后约 30g）　石榴皮 60g

【主治】宫颈糜烂。

【制法】共研成细粉，用适量花生油调成糊状，装瓶备用。用前先以温开水清洗患部，搽干宫颈分泌物，再将带线的棉球蘸药塞入宫颈糜烂处。

【用法】每日 1 次，连用多次。

十一、子宫脱垂

子宫脱垂是指妇女阴中有物下坠，或突出阴道口处，阴道前后壁膨出为主要临床表现的疾病。中医称为阴菌、阴脱。

临床分型

1. 脾虚型：症见自觉阴部、小腹坠胀或有物堵塞阴道中，面色萎黄，神疲乏力，心悸自汗。

2. 湿热型：症见脱出部位红肿疼痛，或痛兼痒、破溃流水，或夹有血性分泌物，尿短赤，白带多，臭秽质稠。

3. 气虚型：症见子宫下移或脱出阴道外，劳则加剧。舌淡苔薄，脉虚细。兼见四肢无力，小腹下坠，小便频数，带下量多，质稀色白。

4. 肾虚型：症见子宫下脱，舌淡红脉沉弱。可兼见腰腿软，小腹下坠，小便频数，头晕耳鸣。

临床施治

1. 棕竹饮

【组成】棕树根 60g　老竹根 20g　枳壳 12g　棉花子 12g

【主治】子宫脱垂，气虚型。症见子宫下移或脱出阴道外，劳则加剧。

【用法】水煎服。1 日 3 次。

2. 内金山药散

【组成】20g　田螺 6g　当归 12g　蜂蜜适量

【主治】子宫脱垂，肾虚型。症见子宫下脱，舌淡红脉沉弱。可兼见腰酸腿软，小腹下坠。

【用法】各药共研为末，调拌蜂蜜冲服。1 日 3 次。

3. 三根蜜饮

【组成】乌梅树根 60g　香附子根 12g　蓖麻子根 12g　丝瓜络 30g　蜂蜜适量

【主治】子宫脱垂，湿热型。症见以脱出部位红肿疼痛，或痛兼痒、破溃流水，或夹有血性分泌物。

【用法】将药物研末，调拌蜂蜜冲服，1 日 3 次。

4. 枳壳糖浆

【组成】枳壳 60g（炒过）　升麻 15g　黄芪 30g　红糖 100g

【主治】子宫脱垂，气虚型。症见以子宫下移或脱出阴道外，劳则加剧，四肢无力，舌淡苔薄，脉虚细。

【用法】加水 800mL，煎取 500mL。每服 20mL，每日 3 次，1 个月为 1 个疗程。

5. 团鱼粉

【组成】团鱼（水鱼）头 5 ~ 10 个

【主治】子宫脱垂，脾虚型。症见以自觉阴部、小腹坠胀或有物堵塞阴道中，面色萎黄，神疲乏力，心悸自汗。

【用法】洗净切碎，于锅内炒黄焙焦，研成细粉。每晚睡前取 3g，用黄酒或米汤送服。

6. 鳝鱼粉

【组成】黄鳝 1 条　红糖 9g

【主治】子宫脱垂。

【用法】将黄鳝治净用，新瓦焙枯，拌红糖研末，温开水送服。隔日 1 次，连服 10 ~ 15 次。

7. 金樱子粥

【组成】金樱子 20g　粳米 90g

【主治】子宫脱垂，肾虚型。症见子宫下脱，舌淡红脉沉弱。可兼见腰酸腿软，小腹下坠。

【用法】金樱子水煎煮取汁，放入粳米，再加适量水，煮成粥，加盐少许拌匀。

8. 黄芪白术粥

【组成】黄芪 30g　白术 15g　柴胡 15g　粳米适量

【主治】子宫脱垂，气虚型。症见子宫脱出阴道外，劳则加剧。

【用法】前 3 味水煎取汁，将粳米洗净煮粥，将熟时加入药汁即可。

9．枸杞羊肾粥

【组成】枸杞叶 250g　羊肾 1 只　羊肉 100g　葱白 2 个，细盐少许　粳米 100～150g

【主治】子宫脱垂，肾虚型。症见子宫下脱，可兼见腰酸腿软，小腹下坠，舌淡红脉沉弱。

【用法】将新鲜羊肾剖洗干净，去内膜，细切，再把羊肉洗净切碎。用枸杞叶煎汁去渣，同羊肾、羊肉、葱白、粳米一起煮粥。待粥成后，加入细盐少许，稍煮即可。

10．黄芪枸杞炖乳鸽

【组成】乳鸽 1 只　炙黄芪 30g　枸杞子 30g

【主治】子宫脱垂，气虚型。症见子宫下移或脱出阴道外，劳则加剧，四肢无力，舌淡苔薄，脉虚细。

【用法】将乳鸽治净切块，药物用白布包好，放炖盅内加水适量，隔水炖熟，去药渣饮汤吃鸽肉。隔天 1 次，连服 10～15 次。

11．萸肉首乌煮鸡蛋

【组成】鸡蛋 3 个　何首乌 30g　山萸肉 9g

【主治】子宫脱垂，肾虚型。症见子宫下脱，舌淡红脉沉弱。

【用法】水煮首乌、山萸肉，去渣，入鸡蛋煮熟后调味服食。早晚各 1 次，连服数日。

12．绿豆糯米炖猪肠

【组成】绿豆、糯米各 50g　猪大肠 250g

【主治】子宫脱垂，气虚型。症见子宫下移或脱出阴道外，劳则加剧。

【用法】先将肠洗净，然后将浸过水的绿豆、糯米放入猪肠内（肠内要有少许水，以便绿豆、糯米发开），两端用绳扎紧，放沙锅内加水煮 2 小时，烂熟后服食。每日1次，连服 10～15 日。

13．紫床浴

【组成】金银花、蒲公英、紫花地丁、蛇床子各 30g　黄连 6g　苦参 15g　黄柏、枯矾各 10g

【主治】子宫脱垂，湿热型。症见以脱出部位红肿疼痛，或痛兼痒、破溃流水，或夹有血性分泌物。

【用法】上药煎煮去渣，趁热熏洗坐浴。

14．乌梅五倍枳壳熏

【组成】乌梅 9g　五倍子 15g　枳壳 15g

【主治】子宫脱垂，脾虚型。症见以自觉阴部、小腹坠胀或有物堵塞阴道中，面色萎黄，神疲乏力，心悸自汗。

【用法】坐浴。上药加水煎煮 20～30 分钟，去渣，取液，趁热先熏，后坐浴洗之，每次 30 分钟，每日 2 次，1 日 1 剂。

15. 胡椒附片液

【组成】白胡椒、附片、白芍、肉桂、党参各 20g　五倍子、椿根白皮各 100g

【主治】子宫脱垂，肾虚型。症见子宫下脱，舌淡红脉沉弱。

【用法】上药共煎汤熏洗患处，每日 2 次，10 日为 1 个疗程。

16. 枳壳益母熏洗液

【组成】枳壳、益母草、黄柏、金银花各 15g　蛇床子、紫草根各 9g

【主治】子宫脱垂，湿热型。症见脱出部位红肿疼痛，湿热带下量多或痛兼痒、破溃流水。

【用法】坐浴。将上药研碎，加水浸泡煎煮，滤去药渣，将药液倒入盆内，趁热熏洗，坐浴。每晚 1 次，连用 1～2 周。

17. 五倍子贴脐方

【组成】五倍子 12g　雄黄 3g　胡椒 3g　麝香 0.1g　蓖麻仁 12g

【主治】肾虚型。症见子宫下脱，可兼见腰腿软，小腹坠胀。舌淡红脉沉弱。

【用法】将药物研细末，调拌面粉或鸡蛋清、姜汁。外敷贴脐与百会，然后温灸。

18. 蓖麻仁贴脐方

【组成】蓖麻仁 10g

【主治】子宫脱垂。

【用法】把蓖麻仁醋炒研细末，以等量热饭捣和成饼状。外敷脐部，布带固定，每日敷 1 次，以子宫复位，疗效巩固为度。

19. 闹洋花敷

【组成】闹洋花 1 束

【主治】子宫脱垂。

【用法】上药捣烂蒸热，趁热敷在百会穴上。

十二、滑胎　胎漏　胎动不安

滑胎是指怀孕后如在坠胎或小产之后，下次受孕，仍如期而坠，或屡孕屡坠，达3次以上者，现代医学称之为习惯性流产。

胎漏是指妊娠期阴道少量出血，时下时止而无腰酸腹痛者。

胎动不安是指妊娠期有腰酸腹痛，或下腹坠胀，或伴有少量阴道出血者。

胎漏与胎动不安常是堕胎、小产的先兆。现代医学称之为先兆性流产。

滑胎辨证分型

1. 脾肾两虚型：症见屡孕屡坠，或坠后难以受孕，头晕耳鸣，腰膝酸软，神疲怠倦，气短懒言，纳少便溏或夜尿频多，或眼眶黯黑，面有黯斑，舌质淡嫩或淡黯，脉沉弱。

2. 气血虚弱型：症见屡孕屡坠，月经量少或月经推后，或闭经，面色㿠白或萎黄，头晕心悸，神疲肢软，舌质淡，苔薄，脉细弱。

3. 阴虚血热型：症见屡孕屡坠，月经量少，或崩中漏下，经色紫红或鲜红，舌黏稠，两颧潮红，手足心热，烦躁不宁，口干咽燥，形体消瘦，舌质红，少苔，脉细数。

胎漏、胎动不安辨证分型

1. 肾虚型：症见妊娠期阴道少量出血，色黯淡，腰酸腹坠痛，或伴头痛、耳鸣。

2. 气血虚弱型：症见妊娠期阴道少量流血，色淡红、质稀薄，或腰腹胀痛，或坠痛，心悸、神疲。

3. 血热型：症见妊娠期阴道出血，色鲜红，腰腹坠胀，心烦不安，手心烦热，口干咽燥。

临床施治

1. 滑胎方

【组成】杜仲 200g　川断 50g　山药 200g

【主治】滑胎，脾肾两虚型。症见屡孕屡坠，或坠后难于受孕，头晕耳鸣，腰膝酸软，神疲肢倦。

【用法】将前药研为细末，山药捣烂成泥，作成桐子大药丸，每服 30g，米汤送下。

2. 安胎方

【组成】熟地 40g　当归 30g　杜仲 30g　续断 30g　白术 20g　黄芩 20g　蜂蜜适量　盐少许

【主治】滑胎，气血虚弱型。症见屡孕屡坠，月经量少或月经推后。

【用法】上药共研为末，炼蜜为丸，每服 10g，每日 2 次，淡盐水送下。

【说明】妊娠 40 日始用。

3. 南瓜蒂饮

【组成】南瓜蒂3枚

【主治】滑胎。

【用法】劈细煎汤代茶饮。每月中服1次。自受孕开始，连服 5 个月。

4. 黄芪当归饮

【组成】黄芪 20g　川断 15g　当归 15g　熟地黄 15g　白术 15g　白芍 15g　黄芩 10g　炙甘草 10g　人参 5g　砂仁 5g

【主治】滑胎，脾肾两虚型。症见屡孕屡坠，或坠后难以受孕，头晕耳鸣，腰膝酸软，神疲怠倦，气短懒言。

【用法】水煎。有孕后每隔 3～5 日服 1 剂，服至屡次坠胎月份之后。

5. 参芪保胎膏

【组成】人参 15g　黄芪 30g　生地 20g　阿胶 30g

【主治】滑胎，气血虚弱型。症见屡孕屡坠，头晕心悸，神疲肢软。

【用法】先将参、芪、生地加水 500mL煎 2 次，取汁浓缩至 300mL，阿胶加水 100mL隔水蒸化，合并以上汁液，加白蜜 100mL收膏。每服 20mL，每日 3 次，30 日为 1 个疗程。

6. 香油蜜膏

【组成】芝麻香油 100g　新鲜蜂蜜 200mL

【主治】胎漏。症见妊娠期阴道少量流血，大便干燥。

【用法】文火加温调匀。每服 10mL，每日 2 次，连服数日。

7. 阿胶粥

【组成】阿胶 5g　粳米适量

【主治】滑胎，气血虚弱型。症见屡孕屡坠，面色㿠白或萎黄，头晕心悸，神疲肢软，舌质淡，苔薄，脉细弱。

【用法】艾叶、杜仲水煎取汁；粳米洗净煮粥，调入药汁，阿胶用热水烊化，服粥送服阿胶。每日 1 剂，连服 1 周。

8. 枸杞大枣粥

【组成】枸杞 30g　大红枣 10 枚　粳米适量

【主治】滑胎，气血虚弱型。症见屡孕屡坠，月经量少或月经推后，或闭经。

【用法】大枣洗净去核，与枸杞、粳米同煮为粥。每日 3 次温服。

9. 鲤鱼安胎粥

【组成】鲤鱼 1 条（重约 500g）　粳米 100g　苎麻根 10～15g

【主治】滑胎，脾肾两虚型。症见屡孕屡坠，或坠后难于受孕，头晕耳鸣，腰膝酸软，神疲肢倦。

【用法】先将鲤鱼去鳞及内脏洗净切块煮汤，再煎苎麻根，取汁去渣后，入鱼汤下粳米煮粥。每天分 2 次热服。

10. 莲米猪肚粥

【组成】莲米 50g　猪肚 1 具

【主治】滑胎。症见屡孕屡坠。

【用法】猪肚洗净切小块，与莲米同煮为粥即可。随意服食。

11. 老母鸡小黄米安胎粥

【组成】老母鸡 1 只　红壳小黄米 250g

【主治】滑胎，气血虚弱型。症见屡孕屡坠，月经量少或月经推后，或闭经。

【用法】选四五年的老母鸡 1 只，宰杀去毛及内脏，煮汤，用鸡汤煮粥食之，可连续服用。

12. 米酒煮黑豆

【组成】黑豆 90g　米酒 60mL　白糖适量

【主治】胎动不安，肾虚型。症见妊娠期阴道少量出血，色黯淡，腰酸腹坠痛，或伴头痛、耳鸣。

【用法】将黑豆用水洗净，加米酒及水浇开，改用微火煮至豆烂，撒白糖食之。每日 1 次，连服数日。

13. 黄酒蛋黄羹

【组成】鸡蛋黄 5 个　黄酒 50mL

【主治】滑胎，气血虚弱型。症见屡孕屡坠。

【制法】加少许水调匀，加食盐少许，入锅蒸 30 分钟。

【用法】每日食 1 ~ 2 次，连服 20 日。

14. 苜蓿子蛋黄羹

【组成】苜蓿子 10g　鸡蛋 2 个

【主治】胎漏，阴虚血热型。症见妊娠期阴道出血，色鲜红，腰腹坠胀，心烦不安，手心烦热，口干咽燥。

【用法】苜蓿子捣烂煎汤，去渣取汁，打入鸡蛋，煮成荷包蛋，吃蛋饮汤。每日 1 次，连服 7 ~ 10 日。

15. 艾叶烧蛋

【组成】鲜鸡蛋 2 个　艾叶适量

【主治】滑胎，气血虚弱型。症见屡孕屡坠，月经量少或月经推后，或闭经。

【用法】将艾叶用水喷潮后，把鸡蛋包好，放炭火上慢慢烧，烧至艾叶已干且出火星，从炭火上取下，待鸡蛋熟，即可食用。每日 1 次，连服数月。

16. 鸡鸽鹑蒸高丽参

【组成】母鸡 1 只　白鸽 1 只　鹌鹑 1 只　高丽参 6 ~ 10g

【主治】滑胎，气血虚弱型。症见屡孕屡坠，面色萎黄，头晕心悸，神疲肢软。

【用法】将母鸡、白鸽、鹌鹑去毛及肠杂洗净，把高丽参放鹌鹑腹腔内，鹌鹑放入鸽腔内，鸽入鸡腔内，将鸡放入碗内，加适量水，封闭严实瓦煲蒸 2 小时，服汁食肉。每日 1 次，连服 2 ~ 3 次。

17. 莲子桂圆山药糯米饭

【组成】莲子肉 50g　桂圆肉 50g　山药 50g　糯米 300g

【主治】滑胎，胎动不安，脾肾两虚型。症见屡孕屡坠，头晕心悸，腰膝酸软。

【用法】莲子肉、桂圆肉、山药与泡过的糯米置盆中，加适量水，上笼屉蒸成米饭。每日 1 ~ 2 次，连用 2 周。

18. 寄生党参猪骨汤

【组成】猪骨 500g　桑寄生、党参各 30g　红枣 5 个

【主治】妊娠中期胎动不安，或胎儿发育不良，气血两虚型。症见形体消瘦、体倦乏力、腰膝酸软。

【制法】（1）选猪碎骨，或猪脊骨洗净，斩件。（2）桑寄生、党参、红枣去核洗净，与猪骨一齐放入锅内，加清水适量，武火煮沸后，文火煲 3 小时，调味供用。

19．杜仲参胶鹿角汤

【组成】鹿肉 250g　党参 30g　杜仲 30g　阿胶 15g

【主治】胎漏，胎动不安，脾肾两虚型。症见妊娠期阴道少量出血，色黯淡，腰酸腹坠痛。

【制法】（1）取鲜鹿肉洗净，切块。（2）党参、杜仲洗净，与鹿肉一齐放入锅内，加清水适量，武火煮沸后，文火煲 3 小时，去药渣，取汤加入阿胶溶化，温服。

20．巴仙鹿角汤

【组成】鹿角片 10g　巴戟天 10g　仙灵脾 10g　山萸肉 10g　党参 12 克　熟地 12g　黄芪 15g　淮山药 15g

【主治】滑胎，肾气不足、冲任不固型。症见屡孕屡坠，或坠后难于受孕，头晕耳鸣，腰膝酸软。

【用法】将鹿角片、巴戟天、仙灵脾、山萸肉、党参、熟地、黄芪、淮山药分别用清水洗净，一齐放入锅内加水煎 45 分钟，即可食用。

21．保胎汤

【组成】葱白 1 根　灶心土、艾叶各适量

【主治】滑胎，阴虚血热型。症见屡孕屡坠、两颧潮红、手足心热。

【用法】水煎服。

22．鲈鱼安胎汤

【组成】鲈鱼 1 条　葱、姜各适量

【主治】滑胎，阴虚血热型。症见屡孕屡坠，手足心热。

【用法】鲈鱼开膛，洗净，水煮沸下鱼、葱、姜，约 1 小时即成。饮汤吃鱼肉，每日3次。

【说明】本方具有安胎、利水的作用，常食有效。

23．白麻根贴

【组成】白苎麻根内皮 120g

【主治】滑胎，胎漏。

【用法】将白苎麻根内皮捣烂。敷脐部，外覆纱布，胶布固定，胎安后即去药。

24．当归白芍贴

【组成】当归 300g　白芍 150g　熟地 240g　甘草 90g　黄芪 150g　白术 180g　川断 180g　苁蓉 150g　木香 30g　黄芩 300g　益母草 300g　龙骨 90g

【主治】妊娠初期胎动不安，气血虚弱型。症见阴道少量流血，色淡，质稀，神疲肢倦，面色皖白，心悸气短，舌淡苔薄白，脉细滑。

【制法】除龙骨研为细粉单放外，其余各药入植物油内 3～5 天，再炸枯去渣，过滤沉淀；然后，入锅内熬至滴水成珠时，下黄丹、龙骨收膏。

【用法】把药膏摊在布上，敷于神阙穴，胶布固定，每 3 天换药 1 次。

25．艾绒盐灸

【组成】艾绒、细盐各适量

【主治】滑胎。

【用法】把艾绒做成枣核大的艾炷。取细盐适量，填满脐，上置艾炷灸之，每次 5～20 壮，隔日灸治 1 次，10 次为 1 个疗程。

26．青黛二泥脐贴

【组成】井底泥、青黛、伏龙肝各适量

【主治】胎漏，阴虚血热型。症见阴道少量流血，色鲜红，或胎动下坠，心烦不安，手心烦热，小便黄，大便秘结，舌红苔黄，脉滑数。

【用法】用井底泥调后 2 味药为糊状。填脐，外覆纱布，胶布固定，每天换药 1 次。

27．苏香膏

【组成】苏梗 15g　香附 15g　党参 60g　酒当归 60g　熟地 90g　酒黄芩 45g　怀山药 45g　白术 45g　酒川芎 15g　酒白芍 15g　陈皮 15g　杜仲 15g　续断 15g　贝母 15g

【主治】胎漏、胎动不安，气血虚弱型。症见阴道少量流血，或胎动下坠，面色皖白或萎黄，头晕心悸。

【用法】麻油 250mL，将上药熬枯去渣，入黄丹收膏。贴于小腹。

28．归母膏（神效膏）

【组成】当归 30g　益母草 30g　黄芩 30g　生地黄 240g　白术 18g　续断 18g　甘草 9g　白芍 15g　黄芪 15g　肉苁蓉 15g

【主治】胎漏、胎动不安，肾虚型。症见阴道少量流血，或胎动下坠，头晕耳鸣，腰膝酸软。

【用法】用麻油 1 000mL浸 7 日，上药煎枯去渣熬成膏，加白蜡 30g，再熬三四沸，加黄丹 135g，再熬再加水飞龙骨 30g，搅匀。以缎摊如碗口大，贴丹田上，半月一换。

29．坤草膏

【组成】益母草 45g　当归 45g　川芎 45g　白术 45g　杭芍 35g　熟地 45g　杜仲 45g　黄芪 35g　阿胶 45g　香附 9g　祁艾 9g　肉桂 8g　酒芩 36g　陈皮 36g　壳砂 8g

【主治】胎漏、胎动不安，气血虚弱型。症见阴道少量流血，或胎动下坠，面色皖白或萎黄，头晕心悸，神疲肢软，舌质淡，苔薄，脉细弱。

【用法】用香油 500mL，上药炸枯去渣，加黄丹成膏。贴小腹。

十三、妊娠呕吐

妊娠呕吐是指妊娠早期出现恶心呕吐，头晕厌食，甚或食入即吐，也称恶阻。

辨证分型

1. 脾胃虚弱型：症见妊娠以后、恶心呕吐不食、或呕吐清涎、神疲思睡、舌淡苔白、脉缓滑无力。

2. 肝胃不和型：症见妊娠初期，呕吐酸水或苦水，胸满胁痛，嗳气叹息，头胀而晕，烦渴口苦，舌淡红苔微黄，脉弦滑。

临床施治

1. 姜柚止呕汤

【组成】鲜姜 15g　萝卜子 15g　柚皮 15g

【主治】各型妊娠呕吐。

【用法】用水 1 碗，煮成半碗后服。

【说明】本方具有温中止呕的作用。

2. 茯苓半夏汁

【组成】生姜 12g　茯苓 12g　半夏 6g

【主治】各型妊娠呕吐。症见妊娠初期、恶心、呕吐。

【用法】水煎服。

【说明】本方主治妊娠初期、恶心、呕吐者。

3. 止呕甜枣汁

【组成】生姜 15g　红枣 30g　红糖 30g

【主治】各型妊娠呕吐。

【用法】水煎服，每日 1 剂，1 日 2 次。

4. 苏姜陈皮茶

【组成】苏梗 6g　陈皮 3g　生姜 2 片　红茶 1g

【主治】妊娠呕吐，脾胃虚弱型。症见妊娠恶心、呕吐、头晕、厌食，或食入即吐等。

【用法】将前 3 味剪碎与红茶共以沸水冲泡闷 10 分钟，或加水煎 10 分钟，即可。每日 1 剂，可冲泡 2～3 次，代茶不拘时，温服。

【说明】方中苏梗为治疗妊娠呕吐、胎动不安之良药，为茶中主药。配陈皮、生姜常用对药，功在理气和中、降逆止呕，以助苏梗之力。红茶为使，以其除烦去湿、下气和胃之功效，能佐苏梗和胃降逆。4 味同用，有着理气和胃，降逆安胎之作用。

5. 藿香甘草散

【组成】藿香 20g　甘草 20g　盐少许

【主治】妊娠呕吐，湿盛型。症见妊娠以后恶心呕吐不食，或呕吐清涎，苔腻。

【用法】共研为末，每服 5g。沸水入盐少许送服。

6. 韭姜汁

【组成】韭菜 200g　鲜姜 200g　白糖适量

【主治】妊娠呕吐，脾胃虚弱型。症见孕后不思饮食，恶心呕吐等症。

【用法】韭菜、鲜姜切碎，捣烂取汁，白糖调服。

7. 生姜乌梅饮

【组成】乌梅肉、生姜各 10g　红糖适量

【主治】妊娠呕吐，肝胃不和型。症见妊娠初期呕吐酸水或苦水，胸满胁痛，嗳气叹息。

【用法】加水 200mL煎汤。每服 100mL，每日 2 次，连服数日。

8. 白扁豆黄连散

【组成】生白扁豆 100g　川黄连粉 10g　粳米适量

【主治】妊娠呕吐，心脾两虚型。症见妊娠以后恶心呕吐不食，胸闷气短。

【用法】混合拌匀，每次服 10g，粳米煮汁送下。每日 2～3 次，连服数日。

9. 甘蔗生姜汁

【组成】甘蔗汁 100mL　生姜汁 10mL

【主治】妊娠呕吐，脾胃虚弱型。症见妊娠后恶心，呕吐清涎。

【用法】混合隔水烫温。每次服 30mL，每日 3 次，连服数日。

10. 姜汁牛奶

【组成】鲜牛奶 200mL　生姜汁 10mL　白糖 20g

【主治】妊娠呕吐，脾胃虚弱型。症见妊娠以后恶心呕吐不食，或呕吐清涎。

【用法】煮熟后温服。每日 2 次，连服数日。

11. 姜橘饮

【组成】生姜、橘子皮各 15g　红糖 20g

【主治】妊娠呕吐，脾胃虚弱型。症见妊娠以后恶心呕吐不食。

【用法】煎成糖水。代茶饮。

12. 砂仁扁豆汁

【组成】砂仁 15g　白扁豆 30g

【主治】妊娠呕吐，脾胃虚弱型。症见妊娠以后恶心呕吐不食，胃胀满。

【用法】砂仁研粉；白扁豆加水 300mL，煎取汁 150mL。每次以砂仁粉 3g，用扁豆汤 30mL 送服。每日 3 次，连服数次。

13. 鲫鱼糯米粥

【组成】鲫鱼1条　糯米30~50g

【主治】妊娠呕吐，脾胃虚弱型。症见妊娠以后恶心、呕吐、厌食。

【用法】共煮粥。早晚餐食用。

14. 止吐简方

【组成】制香附30g　藿香6g　甘草6g

【主治】妊娠呕吐，脾胃虚弱型。症见妊娠后呕吐，兼见心胸胀满、嗜酸嗜睡、身倦无力等症。

【用法】共研细末，每服6g，1日1次，开水送下。

15. 妊娠止吐方

【组成】竹茹10g　黄芩6g　白术10g

【主治】妊娠呕吐，肝胃不和型。怀孕初期呕吐苦水、酸水，兼见烦热不安、喜食冷食等症。

【用法】水煎服。

16. 白糖米醋蛋

【组成】鸡蛋1个　白糖30g　米醋60mL

【主治】妊娠呕吐，脾胃虚弱型。症见妊娠以后，恶心呕吐不食，或呕吐清涎。

【用法】先将米醋煮沸，加入白糖使之溶解，打入鸡蛋，待蛋半熟后，全部食之。每日2次，连服数日。

17. 参姜饼

【组成】人参15g　半夏15g　干姜末5g　生姜汁10mL　生地黄汁30mL　麦粉适量

【主治】妊娠呕吐，脾胃虚弱型。症见妊娠以后，恶心呕吐不食，或呕吐清涎。

【用法】调匀蒸小饼10个。每次吃2个，每日2~3次，细细嚼食。

18. 蒸鲤鱼

【组成】鲜鲤鱼1条

【主治】妊娠呕吐，脾胃虚弱型。症见妊娠以后恶心呕吐不食。

【用法】将鱼治净，置菜盘中，放入蒸笼中蒸20~30分钟，取出。服食（禁用油盐调料）。每日1次，连服3~5日。

19. 陈皮竹茹汤

【组成】陈皮6g　竹茹9g　生姜适量

【主治】妊娠呕吐，脾胃虚弱型。症见妊娠以后恶心、呕吐、胃胀。

【用法】水煎服。连服数日。

20. 生姜贴脐方

【组成】生姜6g

【主治】各型妊娠呕吐。

【用法】将生姜烘干，研为细末，过筛，以水调为糊状。取适量药糊，涂敷脐部，外用伤湿止痛膏固定。

十四、妊娠浮肿

妊娠后，肢体面目发生肿胀。

辨证分型

1. 脾气虚型：症见妊娠数月，面目四肢浮肿，或遍及全身，肤色淡黄或㿠白，皮薄而光亮，胸闷气短，懒于语言，口淡无味，食欲不振，大便溏薄，舌质胖腻，苔薄白或薄腻，边有齿痕，脉缓滑无力。

2. 肾阳虚型：症见孕后数月，面浮肢肿，下肢尤甚，按之没指，心悸气短，下肢逆冷，腰酸无力，舌淡苔白润，脉沉细。

3. 气滞型：症见妊娠三四月后，先由脚肿，渐及于腿，皮色不变，随按随起，头晕胀痛，闷胸胁胀，食少，苔薄腻，脉弦滑。

临床施治

1. 消肿散

【组成】葶苈子 10g　白术 15g　茯苓 20g　桑白皮 10g　郁李仁 10g

【主治】妊娠水肿，脾气虚型。症见妊娠数月，面目四肢浮肿，或遍及全身，胸闷气短，食欲不振。

【用法】共研为末。每服 6g，每日 2 次。

2. 白术茯苓饮

【组成】白术 15g　茯苓皮 15g　大腹皮 10g　陈皮 10g　生姜皮 5g　砂仁 5g

【主治】妊娠水肿，脾气虚型。症见妊娠数月，面目四肢浮肿，或遍及全身，懒于语言，食欲不振，大便溏薄。

【用法】水煎。每日 2 次分服。

3. 四味消肿方

【组成】熟附子 12g　冬瓜皮 60g　玉米须 30g　水灯草 15g

【主治】妊娠水肿，肾虚型。症见孕后数月，面浮肢肿，下肢尤甚，按之没指。

【用法】共同水煎。每日 1 剂，连服数剂。

4. 妊娠消肿饮

【组成】桂枝 10g　生姜 10g　茯苓 15g　杜仲 15g　白芍 15g　白术 15g

【主治】妊娠水肿，脾肾两虚型。症见妊娠全身浮肿，下肢尤甚，胸闷气短，食欲不振。

【用法】水煎。每日2次分服。

5. 黄芪三皮饮

【组成】冬瓜皮、茯苓皮、黄芪各30g　生姜皮10g　大枣5枚　白糖适量

【主治】妊娠水肿，脾气虚型。症见妊娠数月，面目四肢浮肿，或遍及全身，口淡无味，食欲不振。

【用法】加水500mL，煮取300mL，去渣，加白糖调服。分2次服，1日内服完，连服7～10日。

6. 山药枣桂粥

【组成】山药30g　大枣20枚，肉桂0.5g　薏米30g

【主治】妊娠水肿，脾阳虚型。症见妊娠数月，面目四肢浮肿，或遍及全身，畏寒。

【用法】同煮粥食。每日1次，连服4～5日。

7. 麦芽陈皮糯米饭

【组成】糯米糖、小麦芽、陈皮各适量

【主治】妊娠水肿，脾虚型。症见妊娠数月，面目四肢浮肿，或遍及全身，气短乏力。

【用法】将上3味磨成粉做饭团子，蒸熟食。每日吃3～5个，10日为1个疗程。

8. 冬瓜陈皮汤

【组成】蜂蜜50g　冬瓜仁20g　陈皮6g

【主治】妊娠水肿。

【用法】共煎水服。每日1～2次，连服数日。

9. 赤豆花生鲤鱼汤

【组成】红鲤鱼1条　赤小豆200g　花生仁150g　大蒜25g　红辣椒3枚

【主治】妊娠水肿，脾气虚型。症见妊娠数月，面目四肢浮肿，或遍及全身，气短乏力。

【用法】先将鲤鱼治净，共放沙锅内，加水适量，混合煲熟，空腹温服。分2次服完，连服3～5日。

10. 七味鲤鱼汤

【组成】鲤鱼1条　白术、茯苓各30g　当归、白芍、生姜、党参各15g　大腹皮10g

【主治】妊娠水肿，脾气虚型。症见妊娠数月，面目四肢浮肿，或遍及全身，气短厌食。

【用法】将鱼治净，药物用布包好，同放沙锅内加水1 000mL，文火炖至烂熟，去药渣，用葱、蒜、无盐酱油调味，食鱼肉喝汤。分2次早、晚服，连服3～4次。

11. 冬瓜大枣汤

【组成】冬瓜 500g　大枣 20 枚

【主治】妊娠水肿，肾气虚型。症见孕后数月，面浮肢肿，下肢尤甚，按之没指。

【用法】共煮汤食。可常食。

12. 田螺贴脐方

【组成】大田螺 4 个（去壳）　大蒜瓣 5 个（去皮）　车前子 10g

【主治】妊娠水肿，肾气虚型。症见头目浮肿，或下肢浮肿，小便短少，气短心悸，腰膝酸软。

【用法】先将车前子另碾碎为极细粉末，加入田螺、大蒜共捣融如泥，捏成古铜钱大圆形药饼备用。取药饼 1 个烘热，敷贴于孕妇脐孔上，以纱布盖之，胶布贴紧。每天换药 1 次，通常敷 1～2 次后，小便增多，浮肿逐渐消失。

十五、胎位不正

胎位不正指不利于胎儿分娩的不正常胎位，多为暂时性。

1. 归芎芪参汤

【组成】当归、川芎、黄芪、党参、白术、白芍、川续断、枳壳、熟地、甘草各10g

【主治】胎位不正。

【用法】将上药水煎，每日 1 剂，分 2 次服。

2. 当苏散

【组成】当归 10g　苏叶 8g　黄芩 6g

【主治】胎位不正。

【用法】将上药水煎 3 次后合并药液，分早、晚 2 次口服，每日1剂，至胎位恢复正常。

3. 当归苏叶煎

【组成】全当归、苏叶、枳实、陈皮各 8g　川芎、生甘草各 6g

【主治】胎位不正。

【用法】将上药水煎，每日 1 剂，连服 5 天后，停药 3 天观察疗效，作为 1 个疗程。

十六、产后腹痛

孕妇分娩后，小腹或少腹疼痛者，统称产后腹痛。其中少腹疼痛，亦即因瘀血所致的腹痛又称“儿枕痛”。

辨证分型

1. 血虚型：症见产后小腹隐隐作痛而软，喜按，恶露量少，色淡，头晕耳鸣，便燥，舌质淡红，苔薄，脉虚细。

2. 血瘀型：症见产后小腹疼痛，拒按，或得热稍减，恶露量少，涩滞不畅，色紫黯有块，或胸胁胀痛，面色青白，四肢不温，舌质黯，苔白滑，脉沉紧或弦涩。

临床施治

1. 产后补虚止痛汤

【组成】当归 40g　续断 40g　肉桂 40g　川芎 40g　干姜 40g　麦门冬 40g　芍药60g　吴茱萸 100g　干地黄 100g　甘草 30g　白芷 30g　黄芪 40g　大枣 20 个

【主治】产后腹痛，血虚型。症见产后小腹隐隐作痛而软，喜按，恶露量少，色淡。

【用法】上药共碎细，布包，置于净器中，用酒 2 000g浸之，经一宿，加水 1 000g，煮取 1 500g，备用。每日 1 剂，1 日 3 次，每次饭前温饮 15 ~ 20mL。

2. 山楂红糖米酒

【组成】山楂 15g　红糖 50g　米酒适量

【主治】产后腹痛，寒凝血瘀型。产后小腹疼痛，拒按，或得热稍减，恶露量少，涩滞不畅。

【用法】水煎服。每日1 剂，1 日 2 ~ 3 次，连服 7 ~ 8 天。

3. 熟地羊肉汁

【组成】羊肉 120g　熟地 60g　生姜 60g

【主治】产后腹痛，血虚寒滞型。产后小腹隐隐作痛而软，喜按，畏寒，恶露量少，色淡。

【用法】酒煎服汁，每日 1 剂 1 次，13 次为 1 个疗程。

4. 螃蟹壳

【组成】螃蟹壳（煅存性）1 只

【主治】产后腹痛、产褥热。

【用法】研细末，加热酒送下。

5. 产后止痛汤

【组成】刘寄奴 10g　甘草 10g

【主治】产后腹痛。

【用法】将上 2 味药共捣碎细，每次以水 2 小杯入药煎至 1 小杯，再加入酒 1 小杯，再煎至 1 小杯，去渣备用。

【用法】水煎服。1 日 1 剂，1 次温服。不愈如法再制。

6. 鱼腥草三根汤

【组成】鱼腥草 60g　茜草根 30g　白菊花根 12g　泽兰根 30g

【主治】产后腹痛，血虚型。症见产后小腹隐隐作痛而软，喜按，恶露量少，色淡。

【用法】水煎服。每日 1 剂，1 日 3 次。

7. 苋菜子三根汤

【组成】苋菜子 30g　芝麻根 30g　白茄根 10g　金橘根 15g

【主治】产后腹痛，血虚型。症见产后小腹隐隐作痛而软，喜按，恶露量少，色淡。

【用法】水煎服。每日 1 剂，1 日 3 次。

8. 产后祛瘀散

【组成】鳖甲 6 个　螃蟹壳 1 个　山楂 15g　香附 20g　蜂蜜适量

【主治】产后腹痛，血瘀型。症见产后小腹疼痛，拒按，或得热稍减，恶露量少，涩滞不畅。

【用法】将药物研细末，调拌蜂蜜冲服。每日 1 次，连服 5～7 日。

9. 清瘀药熨

【组成】鸡血藤 30g　紫花地丁 20g　艾叶 20g　香附 20g　葱白 20g　生姜 12g

【主治】产后腹痛，血瘀型。症见产后小腹疼痛，拒按，或得热稍减，恶露量少，涩滞不畅。

【用法】将药物炒热，用纱布包扎，外熨烫腹部，每日 1 次，连敷 3 日。

10. 产后腹痛逐瘀方

【组成】大黄 10g　䗪虫 10g　桃仁 10g

【主治】产后腹痛，血瘀型。症见产后瘀血着脐下，按之局部有硬块而致腹痛。

【用法】水煎服。每日 1 剂，1 日 2 次。

11. 红蒲膏（乌金膏）

【组成】红花 60g　蒲黄 30g（炒）　熟地 30g　赤芍 30g　莪术 30g　全当归 30g　陈黑豆 30g　干姜 30g　官桂 30g

【主治】产后腹痛，血瘀型。症见产后小腹疼痛，拒按，或得热稍减，恶露量少，涩滞不畅。

【用法】麻油熬，黄丹收膏。摊贴于小腹。

12. 归红膏

【组成】当归 60g　红花 15g　川芎 30g　桃仁 15g　姜炭 15g　甘草 15g　延胡索 15g　官桂 15g　灵脂 15g　香附 15g

【主治】产后腹痛，血瘀型。症见产后小腹疼痛，拒按，或得热稍减。

【用法】麻油熬，黄丹收。摊贴小腹。

13. 虎马膏（追风膏）

【组成】虎骨 12g　制马钱子 1000g　地龙 250g　川乌 60g　草乌 60g　乳香 60g　没药 60g　当归 120g　肉桂 60g　天麻 60g　香油 7 500mL

【主治】产后腹痛，血寒气闭型。症见产后小腹疼痛，拒按，或得热稍减。

【用法】麻油熬，入黄丹炼膏。每 500g，对麝香 0.6g，冰片 9g。摊成膏药，贴于丹田穴。

14. 益母膏滋

【组成】益母草 5 000g　砂糖 1 000g

【主治】产后腹痛，血虚型。症见产后小腹隐隐作痛而软，喜按，恶露量少，色淡。

【用法】鲜益母草洗净入锅内熬汁去渣，用砂糖收膏，玻璃瓶包装。每服 1 勺，1 日 3 次。

15. 温中止痛贴

【组成】生姜 12g　葱白 20g　香附 20g　紫花地丁 20g　鸡血藤 30g

【主治】产后腹痛，血瘀血寒型。症见产后小腹疼痛，拒按，或得热稍减，恶露量少，涩滞不畅，色紫黯有块，或胸胁胀痛，面色青白，四肢不温。

【用法】将几味均切碎，置锅中炒热，用布包好，在小腹部熨擦，冷后再炒再熨，每次半小时，每天 1 次。一般 2 ~ 3 天即可见效。

十七、产后恶露不绝

胎儿娩出后，胞宫内遗留的余血浊液，叫作“恶露”，正常恶露，一般在产后 3 周左右干净，如超过这段时间，仍淋滴不断，称恶露不绝。

辨证分型

1. 气虚型：症见产后恶露过期不止，淋滴不断，量多，色淡红，质稀薄，无臭味，小腹空坠，神倦懒言，面色晄白，舌淡，脉缓弱。

2. 血热型：症见恶露过期不止，量较多，色紫红，质稠黏，有臭味，面色潮红，口燥咽干，舌质红，脉虚细而数。

3. 血瘀型：症见产后恶露淋漓涩滞不爽，量少，色紫黯有块，小腹疼痛拒按，舌紫黯或边有紫点，脉象弦涩或沉而有力。

临床施治

1. 黄芪汤

【组成】黄芪 40g　艾炭 20g　当归 20g　鹿角胶 15g　柴胡 15g　白术 15g　陈皮 15g　人参 10g　升麻 10g

【主治】产后恶露不绝，气虚型。症见恶露过期不止，淋漓不断，色淡红，小腹有空坠感者。

【用法】水煎服。每日 1 剂，1 日 2 次。

2. 地黄散

【组成】干地黄 100g　当归 100g　生姜 20g　酒适量

【主治】恶露不绝，血瘀型。症见产后恶露淋漓涩滞不爽，量少，色紫黯有块，小腹疼痛拒按。

【用法】前药研为末。每次用姜酒调服 10g，1 日 2 次。

3. 红枣乌鸡蛋煎

【组成】红枣 20g　乌鸡蛋 3 个　醋 1 杯　酒 1 杯

【主治】产后恶露不绝，气虚型。症见恶露过期不止，淋漓不断，色淡红，小腹有空坠感者。

【用法】先把鸡蛋去壳，与醋、酒搅匀，再加枣及水适量煎服。每日1剂，连服数剂。

4. 血竭当归散

【组成】血竭 10g　当归 10g　红花 10g　桃仁 10g　酒适量

【主治】产后恶露不绝，血瘀型。症见产后恶露淋漓涩滞不爽，量少，色紫黯有块，小腹疼痛拒按，舌紫黯或边有紫点，脉象弦涩或沉而有力。

【用法】共研为末。每服 5g，每日 2 次，淡酒送下。

5. 山楂茶

【组成】山楂 50g　红糖适量

【主治】产后恶露不绝，血瘀型。症见产后恶露淋漓，涩滞不爽，量少，色紫黯有块。

【用法】山楂洗净后水煎，加红糖代茶饮。连服 6 ~ 7 日。

6. 红糖茶

【组成】红糖 100g　茶叶 3g　黄酒适量

【主治】产后恶露不绝，血瘀型。症见产后恶露不绝，涩滞不爽，量少。

【用法】先把前 2 味加水煎汤，去茶叶后用热黄酒冲服。每日 1 ~ 2 次，连服 3 ~ 5 日。

7. 山栀败酱粥

【组成】山栀 15g　败酱草 15g　粳米适量

【主治】产后恶露不下，血热型。症见恶露过期不止，量较多，色紫红，质稠黏，有臭味，面色潮红。

【用法】前2味水煎取汁；粳米洗净煮粥，待熟时对入药汁即可。

8. 参术黄芪粥

【组成】党参9g　白术18g　黄芪15g　粳米60g

【主治】产后恶露不绝，气虚型。症见恶露过期不止，淋漓不断，色淡红，小腹有空坠感者。

【用法】先把前3味用纱布包好煎汤，再入粳米煮粥。每日1次，连服6～7日。

9. 薏米山楂粥

【组成】薏米30g　车前草9g　山楂15g　红糖适量

【主治】产后恶露不绝，气虚型。症见恶露过期不止，淋漓不断，色淡红，小腹有空坠感者。

【用法】水煎服。每日1次，连服4～5日。

10. 醋酒枣蛋

【组成】鸡蛋3个　醋1杯　酒1杯　大枣20枚

【主治】产后恶露不绝，气虚型。症见恶露过期不止，淋漓不断，色淡红。

【用法】鸡蛋去壳，与醋、酒搅匀，再加大枣及水适量煎服。每日1次，连服数日。

11. 益母草煮鸡蛋

【组成】益母草30～60g　鸡蛋2个　红糖适量

【主治】产后恶露不绝，血瘀型。症见恶露不止，涩滞不爽，量少。

【用法】加水同煮，蛋熟后去蛋壳再煮片刻，去药渣加红糖调味，吃蛋喝汤。每日1剂，连服5～6日。

12. 苏木藕节鸭蛋汤

【组成】鸭蛋1个　苏木6g　藕节30g

【主治】产后恶露不绝，气虚型。症见恶露过期不止，淋漓不断，色淡红。

【用法】将后2味煎汤去渣，加入去壳熟鸭蛋共煮片刻，吃蛋喝汤。每日1次，连服3～5日。

13. 当归川芎贴脐方

【组成】当归、川芎、肉桂、炙甘草各15g　蒲黄、乳香、没药、五灵脂各7.5g　赤芍3g　血竭1.5g　热酒适量

【主治】产后恶露不绝，血瘀型。症见恶露不止，涩滞不爽，量少，或有发热，腹中有包块，少腹疼痛拒按。

【用法】上药除血竭另研外，其余药物共碾为细末，瓶贮备用。临用时取药末适量（约15～30g）与血竭0.5g混合拌匀，加入热酒调和成厚膏，将药膏敷贴于患者脐孔上，外以纱布覆盖，胶布固定之。隔3天换药1次。至恶露干净方可停药。

十八、恶露不下（产后血瘀）

产妇分娩后，胞宫应排出余血浊液即为恶露，约 2～3 周净。恶露的正常排出，有利于胞宫的复原及产妇健康的恢复。若恶露停留不下，或下而甚少，并伴见小腹疼痛及其他症状者，称为恶露不下。

辨证分型

1. 气滞型：症见产后恶露不下，或下亦甚少，小腹胀甚痛，胸胁胀满，舌质正常，苔薄白，脉弦。

2. 血瘀型：症见恶露甚少或不下，色紫黯，小腹疼痛拒按，痛处有块，舌紫黯，脉涩。

临床施治

1. 柿饼

【组成】柿饼 3 只

【主治】恶露不下。

【用法】烧存性研末，黄酒冲服。

2. 活蟹

【组成】活蟹 200g　黄酒 100mL

【主治】产后恶露不下。症见腹部刺痛，血行即止。

【用法】共入锅中蒸熟，喝汁食蟹，1次吃完。每日1剂。

3. 肉桂油菜子

【组成】油菜子（炒香）、肉桂各等份

【主治】产后恶露不下。

【用法】共研细末，用醋煮面粉，糊为如龙眼核大丸。每次 1～2 丸，每日 2 次，用温黄酒送下。

4. 寄奴甘草

【组成】刘寄奴、甘草各等份

【主治】产后恶露不下，气血瘀滞型。症见产后恶露不下，小腹胀甚痛，痛处有块。

【用法】共碎细，每次用 20g，先以水 2 小杯煎至 1 小杯，再入酒 1 小杯，去渣，1 次温服。

5. 仙灵熟地

【组成】仙灵脾 250g　熟地 150g

【主治】宫冷不孕。

【制法】将上 2 味同捣碎细，用纱布袋盛，置净器中，以醇酒 1 250g浸泡，密封口，春夏 3 日秋冬 5 日，方可开取。

【用法】每日不拘时随量饮之，常常有酒力相续，勿大醉。若酒尽，再添酒泡制。

6. 鹿茸山药

【组成】鹿茸（切片）10g　山药 30g

【主治】宫冷不孕。

【制法】上药置净瓶中，用好酒 500mL浸之，封口，经7日后开取。

【用法】每日 3 次。每次空腹饮 1~2 小杯。

7. 羊藿苁蓉酒

【组成】淫羊藿 100g　肉苁蓉 50g　好白酒或米酒 1 000mL

【主治】宫冷不孕。

【制法】加 1 000mL好白酒或米酒封盖。

【用法】7 日后可饮用，每日 3 次，每次 1 小杯。

十九、乳腺增生

乳腺增生是以乳房内出现形状不同大小不一的肿块，边界不清，与皮肤无粘连，推之可移，经前胀痛，肿块增大，形状不规，经前肿痛加剧，经后减轻为主要临床表现的疾病。中医称为乳癖，是由于肝脾两虚，痰气互结，或冲任失调所致，伴心烦易怒，月经不调，腰乏力，舌淡红，脉弦细。

临床施治

1. 公英香附煎

【组成】香附末 30g　麝香末 0.09g　蒲公英 90g

【主治】乳腺增生，肝郁血瘀型。症见乳房肿块，兼见胸胁胀痛。

【用法】以酒煎。调涂患处。

2. 木香生地敷熨

【组成】木香、生地各等份

【主治】乳腺增生，肝郁型。症见肿块随喜怒消长，伴胸闷胁胀。

【用法】上药捣烂成饼。以药饼敷局部，熨斗熨之。

3. 瓜蒌连翘熨

【组成】瓜蒌、连翘、川芎、香附、红花、泽兰、寄生、大黄、芒硝、丝瓜络、鸡血藤各 30g

【主治】乳腺增生，肝郁痰凝型。症见乳房肿块，善郁易怒。

【用法】将上述药装2个白布袋中，其大小以覆盖乳房为度。将药袋置锅中蒸热，外敷乳房患部，2个药袋交替使用，药袋不宜过热，以皮肤能耐受为度，勿烫伤。临用时药袋上洒酒精或烧酒少许，每次热敷半小时，用完后，将药袋用塑料布包好，留待用，该方约热敷10次左右，药效即已消失，切勿内服。

4. 香附陈酒敷

【组成】香附子120g　陈酒、米醋各适量

【主治】乳腺增生，冲任不调型。症见乳房肿块经前重，神疲倦怠。

【用法】香附子研末，陈酒、米醋酌量以拌湿为度，捣烂后制成饼蒸熟。1日1次，干燥后复蒸，轮流外敷患处，5日换药再敷。

二十、乳腺炎

乳腺炎是以乳房部红肿热痛，甚或溃破溢脓为主要临床表现的一种急性疾病。中医称为乳痈，是由于乳汁瘀滞，乳络不畅，败乳蓄积而致；或因肝胃不和，经络阻塞，气血凝滞而致。

临床施治

1. 公英双花饮

【组成】蒲公英50g　金银花30g

【主治】乳腺炎初期。症见乳房红肿疼痛、或有硬块、乳汁流通不畅，兼见时有怕冷、发热、头痛、身痛，或有胸中烦闷而不舒服、口中干燥、呕吐等症。

【用法】水煎服，每日1剂，1日2次，连服3～5日。

2. 公英地丁蜂房汤

【组成】蜂房10g　蒲公英50g　地丁20g　白糖适量

【主治】乳腺炎。

【用法】水煎服，每日1剂，1日2次，连用数日。

3. 瓜蒌消炎汤

【组成】炒全瓜蒌12g　当归6g　山慈姑5g　杉刺球7个　青橘叶7片　丝瓜络5g

【主治】乳腺炎初期。症见乳房红肿疼痛。

【用法】水煎服，每日1剂，1日2次。

4. 芙蓉花叶外敷

【组成】芙蓉花叶120g　红糖适量

【主治】乳腺炎溃烂期。

【用法】捣烂外敷患处。

5．丁香外敷

【组成】丁香适量

【主治】乳头破裂。

【用法】研细末，敷患处。

6．朴硝外敷

【组成】朴硝 30g

【主治】急性乳腺炎初期，胀痛未破者。

【用法】取双层纱布1块（比患处略大），将朴硝平铺于纱布夹层中，中心处微厚，再将纱布四周缝合。敷于患处，外以胶布固定。每日外敷 2 次。一般敷后患者自觉局部有清凉感或虫行感。

7．仙人掌外敷

【组成】仙人掌适量

【主治】乳腺炎，气滞热壅型。症见乳汁瘀积结块，肿胀疼痛。

【用法】取新鲜仙人掌，除掉表面的刺及绒毛，洗净捣烂。敷于乳房红肿部位，并以纱布覆盖于药上，每天换药 3 次，并使敷料保持湿润，直至红肿消退停药。

8．白蔹蛋清外敷

【组成】鲜白蔹、鸡蛋清各适量

【主治】乳腺炎，气滞热壅型。症见乳汁瘀积结块，肿胀疼痛。

【用法】取新鲜白蔹块根 1～2 个，刮去外层棕黑色表皮，洗净后捣烂，再加 1～2 个鸡蛋清调匀。外敷于红肿的乳腺肿块上，外以纱布覆盖，胶布固定，每日换药 1 次，一般连用 2～3 天可愈。

9．虾酱外敷

【组成】虾酱、好醋各适量

【主治】乳腺炎。症见乳房日久肿痛不愈。

【用法】虾酱入好醋蒸热，敷乳上。

10．松香外敷

【组成】松香 9g　酒精（或烧酒）适量

【主治】乳腺炎。症见乳汁瘀积疼痛。

【用法】将松香研末，加入酒精调成稀糊状，隔水加温。待溶解后，敷患处，以全部覆盖为度。上盖以蜡纸或油纸，加胶布固定。每日换药 1 次。

11．牛皮胶葱汁熨

【药物】葱汁半酒杯　牛皮胶 30g

【主治】乳腺炎。症见溃烂二三指大者。

【用法】葱汁与牛皮胶隔水炖一伏时，以胶老为度。趁热纳入溃处，以桑皮纸贴之，如内脓未尽，自然脱下，乃如法趁热纳入，倘黏紧不脱，即不须又换，听其自落，则肉已长足收口矣。

12. 谷树叶糟盐熨

【组成】谷树叶、糟盐各适量

【主治】乳腺炎。症见乳汁闭塞胀痛。

【用法】上药煨热。缚乳上。

13. 香附麝香公英热敷

【组成】香附 30g　麝香 0.1g　公英 60g　酒适量

【主治】乳腺炎。症见乳房胀痛，胸闷不舒者。

【用法】前 2 味研末。公英酒煎去渣，用此酒调药末。趁热敷于患处。

14. 露蜂房熨

【组成】露蜂房 200g

【主治】乳腺炎。症见乳汁不出，内结成脓者。

【用法】上药为末炒热布包。热熨患处，上置热水袋熨之。

15. 皮硝熨

【组成】皮硝 80g

【主治】急性乳腺炎初起，或用于乳痈的回乳。

【用法】将药物放入布袋备用。覆于乳房患侧，用热水袋温熨之。每日1～2次，每次30分钟，隔日换药。

16. 飞扬草盐敷

【组成】鲜大飞扬草 1 握　食盐少许

【主治】乳腺炎初起。

【用法】上药混合捣烂。加热水外敷患处。

17. 独脚莲热敷

【组成】独脚莲鲜草适量

【主治】乳腺炎初起。

【用法】加红糖共捣烂。加热敷贴患处。

18. 指甲菜敷腕

【组成】鲜婆婆指甲菜适量

【主治】乳腺炎初起。

【用法】上药捣烂，加酒糟作饼。将药饼烘热敷于腕部脉门上，左乳敷于右腕，右乳敷于左腕。

19. 大葱麝香熨

【组成】大葱1大把　麝香少许

【主治】乳腺炎初起，肝郁气滞型。症见乳汁郁滞不下，乳房胀痛。

【用法】将大葱捣成饼状，加麝香少许，混匀。摊于乳上，上覆厚布 1 块，用熨斗熨烫。汗出即愈。

二十一、回　乳

由于某种原因致使乳母不能进行正常哺乳，如乳母患传染病或婴儿死亡等，须进行回乳，以免乳房胀痛和发生乳腺炎。

1．神曲公英汤

【组成】神曲、蒲公英各 30g

【主治】回乳。

【用法】将上药水煎，每日1 剂，1 日 2 次分服。同时，趁热将药渣用干净纱布包好，放在乳房上热熨。

2．生麦芽回乳汤

【组成】生麦芽 120g

【主治】回乳。

【用法】将上药微火炒黄，置锅内，加水 800mL，煎至 400mL，滤汁；再加水 600~700mL，煎至 400mL，将 2 次药汁混合为 1 日量，分 3 次温服。

3．莱菔子回乳汤

【组成】莱菔子 30~40g

【主治】回乳。

【用法】将上药打碎，加水浸泡 30 分钟后，水煎分 3 次温服，每日 1 剂。

4．陈皮莱菔子柴胡回乳汤

【组成】陈皮、莱菔子、柴胡各 15g

【主治】回乳。

【用法】将上药水煎分 2 次服，每日 1 剂。

二十二、缺 乳

缺乳指产后哺乳期乳汁分泌不足。多由产后气血虚弱，不能生化乳汁，或肝气郁结、气机不畅所致。

辨证分型

1. 气血虚弱型：症见产后乳少，甚或全无，乳汁清稀，乳房柔软，无胀感，面色少华，神疲食少，舌淡少苔，脉虚细。

2. 肝郁气滞型：症见产后乳汁分泌少，甚或全无，胸胁胀闷，情志抑郁不乐，或有微热，饮食不振，舌正常，苔薄黄，脉弦细或数。

临床施治

1. 赤小豆汤

【组成】赤小豆 500g

【主治】缺乳，气血虚弱型。症见产后乳少，甚或全无，乳汁清稀，乳房柔软，无胀感，面色少华，神疲食少，舌淡少苔，脉虚。

【用法】每天早、晚各服 1 半的煎赤小豆汤液（去豆、饮浓汤）。连服 3~5天。

2. 黑芝麻僵蚕茶

【组成】僵蚕 6g　黑芝麻、红糖各 30g

【主治】缺乳，气血虚弱型。症见产后乳少，甚或全无，乳汁清稀，乳房柔软，无胀感，神疲食少。

【用法】将僵蚕研细，芝麻捣碎，加入红糖后拌匀。将药放入茶杯内，倒入沸开水，加盖后待 10 分钟左右，1 次顿服，每日服 1 次，空腹时服。

3. 双花公英王不留行汤

【组成】金银花、蒲公英、王不留行各 15g

【主治】缺乳，肝郁气滞型。症见产后乳汁分泌少，甚或全无，胸胁胀闷，情志抑郁不乐，或有微热，饮食不振，舌正常，苔薄黄，脉弦细或数。

【用法】将上药水煎3次后合并药液，分 3 次服，并以黄酒少量为引。每日 1 剂。

二十三、乳络不通

乳络不通是指乳汁排出不畅，可出现乳房胀痛，重者继而乳房红肿灼热，甚至全身发热，则为乳腺炎先兆。中医认为是产后情志抑郁，郁怒伤肝，肝失条达，气机不畅，以致经脉涩滞，乳络不通，阻碍乳汁运行。

1. 丝瓜散

【组成】丝瓜连子　烧存性研末

【主治】乳络不通。

【用法】以酒送服 3 ~ 6g，随即盖被取汗，乳自通。

2. 橘叶橘皮鹿角霜

【组成】鲜橘叶、青橘皮和鹿角霜各 15g

【主治】乳络不通。

【用法】水煎后冲入黄酒少许热饮。

3. 酒酿菊花

【组成】糯米酒酿 1 小碗　菊花叶

【主治】乳络不通。

【用法】加入菊花叶捣烂绞汁半酒杯，煮沸后趁热服用。并以两药渣调匀敷患处。

4. 嫩荸荠苗叶

【组成】鲜嫩荸荠苗叶

【主治】乳络不通。

【用法】切细，加酒酿一同捣烂，再炒热敷之。

二十四、更年期综合征

更年期综合征中医称为绝经前后诸症，是指妇女进入老年，肾气日衰，肾阴失调而导致脏腑功能失常。临床以眩晕耳鸣、烘热汗出、烦躁易怒、面目下肢浮肿，或月经紊乱、情志不宁为主要表现的疾病。

辩证分型

1. 肾阴虚型：症见头目眩晕耳鸣，面部烘热汗出，五心烦热，腰膝痛，月经规律紊乱，舌红少苔，脉细数。可兼见皮肤干燥、瘙痒，口干便干。

2. 肾阳虚型：症见面色晦暗、精神委靡、形寒肢冷、纳呆便溏、面浮肢肿、舌淡苔薄、脉沉细无力。

临床施治

1. 浮小麦甘草饮

【组成】浮小麦 30g　甘草 10g　大枣 5 枚

【主治】更年期综合征，或经期、妊娠期、产后、更年期癔病。症见心悸、怔忡不安、悲伤欲哭，自汗。

【用法】水煎服，每日 1 剂，1 日 2 次。

2. 黑木耳大枣散

【组成】黑木耳 120g　大枣 120g　姜 60g　红糖 120g

【主治】更年期综合征，或经期、妊娠期、产后、更年期癔病。

【用法】上药共研为末，蒸熟，每次 15g，1 日 2 次。

3. 芝麻大米粥

【组成】芝麻 15g　大米 100g

【主治】更年期综合征，肾阴虚型。症见头目眩晕耳鸣，面部烘热汗出，五心烦热，腰膝痠痛，月经规律紊乱。

【用法】将芝麻用水淘净，轻微炒黄后研成泥状，加大米煮粥。每日 1 次，可常服。

4. 核芡莲子粥

【组成】核桃仁 20g　芡实 18g　莲子 18g　粳米 60g

【主治】更年期综合征，肾阳虚型。症见面色晦暗、精神萎靡、形寒肢冷、纳呆便溏、面浮肢肿。

【用法】以上诸味煮粥，常食。

5. 酸枣仁粥

【组成】酸枣仁 30g　粳米 60g

【主治】更年期综合征。症见逐渐情志失常，喜怒无度，失眠。

【用法】先将酸枣仁水煎取汁，与粳米共煮成粥。每日 1 次，连服 10 日为 1 个疗程。

6. 百合粥

【组成】百合粉 30g　粳米 100g　冰糖适量

【主治】更年期综合征，阴虚型。症见月经紊乱、潮热、盗汗。

【用法】粳米煮粥，沸后加百合，转文火熬至粥熟，入冰糖。早晚服食。

7. 黄精山药鸡汤

【组成】黄精 15～30g　山药 100～200g　鸡 1 只

【主治】更年期综合征，肾阴虚型。症见头目眩晕耳鸣，面部潮热汗出，五心烦热，腰膝酸痛。

【用法】将鸡治净切块，同上药放入盘中，隔水炖熟，调味服食。分2次食用，隔日1次，连服数日。

8. 首乌黄芪乌鸡汤

【组成】乌鸡肉 200g　制首乌 20g　黄芪 15g　红枣 10粒

【主治】更年期综合征，气虚血弱、肝肾不足型。症见头晕耳鸣、潮热汗出、心悸失眠、胆怯易惊、神疲乏力等。

【制法】（1）将黄芪、制首乌洗净，用棉布袋装，封口；红枣（去核）洗净；乌鸡肉洗净，去脂肪，切成小块。（2）把全部用料一齐放入沙锅内，加清水适量，武火煮沸后，文火煮 2 小时，去药袋后，调味即可。

9. 蚝豉发菜瘦肉汤

【组成】蚝豉 100g　发菜 25g　猪瘦肉 100g　食盐适量

【主治】更年期综合征，肾阴不足型。症见烘热汗出、头晕耳鸣、惊恐不安、心悸失眠或头目眩晕、咽干口燥等。

【制法】（1）将蚝豉用清水浸软，洗净；发莱用清水浸软，洗净；猪瘦肉洗净，切小块。（2）把全部用料一齐放入锅内，加清水适量，武火煮沸后，文火煮 2

小时，调味即可。

10．牛奶鹌鹑汤

【组成】鹌鹑蛋 2 个　鲜牛奶 200g　白糖适量

【主治】更年期综合征，心脾气虚型。症见头晕眼花、面色苍白、气短懒言，怔忡健忘、失眠梦多、无故忧思等。

【用法】将牛奶放入锅内，加少许水用文火煮沸，鹌鹑蛋打开，加入牛奶中，用文火煮至刚熟，加入白糖适量，即可食用。

男科疾病偏方

Nanke Jibing Pianfang

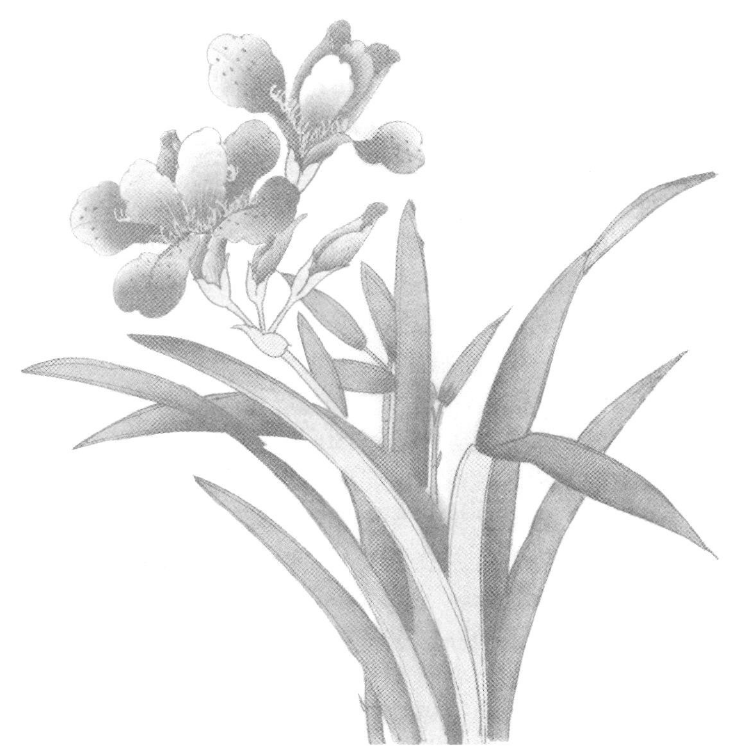

一、阳　痿

阳痿即指阳事不举，或举而不坚，不能完成性交过程的称阳痿。相当于现代医学的男子性功能障碍。

辨证分型

1. 肾气不足型：症见举而不坚、气短乏力、腿软。
2. 肾阳虚弱型：症见阴茎痿而不起、腰酸腿软、头晕耳鸣。
3. 阴虚火旺型：症见性欲冲动时触而即泄，多思少寐，目涩、耳鸣。

临床施治

1. 高年壮阳汤

【组成】鹿角霜 10g　淡苁蓉 10g　牛膝 15g　枸杞 15g　菟丝子 20g　破故纸 10g　杜仲 15g　大枣 5g　黄芪 20g

【主治】阳痿，肾气不足型，高年者。症见举而不坚、气短乏力、腿软。

【用法】上多味同水煎。早晚服 1 次。

2. 虫草虾仁汤

【组成】冬虫夏草 9～12g　虾仁 15～30g　生姜少许

【主治】阳痿，肾气不足型。症见举而不坚、气短乏力、腰酸。

【用法】加水煎至水沸 30分钟后取汤温服。每日 1 次，连服 1 个月。

3. 杜仲煲猪肚

【组成】杜仲 50g　猪肚 200g

【主治】阳痿，肾气不足型。症见举而不坚、气短乏力、腰酸、小便频数清长。

【用法】猪肚用盐和水里外搓洗干净，切块，与杜仲加水炖汤，至猪肚烂熟，调味食。每日1次，连服数日。

4. 黑豆狗肉

【组成】黑豆 50g　狗肉 250g

【主治】阳痿，肾阳虚弱型。症见阴茎痿而不起、腰酸腿软、头晕耳鸣。

【用法】将黑豆与狗肉分别用清水洗 2 次，同时放入锅内，加清水、葱、姜、蒜各适量，加热烧开后，改文火煮烂，加盐少许即可。每日 1 次，可常食。

5. 米酒蒸公鸡

【组成】米酒 500g　公鸡 1 只　油、盐等调料各适量

【主治】阳痿，肾气不足型。症见举而不坚、气短乏力、头晕耳鸣、腰酸、小便频数清长。

【用法】公鸡洗净切块，加油、盐放入锅内，炒半熟，放入盛米酒的大碗中，隔水蒸烂熟。每日1次，可间断常服。

6．虫草蒸甲鱼

【组成】冬虫草10g　甲鱼1只　红枣20g　料酒等调味品适量　清鸡汤1 000g

【主治】阳痿，肾气不足型。症见举而不坚、身倦乏力、腰膝酸软、头晕耳鸣。

【制法】将甲鱼切成4块，放锅内煮一下，割开四肢，剥去腿油，洗净，虫草洗净。红枣用开水浸泡。甲鱼放碗中，加鸡蛋、虫草、红枣及调味品，蒸2小时，拣去葱、姜即成。食肉喝汤。

7．猪腰炒韭黄

【组成】鲜韭黄100g　猪腰1个

【主治】阳痿，肾气不足型。症见举而不坚、身倦乏力、腰膝酸软、头晕耳鸣。

【用法】韭黄洗净切段，猪腰洗净切成薄片。加油盐炒韭黄。每日1次，连服数日。

8．冬虫生地炖胎盘

【组成】冬虫夏草10～15g　生地20g　鲜胎盘半个

【主治】阳痿。肾阳虚弱型。症见阴茎痿而不起、腰酸腿软、头晕耳鸣。

【用法】将胎盘洗净切块，放蒸锅内与冬虫夏草、生地隔水炖熟食。隔日1次，连服7～8次。

9．鹿角胶粥

【组成】鹿角胶15～20g　粳米100g　生姜3片

【主治】阳痿，肾阳虚弱型。症见阴茎痿而不起、腰酸腿软、头晕耳鸣。

【用法】粳米淘净煮粥，临熟时加入鹿角胶、生姜煮成粥温服。

10．雀肉粥

【组成】麻雀3～5只　大米50～100g

【主治】阳痿，肾气不足型。症见举而不坚、身倦乏力、腰膝酸软、头晕耳鸣。

【用法】大米淘净，麻雀去皮及内脏，洗净，切碎，下锅炒熟，加水、大米同煮成粥，熟后加盐、葱调味。空腹食之。

11．泥鳅粥

【组成】泥鳅250g　粳米100g　火腿末25g　葱、姜末15g　调料适量

【主治】阳痿，肾气不足型。症见举而不坚、身倦乏力、头晕耳鸣。

【用法】泥鳅加工与火腿同上笼蒸熟，去骨刺。粳米入锅，加水，煮成粥，下鱼、火腿，再适当加入料酒、盐、味精、胡椒粉等，稍煮即可服食。

12．苁蓉强身粥

【组成】肉苁蓉30g　精羊肉100g　大米100g　葱、姜、盐各少许

【主治】阳痿，肾阳虚弱型。症见阴茎痿而不起、腰酸腿软、头晕耳鸣。

【用法】将肉苁蓉煮熟后切成薄片，将羊肉细切，诸味相和煮粥。空腹食。每

日早、晚各1次，连服数日。

13. 羊石子饭

【组成】羊睾丸2对　大米300g

【主治】阳痿，肾阳虚弱型。症见阴茎痿而不起、腰酸腿软、头晕耳鸣。

【用法】羊睾丸加水煮沸后5分钟，捞出切成块，放锅中继续煮20分钟，将睾丸捞出随意食，留汤汁；大米淘洗干净后，将汤汁倒入米中，加适量水，蒸成干饭。晚餐服食。

14. 茴香炮姜贴脐方

【组成】小茴香、炮姜各5g

【主治】阳痿，肾阳虚弱型。症见阳事不举、面色皖白、畏寒肢冷、舌淡苔白、脉沉细。

【用法】研末，加食盐少许，用少许人乳汁（亦可用蜂蜜或鸡血代）调和。敷肚脐，外用胶布贴紧，5～7天换药1次。

15. 木鳖子桂枝贴脐方

【组成】木鳖子5个　桂枝、狗骨各9g　干姜、花椒各3g

【主治】各型阳痿。

【用法】人乳或蜂蜜调和。敷于肚脐，外加胶布固定，3天换药1次，7次为1个疗程。

16. 鞭茸酒

【组成】鹿鞭1条　鹿茸30g　蛤蚧1对　酒1 000g

【主治】阳痿，肾阳虚弱型。症见阳事不举、面色皖白、畏寒肢冷、腰膝酸软、舌淡苔白、脉沉细。

【用法】3味泡酒，7日后早晚各饮30g。

17. 壮阳酒

【组成】羊睾丸2g　牛膝 12g　枸杞子250g　淫羊藿250g　炒杜仲500g　山药250g　川芎120g　当归500g

【主治】各型阳痿。

【用法】上药浸泡于5 000g酒中，半月后饮药酒。每日早晚各服30g。

18. 海狗肾酒

【组成】海狗肾1副　米酒1000g　.

【主治】阳痿，肾阳虚弱型。症见阳事不举、面色皖白、畏寒肢冷、腰膝酸软。

【用法】浸酒月余取饮。或将腽肭脐酒浸擂烂，同曲、米如常酿酒。每饮30～50mL，每日 1次。

19. 仙灵脾酒

【组成】淫羊藿500g

【主治】阳痿，肾阳虚弱型。症见阳事不举、面色皖白、畏寒肢冷、腰膝酸软、尿频。

【用法】以酒 2 000mL浸 3 日。不拘时饮之。

二、早泄

早泄是指房事时不能持久，一触即泄。多因情志失调或房劳过度，手淫斫丧，饮食不节，湿热下注等致肾气不能固摄而致。

辨证分型

1. 肾阳虚型：症见腰膝酸痛、少腹拘急、小便频数、入房即泄、手足不温、舌质淡、苔白。

2. 阴虚阳亢型：症见头晕耳鸣、腰腿酸软、入房即泄、手足心热、口燥咽干、舌质偏红、少苔无津。

3. 心脾两虚型：症见身乏困倦、心悸怔忡、多梦健忘、入房即泄、形体消瘦、面色不华、便溏、舌质淡、边有齿痕、苔白。

4. 心肾不交型：症见面色红赤、口渴心烦、怔忡心悸、夜寐不安、一触即泄，苔薄黄。

临床施治

1. 韭菜蚯蚓酒

【组成】韭菜 200g　大蚯蚓 11 条　黄酒 100mL

【主治】早泄，肾阳虚型。症见腰膝酸痛、少腹拘急、小便频数、入房即泄、手足不温、舌质淡、苔白。

【用法】将蚯蚓剖开洗净，韭菜捣取原汁，与蚯蚓共捣至极烂，然后将黄酒煮沸冲入，密封片刻，取汁 1 次服完。每日 1 剂，连服 3 日。

2. 蒸公鸡糯米酒

【组成】公鸡 1 只　糯米酒 500mL

【主治】早泄，肾阳虚型。症见腰酸、小便频数、入房即泄。

【用法】公鸡去毛和肠杂，切碎，加油和少量盐放锅中炒熟，盛大碗内加入糯米酒，隔水蒸熟服之。

3. 土茯苓炖猪肉

【组成】土茯苓 50g　瘦猪肉 100g　酒饼适量

【主治】早泄，心脾两虚型。症见身乏困倦、心悸怔忡、多梦健忘、入房即泄、形体消瘦、面色不华、便溏。

【用法】酒饼半个同加水适量炖 2 小时，每天分 2 次食肉喝汤。

4. 金樱子酒

【组成】金樱子 500g　党参、续断、淫羊藿、蛇床子各 50g　白酒 2 500mL

【主治】早泄，肾阳虚型。症见腰酸、小便频数、入房即泄、手足不温。

【用法】上药置酒中浸泡半个月后用。早晚各服 25mL。

三、遗　精

遗精包括梦遗、滑精，有梦而遗精称为梦遗；无梦而遗精，甚至清醒时精液流出称为滑精。常见于现代医学的前列腺炎、精囊炎、神经衰弱等疾病。

辨证分型

1. 阴虚火旺型：症见梦遗、心烦少眠、头目昏晕、神疲乏力。
2. 肾气不固型：症见滑精不禁、精液清冷、委靡不振、面色苍白。
3. 湿热下注型：症见遗精频作、茎中涩痛、小便热赤、口苦或渴。

临床施治

1. 干姜石脂丸

【组成】干姜、赤石脂各 30g　胡椒 15g

【主治】遗精，肾气不固型。症见大肠寒滑、小便精出、委靡不振、面色苍白。

【用法】上药共研为末，醋糊丸，梧子大，每服 5～7 丸，米汤饮下。

2. 四味固肾丸

【组成】小茴香 50g　生虾仁 50g　生地 20g　山药 2 0g

【主治】遗精，肾气不固型。症见滑精不禁、精液清冷、委靡面白、四肢无力。

【用法】将茴香、生地、山药焙干研末，将虾仁捣烂，四者和为丸，放蒸锅内蒸熟，以黄酒送服。1 日分 2 次服完。10～15 日为1个疗程。

3. 五倍子茯苓丸

【组成】五倍子 120g　茯苓 30g　龙骨 15g

【主治】遗精，肾气不固型。症见滑精、精液清冷、气短食少。

【用法】将上药共研为末，面糊为丸，开水送服，每次服如绿豆大 40 丸。日服3次。

4. 金樱子蜜膏

【组成】金樱子 1 000g　蜂蜜适量

【主治】遗精，肾气不固型。症见滑精、精液清冷、腰膝酸软。

【用法】捣碎，加水煮 3 次，去渣。过滤后再浓煎。加蜂蜜使其成膏状。每日睡服 1 匙。可用开水冲服。

5．刺猬皮散

【组成】刺猬皮 100g

【主治】遗精，肾气不固型。症见滑精、精冷。

【用法】置瓦上焙黄存性研末，每次 5g，每日 2 次，用绍兴酒 50mL对服。

6．韭菜子核桃仁煎

【组成】韭菜子 9g　核桃仁 3 个

【主治】遗精，肾气不固型。症见滑精不禁、精液清冷。

【用法】韭菜子炒黄，加核桃仁水煎，加少许白酒煮沸数次，温服。

7．淮山药糊

【组成】淮山药 60g

【主治】遗精，脾肾两虚型。症见滑精、四肢乏力、小便清长。

【用法】研末加水适量煮糊，煮熟后对入米酒 1 ~ 2 汤匙，温服。

8．鱼鳔汤

【组成】鱼鳔 20g　调料适量

【主治】遗精，肾气不固型。症见精液清冷、委靡不振、面色苍白。

【用法】鱼鳔加调料煮汤内服，或佐餐用。每日 1 次，7 ~ 10 日为 1 个疗程。

9．加味鳖汤

【组成】鳖 1 只　枸杞子、山药各30g　女贞子、熟地黄各15g

【主治】遗精，肾阴虚型。症见梦遗、心烦少眠、头目昏晕、神疲乏力。

【用法】上味共加水，小火炖至鳖熟透，去药渣，随意食。

10．荔枝树根猪肚汤

【组成】荔枝树根 60g　猪小肚 1 个

【主治】遗精，脾肾两虚型。症见滑精、精冷、四肢乏力、小便清长。

【用法】将树根切段洗净，水煎，食小肚饮汤。

11．刀豆煲猪腰

【组成】刀豆 10 粒　猪腰 1 个

【主治】遗精，肾气不固型。症见滑精不禁，腰膝酸软，委靡不振，面色苍白。

【用法】将猪腰洗净，切成小块，与刀豆同入锅内，加水 2 碗煎成 1 碗，加食盐少许调味。饮汤食猪腰。每日 1 次，10 ~ 12 日为 1 个疗程。

12．韭菜子酒

【组成】韭菜子 10g　黄酒适量

【主治】遗精，肾气不固型。症见滑精不禁、无梦而遗。

【用法】水煎。黄酒送服，日服 2 次。

13．车前子韭菜子核桃粥

【组成】炒车前子 12g　韭菜子 6g　核桃仁 3 个　薏米 30g

【主治】遗精，湿热下注型。症见遗精频作、茎中涩痛、小便热赤、口苦或渴。

【用法】韭菜子炒黄，与核桃仁、薏米、炒车前子加水煮粥，待温饮服。每日1次，连服10～15日。

14. 羊肉苁蓉粥

【组成】精羊肉100g　肉苁蓉15g　鹿角胶10g　葱白7段　鸡蛋2个　粳米100g

【主治】遗精，肾阳虚型。症见形寒肢冷、面色皖白、头昏目眩、腰膝酸软、阳痿早泄、夜尿清长。

【用法】先将羊肉洗净切碎，与苁蓉、葱白同煎，去渣取汁，后入米煮粥，临熟下鹿胶、鸡蛋，搅合匀，空腹食。

15. 加味麻雀粥

【组成】麻雀5只，菟丝子30～45g　覆盆子10～15g　枸杞子20～30g　粳米100g　细盐少许，葱白2个　生姜3片

【主治】遗精，肾气不固型。症见滑精不禁、腰酸、委靡不振、面色苍白。

【用法】先把菟丝子、覆盆子、枸杞子，同放入沙锅内煎取药汁，去掉药渣，再将麻雀去毛及肠杂，洗净用酒炒，然后与粳米、药汁加适量水一并煮粥，欲熟时，加入细盐、葱白、生姜，煮成稀粥服食，每日1剂，2次服，3～5天为1个疗程。

16. 固精加味大米饭

【组成】饭豆50g　莲子20g　芡实20g　大米500g

【主治】遗精，肾气不固型。症见滑精不禁、委靡不振、不欲饮食。

【用法】饭豆、莲子、芡实泡发后，入大米加适量水，隔水蒸成米饭。晚餐服食。

17. 固精牡蛎二米饭

【组成】芡实40g　金樱子30g　牡蛎50g　莲子30g　大米400g　高粱米100g

【主治】遗精，肾阴虚型。肾阴虚型。症见梦遗、少眠、头目昏晕、五心烦热。

【用法】将牡蛎大火煮沸，中火煎30分钟入金樱子共煎20分钟，取汁；将芡实、莲子、大米、高粱米加水再加入药汁，同蒸成干饭。早晚服食。

18. 温水足浴

【组成】清洁水适量

【主治】各型遗精，尤其神经衰弱引起的遗精。

【用法】将适量清洁水加热至50℃～60℃，倒入木桶或瓷盆内。患者正坐，脱去鞋袜，赤足在热水中洗浸，每次8～10分钟，每晚睡前1次。

【说明】睡前要保持心境平静，不要看刺激性小说、电影或电视。

19. 螵蛸樱子浴

【组成】海螵蛸、金樱子各10g　五倍子20g

【主治】各型遗精。

【用法】上药加水煎煮30分钟，去渣，取液，趁热熏蒸阴茎龟头数分钟，待

水温降至40℃左右时，可将龟头浸泡在药液中5～10分钟，每晚1次，15～20日为1个疗程。

20. 猪肾酒

【组成】猪肾1只（切开去膜）　入附子末3g

【主治】遗精，肾阳虚型。症见滑精不禁、精液清冷、形寒肢冷、面色苍白。

【用法】湿纸裹煨熟，空腹食用，饮酒1杯。

21. 鸡骨酒

【组成】鸡骨焙黄为末

【主治】遗精，肾气不固型。症见滑精不禁、腰酸、委靡不振、面色苍白。

【用法】每次3g，每日2次，黄酒冲服。

22. 二子酒

【组成】菟丝子、五味子各30g　白酒500mL

【主治】遗精，肾气不固型。症见滑精不禁、腰酸、委靡。

【用法】一起浸泡7天后服。每次20～30mL，每日2～3次。

四、阳强　阳缩

阳强是无性兴奋状态下阴茎容易勃起，且久久不倒，或者房事后仍不衰软为临床表现的疾病。阳缩是指男性阴囊、睾丸突然内缩，常伴有少腹疼痛为临床表现的疾病。

阳强辨证分型

1. 阴虚阳亢型：症见阴茎异常勃起，久不衰，精液自出，同房不射精，腰膝酸软，五心烦热，舌质红，少苔无津。

2. 气滞血瘀型：症见阴茎异常勃起，疼痛或不射精，腰痛胁胀，少腹不适，舌质暗有瘀点或紫，苔薄白。

阳缩辨证分型

1. 寒冷型：症见遇寒睾丸突然内缩，少腹疼痛。

2. 肾虚型：症见遇寒睾丸突然内缩，少腹疼痛，腰膝酸软。

临床施治

1. 桃仁陈皮粥

【组成】桃仁15g　陈皮10g　粳米100g

【主治】阳强，气滞血瘀型。症见阴茎异常勃起，疼痛或不射精，少腹不适，舌质暗有瘀点或紫，苔薄白。

【用法】将桃仁捣碎，与粳米按常法煮食用。

2．白酒冲胡椒

【组成】白酒（60度以上）适量，胡椒50粒

【主治】阳缩，寒冷型。症见遇寒睾丸突然内缩，少腹疼痛。

【用法】白酒用水温热，冲人轧碎的胡椒上。趁热服用。

3．白酒煮虾椒

【组成】白酒（60度以上）适量　红尖辣椒2~3个　鲜虾100g

【主治】阳缩，寒冷型。症见遇寒睾丸突然内缩，少腹疼痛难忍。

【用法】先将辣椒、鲜虾用油炒熟，冲入白酒煮沸。趁热顿服。

4．韭菜汁酒

【组成】鲜韭菜适量　白酒（60度）100g

【主治】阳缩，寒冷型。症见遇寒睾丸突然内缩，少腹疼痛难忍，伴有面青唇白、汗出不止。

【用法】将韭菜洗净，切碎，捣烂，绞取韭菜汁1杯，加入白酒蒸服。顿服。

5．烤老姜

【组成】老姜1 块

【主治】阳缩，寒冷型。症见遇寒睾丸突然内缩，伴有面青唇白、汗出不止。

【用法】去皮烤热。塞入肛门内，阳物即伸出。

6．老葱白酒热敷方

【组成】老葱白200g　老白干（或二锅头）150g

【主治】阳缩，寒冷型。症见遇寒睾丸突然内缩，伴面青唇白、汗出如雨。

【用法】葱白洗净，切碎，入锅炒至极热，倒入白酒，拌匀。趁热将葱白酒糊敷于下腹部，待凉时加热再敷，数次即愈。

7．韭菜子故纸散

【组成】韭菜子、破故纸各30g

【主治】阳缩，肾虚型。症见遇寒睾丸突然内缩，少腹疼痛，腰膝酸软。

【用法】共研细末。每服9g，日服3次。

五、不射精症

不射精症是指男性在性交过程中无精液射出为主要临床表现的疾病。

辨证分型

1. 肾阳虚衰型：症见性交过程中无精液射出，腰膝酸软，精神疲惫，性欲减

退，阳痿，阴头寒冷，小便清长，舌质淡，苔白薄。

2. 阳两虚型：症见性交过程中无精液射出，腰膝酸软，全身倦怠，畏寒，手足心热，少腹隐痛，舌质淡，舌尖红，苔薄白。

临床施治

1. 淫羊蛇床黄精鳖甲汤

【组成】淫羊藿、蛇床子、覆盆子、黄精、炙鳖甲各 30g　全当归、穿山甲、党参、枸杞子各 20g　柴胡、枳实、郁金、王不留行各 10g　石菖蒲、麻黄各 8g　蜈蚣 4 条。

【主治】各型不射精症。症见性交过程中无精液射出，腰膝酸软，全身倦怠。

【用法】将上药水煎，每日 1 剂，20 天为 1 个疗程。1 个疗程结束后，隔 5 天行下 1 个疗程。

2. 黄芪党参四子汤

【组成】黄芪、党参各 30g　菟丝子、覆盆子、韭菜子、枸杞子、山萸肉、淫羊藿、熟地黄、山药、白花蛇舌草各 15g　路路通、补骨脂、牛膝、石斛、仙茅各 10g　马钱子 0.5g　蜈蚣 2 条

【主治】不射精症，阴阳两虚型。症见性交过程中无精液射出，腰膝酸软，精神疲惫，性欲减退，阴头寒冷，手足心热，小便清长，舌质淡，舌尖红，苔白薄。

【用法】将上药水煎3次后合并药液，分 2~3 次口服，每日 1 剂，15 剂为 1 个疗程。

3. 巴戟仙灵萸肉汤

【组成】巴戟天、仙灵脾各 20g　山萸肉、枸杞子、菟丝子、桑椹子、生地各 12 克　远志、炙甘草各 10g

【主治】不射精症，肾阳虚衰。症见性交过程中无精液射出，腰膝酸软，全身倦怠，畏寒怕冷，少腹隐痛，舌质淡，苔薄白。

【用法】将上药水煎，每日 1 剂，分 2~3 次口服，20 天为 1 个疗程。

4. 枸杞菟丝萸肉汤

【组成】枸杞子、菟丝子、山萸肉各 25g　紫河车 2 g（冲服）　鹿茸 1g（冲服）　锁阳、龟板、何首乌、全当归各 10g　川续断、桑寄生、补骨脂各 15g

【主治】不射精症，肾阳虚衰。症见性交过程中无精液射出，腰膝酸软，精神疲惫，性欲减退。

【用法】将上药共水煎，每日 1 剂。分 2 ~ 3 次口服。20 天为 1 个疗程。

六、不育症

不育症是指男子在生育年龄，婚后多年（无避孕措施，排除女方生殖功能原因）不育的疾病。

辨证分型

1. 肾虚精亏型：症见腰膝酸软、精神疲惫、性欲减退、阳痿、阴头寒冷、小便清长、舌质淡、苔白薄。

2. 肝肾不足型：症见腰膝酸软、胁肋不舒、全身倦怠、畏寒怕冷、少腹隐痛、舌质淡、苔薄白。

临床施治

1. 补肾填精方

【组成】金樱子、菟丝子各 30g　淫羊藿、枸杞子各 12g　破故纸、熟地、川续断、狗脊、党参各 15g　仙茅 10g　肉苁蓉 15 ~ 20g

【主治】不育症，肾虚精亏型。症见腰膝酸软、精神疲惫、性欲减退、阳痿、阴头寒冷、舌质淡、苔白薄。

【用法】水煎，每日 1 剂，分 2 次服。

【说明】气虚者加北芪；腰痛者选黄精、桑寄生、乌药等；早泄可加牡蛎、山萸肉、五味子；脾虚纳少可加淮山药、茯苓等。

2. 麦门冬蛤蚧生精汤

【组成】麦门冬、白芍、菖蒲、合欢皮、茯苓、羊藿叶各15g　枸杞子、知母各 20g　淮山药10g　蛤蚧 1 对

【主治】不育症，肾虚精亏型，无精子症。症见腰膝酸软、精神疲惫、性欲减退、阳痿、舌质淡、苔白薄。

【用法】水煎服，每剂煎 2 次，每天 分 2 次服，早饭与晚饭后服用 50mL。3 个月为 1 个疗程。

【说明】若气血两虚可加冬虫夏草 10g；肝经湿热下注加萆薢 10g，灯心草 3g；心神惊恐加萱草、竹叶、远志各 10g。

3. 参芪七子汤

【组成】人参 10g　车前子、覆盆子、菟丝子各 50g　女贞子、五味子各 40g　黄芪、枸杞子、巴戟天各 30g　附子 15g，补骨脂 25g

【主治】各型不育症。

【用法】将上药水煎两次后合并药液，分早、晚空腹服，每日 1 剂。

【说明】若性欲减退者，加仙茅、淫羊藿各15g；若阳痿者，加龟胶、鹿角胶各 10g，阳起石 15g；若滑精或早泄者，去车前子，加黄芪至 60～80g；若食欲不振者，加山楂、神曲、鸡内金各 15g；若腰痛者，加川续断、杜仲、鸡血藤各 15g；若失眠者，加远志、合欢花、酸枣仁各 10g；若尿频、尿痛者，加川柏、竹叶、茯苓各 10g；若大便秘结者，加大黄（后下）10g。

外科疾病偏方

Waike Jibing Pianfang

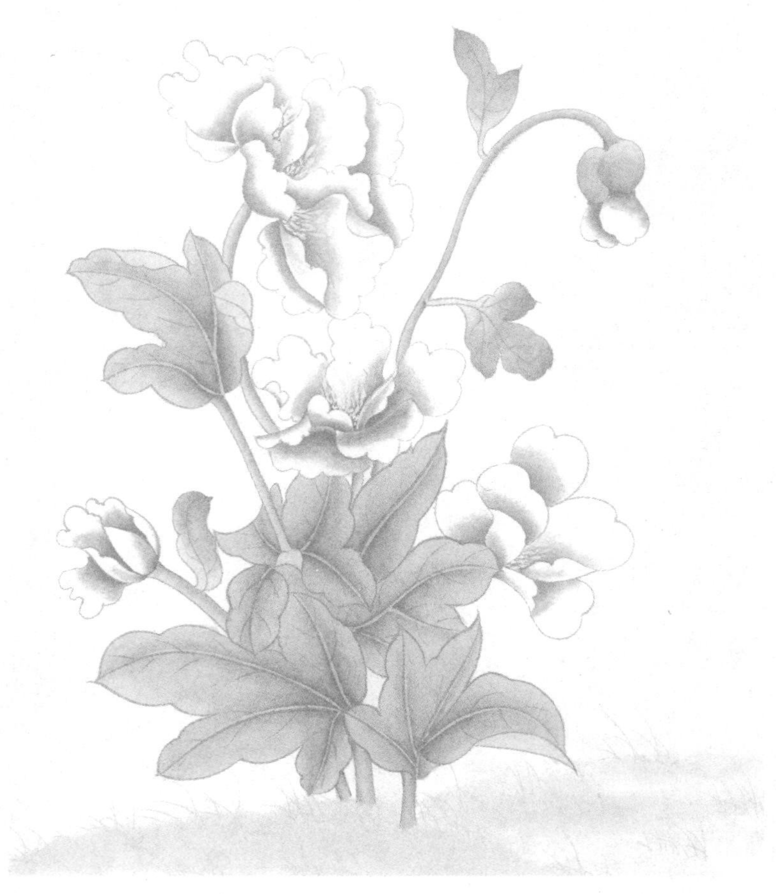

一、落　枕

落枕是指突发于卧床睡眠后，颈背一侧疼痛、压痛，头向患侧倾斜，颈部活动不利，成人多发，冬春季多发。

临床施治

1．七枝膏

【组成】川乌 6g　草乌 6g　干姜 6g　肉桂 6g　红花 6g　细辛 6g　白芷 6g　牙皂 6g　樟脑 30g　制松香适量　黄丹 210g　麻油 500mL

【主治】落枕。

【制法】先将姜汁、葱汁、鲜泽兰叶汁泡松香，晒干后碾成粉末，每 5 000g药麻油放 60～90mL，制好备用。在麻油中先加入椿、槐、桃、柳、枣、桑、桂等7种嫩枝炸焦枯，滤去渣，在加入上药炸焦，再滤去渣，然后加入松香，用黄丹收膏。如无麻油可以代以桐油，黄丹可减至 120g。贮于瓷器中。

【用法】外敷患处。

2．松香樟脑膏

【组成】松香 500g　樟脑 350g　黄蜡 120g　朱砂 30g

【主治】落枕。

【用法】先将松香、樟脑、黄蜡沙锅内炸化，继用朱砂调和，另剪红布一方，摊贴布上。将膏药贴患处。

二、颈椎病

颈椎病是指以头颈、肩臂麻木疼痛，甚者肢体酸软无力、大小便失禁、瘫痪等为主要症状的疾病。现代医学的颈椎综合征、颈动脉供血不足、颈椎骨质增生等可参考治疗。

临床分型

1. 神经根型：在第五颈椎以上发病的多表现为颈肩疼痛或颈枕部疼痛及枕部感觉障碍；在第五颈椎以下发病的多表现为颈僵，活动受限，一侧或两侧颈、肩、臂放射痛，伴有手指麻木、肢冷、上肢无力等。

2. 脊髓型：上肢或下肢，一侧或两侧麻木、酸软无力、颈颤臂抖，甚者步态笨拙、走路不稳。

3. 椎动脉型：颈肩部或颈枕痛、头晕、恶心、呕吐、位置性眩晕、猝倒、持物坠地、视物不清等。

4. 交感神经型：枕部痛、头沉、头晕、偏头痛、心慌、胸闷、肢冷、手足发热、四肢酸胀等。

5. 混合型：表现出以上两型或两型以上的各种症状。临床比较多见。

临床施治

1. 金不换膏

【组成】白芷 360g　根藤 300g　金不换 9 000g　独活 240g　生半夏 240g　冰片 450g　血竭 450g　苏合香 1 440mL　茶油 5 000mL　防风 150g　荆芥 150g　草乌 150g　桂皮 150g　乳香 750g　没药 750g　樟脑粉 600g　艾粉 840g　黄丹 22 500g

【主治】颈椎病，椎动脉型。症见颈肩部或颈枕痛、头晕、恶心、呕吐、位置性眩晕、猝倒、持物坠地、视物不清等。

【制法】上药除艾粉、血竭、冰片、樟脑粉、苏合香油分别研细，待膏成放凉后加入，黄丹在收膏时加入外，先将各药洗净切碎阴干，油浸 10 天。然后用油炸枯，将药渣滤净，加入黄丹熬成膏，放凉，加入艾粉、苏合香油等 5 味。便于装于瓷器中。

【用法】外敷患处。

2. 二活二乌膏

【组成】半夏 30g　升麻 30g　羌活 30g　独活 30g　草乌 30g　良姜 30g　麻黄 30g　生附子 30g　川乌 30g　桂枝 30g　当归 30g　苍术 30g　红花 30g　白芷 30g　菖蒲 30g　丁香 60g　麻油 5 000mL　黄丹 1 800g　临摊时再加：肉桂 3g　牙皂 3g　千年健 3g　乳香 3g　没药 3g　大黄 3g　青皮 3g（以上各研细末）

【主治】神经根型颈椎病。症见颈肩疼痛或颈枕部疼痛及枕部感觉障碍；颈僵，活动受限，伴有手指麻木、肢冷、上肢无力等。

【制法】将羌活至丁香以上诸药，与香油同入铜锅中浸泡 7 日，熬枯去渣，炼开。下黄丹 1 800g 搅匀，成膏 610g，用冷水浸去火毒，临摊膏时，再将肉桂至青皮以上诸药，共研细末对入，用红布摊贴，每张重 6g。

【用法】先将生姜在患处擦红，然后贴膏药1张。

3. 吴茱萸散

【组成】吴茱萸 150～300g　黄酒适量

【主治】颈椎病，风寒湿型。症见串痛麻木，恶寒畏风。

【制法】将吴茱萸研为细末，过筛。用时取药末适量加黄酒拌匀，放锅内炒热，搅成糊状。

【用法】取药糊趁热摊于数块清洁布上，分别贴于大椎、大杼、肩髃、肩井、后溪穴上，冷后再换，再贴之（大椎穴在人体后中线上，第七颈椎棘突下凹陷中；

大杼穴在背部第一胸椎棘突下旁开1. 5寸处；肩髃穴在肩部，当臂外展时，手肩峰后下方呈与凹陷处；肩井穴为大椎与肩峰端连线的中点处；后溪穴在手掌尺侧，微握拳，当第五掌指关节后的远侧掌横纹头赤白肉际处）。

4. 颈椎病敷熨药袋

【组成】海桐皮 30g　红花 30g　川椒 20g　艾叶 15g　伸筋草 30g　透骨草 30g　葛根 30g　桂枝 15g

【主治】各型颈椎病。

【用法】将上药以纱布袋盛装，再用开水浸透（第二次用时则用锅蒸）后稍加拧挤备用。敷熨患处，药袋上用胶皮热水袋盛开水保温。

三、肩周炎

肩周炎又称“五十肩”，易发于 50 岁上下的人，以患肩疼痛，关节周围广泛压痛，活动功能障碍，甚则不能外展、上举和内外旋转为主要临床表现。

辨证分型

1. 肝肾不足型：症见肩部疼痛、筋胀腰酸。
2. 气血虚弱型：症见肩部疼痛、面白气短，或慢性积累性损伤导致血不荣筋。
3. 风寒侵袭型：症见肩部疼痛、怕风畏寒。
4. 湿浊瘀阻型：症见肩部疼痛、痹凝肩膜。

临床施治

1. 肩周炎贴膏

【组成】申姜 120g　血竭花 84g　老儿茶 81g　川续断 84g　没药 84g　乳香 120g　象皮 84g　香油 1 000mL

【主治】肩周炎，肝肾不足型。症见肩部疼痛、筋胀腰酸。

【制法】将其他各药研成细末，倒入香油中慢火熬，用槐枝搅，约 4 小时左右，膏即成。

【用法】摊贴备用。贴于患处。

2. 肩周炎热敷药袋 I

【组成】天南星、生川乌、生草乌、羌活、苍术、姜黄、生半夏各 20g　白附子、白芷、乳香、没药各 15g　红花、细辛各 10g

【主治】肩周炎。症见患肩疼痛，关节周围广泛压痛，活动功能障碍，尤其不能外展、上举和内外旋转。

【制法】将上药共研细末，加食醋、蜂蜜、白酒、葱白捣烂，鲜生姜适量，白胡椒30粒，研碎炒热后装入布袋备用。

【用法】热敷患处，1次30分钟，1日2次，5～7日为1疗程。

3．肩周炎热敷药袋II

【组成】黄蜡（或白蜡）、姜黄、生川乌、生草乌、生半夏、生南星、玄胡、乳香、没药各适量

【主治】肩周炎，湿浊瘀阻型。症见肩部疼痛、痹凝肩膜。

【用法】将上药研细成末，再加生葱、生姜（捣烂成泥）和匀一起入锅内炒热，炒时对适量白酒。

【用法】趁热敷于患肩（热度以患者能忍受为度），隔日1次。5次为1个疗程。

4．肩周炎葱姜蒜热敷膏

【组成】葱、蒜、生姜各取自然汁300mL　米醋300mL　灰面60g　牛皮胶120g　凤仙花汁100mL

【主治】肩周炎。

【制法】先将葱、蒜、姜汁与醋混合，放锅内加热，熬至极浓时，加入牛皮胶融化，再入灰面搅拌均匀，略熬成膏。

【用法】取8cm^2胶布数块，用膏药摊贴中间，分别贴于肩髎、肩髃、曲池，1日1次。

5．肩周炎二乌膏

【组成】川乌、草乌各90g　樟脑90g

【主治】肩周炎，风寒侵袭型。症见肩部疼痛、怕风畏寒。

【用法】上药研末，装瓶备用。根据疼痛部位大小取药末适量，用老陈醋调糊状，匀敷压痛点厚约0.5cm，外敷纱布，然后用热水袋热敷30分钟，每日1次。

6．丝瓜络钻地风散寒敷

【组成】生姜10g　葱白6g　丝瓜络20g　钻地风20g

【主治】肩周炎，寒湿偏盛型。症见肩关节疼痛剧烈，遇寒冷则加重，遇热痛缓。

【用法】将药物捣烂，敷贴患处。

四、慢性腰痛

慢性腰痛主要指腰部一侧或两侧以疼痛为主要临床表现的疾病。

辨证分型

1. 寒湿腰痛：症见腰部冷痛重着，转不利，舌苔白腻，兼见身体沉重，腰痛遇

寒冷加剧，静卧痛不减。

2. 湿热腰痛：症见腰部弛痛，痛处伴有热感，舌苔黄腻，兼见口苦，烦热，小便短赤，腰痛遇热天雨天加重，活动后减轻。

3. 血瘀腰痛：症见腰痛如刺，痛处拒按，日轻夜重，舌质紫暗或有瘀斑，兼见腰痛轻者，俯仰不便，重者不能转侧。

4. 肾虚腰痛：症见下腰部疼痛酸软，神疲乏力，遇劳尤甚，卧则减轻，喜按。偏阳虚者，兼见少腹拘急，面色㿠白，手足不温，舌淡。偏阴虚者，兼见心烦失眠，口燥咽干，面色潮红，手足心热，舌红少苔。

临床施治

1. 金毛狗脊茶

【组成】金毛狗脊 20g

【主治】寒湿腰痛。症见腰部冷痛重着，身体沉重，腰痛遇寒冷加剧，静卧痛不减。

【用法】将金毛狗脊以水煎煮代茶饮。

【说明】腰为肾之府，若肾气不足，寒湿则易侵袭腰部，阻塞经络，影响气血流畅而转侧不利，酸楚困痛。金毛狗脊补肝肾，除风湿，健腰脚，利关节。善治腰背酸痛、膝痛脚弱、寒湿周痹等。

2. 伸筋草茶

【组成】伸筋草 20g　鸡血藤 15g

【主治】风寒湿腰痛。症见雨天时腰疼酸胀，麻木无力。

【用法】将上药同煎煮，代茶饮。

【说明】伸筋草祛风散寒，除湿消肿，舒筋活血。能治风寒湿痹、关节酸痛、皮肤麻木、四肢软弱、水肿、跌打损伤。

3. 骨碎补茶

【组成】骨碎补 50g　桂枝 15g

【主治】闪挫肾虚腰痛。症见腰部不慎挫伤，酸软无力，天气转冷时加剧。

【用法】将上药同煎煮，代茶饮。

【说明】肾寓真阴真阳，是五脏之本，虚则精不得藏，而经脉空虚，无力维系筋肉关节，而易于闪挫、损伤筋膜，导致腰痛。骨碎补又名猴姜，性味苦温，入肝肾经，能补肾，活血。治疗肾虚久泻及腰痛、风湿痹痛、齿痛、耳鸣、跌打闪挫，骨伤等。

4. 千年健九节茶

【组成】千年健 20g　九节茶 15g

【主治】跌打损伤腰痛、慢性腰肌劳损。症见外伤腰痛，时时隐隐作痛。

【用法】用原方药量6倍，共研细末备用。每用 15～20g，置保温瓶中，冲入沸水适量，盖闷 20 分钟，代茶饮用。每日 1～2 剂。

【说明】本方中九节茶为金粟兰科植物接骨金粟兰的枝法。其性味辛、平，功能抗菌消炎、祛风除湿、活血止痛。千年健功能祛风湿、壮筋骨、止痛、消肿，二药合用，祛风湿、壮筋骨、止痹痛效果显著。

5．干姜茯苓粥

【组成】干姜 5g 茯苓 10～15g 粳米 100g 红枣 5 枚 红糖适量

【主治】寒湿腰痛。症见腰冷痛重着，转侧不利，逐渐加重。

【用法】先煎干姜、茯苓、红枣，取汁去渣，与粳米同煮为粥，调入红糖。日分 2 次服。

6．枸杞羊肾粥

【组成】枸杞叶 250g 羊肾 2 对 羊肉 50g 粳米 150g 葱白 5 个

【主治】寒湿肾虚腰痛。症见腰冷痛重着，转侧不利，逐渐加重。

【制法】将羊肾洗净，去臊腺脂膜，切成细丁；葱白洗净，切成细节；羊肉洗净，一同放入沙锅内，加水适量备用。将枸杞叶洗净，用纱布袋装好，扎紧；粳米淘净，一同放入沙锅内，熬粥。待肉熟，米烂成粥时即成。酌量食羊肾、羊肉，喝粥。

7．羊汁粥

【组成】羊骨汤 1 500mL 糯米 100g 红枣 50g

【主治】慢性腰痛，肾阴虚型。症见腰膝酸软，心烦失眠，口干咽燥。

【用法】红枣去核，与粳米一同入沙锅内，加入羊骨汤，煮成稀粥即可服用。

8．干姜茯苓汤

【组成】干姜、茯苓各 6g 甘草、白术各 3g

【主治】慢性腰痛，脾气虚型。症见腰部隐隐作痛，气短，四肢乏力。

【用法】水煎服。每日 1 剂，1 日 2 次。

9．木瓜车前汤

【组成】木瓜 30g 车前子（布包）30g 生姜 10g

【主治】风湿腰痛。症见腰部疼痛，重着。

【用法】水煎服，每日 1 剂，1 日 2 次。

10．生姜椿叶敷

【组成】生姜、椿树叶各 100g

【主治】寒湿腰痛。症见腰部冷痛重，转不利，遇寒冷加剧，静卧痛不减。

【用法】将药捣烂，敷腰部。每日 1 次。

11．寒湿腰痛贴敷

【组成】肉桂 5g 川芎 10g 乳香 10g 蜀椒 10g 樟脑 1g

【主治】寒湿、肾虚、瘀血腰痛，腰痛无热感者均可。

【用法】将上药研末，装瓶备用。治疗时取适量药末用白酒炒热贴敷于肾俞、命门、次髎，外用玻璃纸和胶布固定，2 日换药 1 次。

12. 腰扭伤药膏

【组成】马前子 12g　骨碎补 20g　生南星 10g　三七 20g　威灵仙 12g　羌活 10g　独活 10g　乳香 12g　桃仁 12g　红花 6g　大黄 10g

【主治】扭伤腰痛。

【用法】将上诸药研细末，调拌凡士林。外敷腰部，每日 1～2 次。

13. 风湿腰痛熨敷

【组成】草乌 1 个　生姜 1 坨　食盐少许

【主治】寒湿腰痛，遇阴雨天或感寒后加剧者。症见腰骶部疼痛，沉重不适，压痛点不明显，喜暖畏寒，舌淡脉弱。

【用法】上药共捣烂研细，用酒炒热，布包。敷熨腰部痛处。冷则再炒再敷。

14. 糯米热熨

【组成】糯米 500g

【主治】虚寒腰痛。症见腰痛酸软，畏寒，喜揉喜按。

【用法】将糯米入锅内炒热，以布袋盛之。趁热熨痛处，冷则再炒再熨，内服八角茴香研细末，白酒调服，每日 1 次。

15. 大豆热熨

【组成】大豆 9 000g

【主治】猝然腰痛，痛处固定者。

【用法】将大豆水拌湿，炒热布裹。于腰部熨之，冷即易。

16. 细沙热腰袋

【组成】细沙 1 000g

【主治】寒型腰痛。症见腰部冷痛重着，痛处喜温者。

【用法】将沙入锅炒热，用布包裹，分装数袋。熨于肾俞、秩边、环跳、委中、承山等穴。

17. 二活二乌熨

【组成】羌活、独活、细辛各 15g　川乌、草乌、桂枝各 10g　威灵仙、伸筋草、透骨草各 30g

【主治】各类型腰痛。

【用法】上药研为粗末，加白酒适量拌炒，以布包裹。热熨患处。

18. 骨碎补腰痛敷

【组成】骨碎补 50g　威灵仙 20g　杜仲 20g　鸡血藤 50g　红花 20g　当归 20g　白芷 20g

【主治】肾虚腰痛。症见腰痛绵绵，遇劳更甚者。

【用法】上药共研细末，用酒调之。敷患处，外盖纱布，再在纱布上加热水袋热熨，每日 1 次。

19. 大黄化瘀贴

【组成】大黄 6g　葱白 30g

【主治】瘀血腰痛。症见腰痛固定，日轻夜重者。

【用法】将大黄研为细末，葱白捣烂如泥，入大黄末混匀，下铁锅内炒热备用。贴敷痛处。

20. 风湿腰痛热熨

【组成】天麻、半夏、细辛各适量

【主治】风湿腰痛。症见腰部冷痛，转辗不利者。

【用法】上药打碎备用。上药装入布袋蒸，热熨疼痛部。药袋冷则更换。每日1～3次，每次20～30分钟。

21. 瘀血腰痛药敷

【组成】当归50g　红花30g　乳香20g　没药20g　川牛膝15g　醋300mL

【主治】瘀血腰痛，症见腰部刺痛，活动不利者。

【用法】诸药放入醋内，浸泡4小时，放锅内加热数十沸，以纱布放醋内浸透备用。趁热浸塌腰眼穴，如冷再换，1日1次，1次4～6小时。

22. 独活酒

【组成】独活18g　杜仲36g　当归（切焙）55g　川芎55g　熟地（焙）55g　丹参36g

【主治】风湿腰痛。症见腰部麻木不仁，遇寒加重。

【用法】上6味，细剉，以好黄酒4 000g，干净瓶内浸泡，封渍5～7日，澄清即得。温饮，不拘时，随量饮之。

五、腰椎间盘突出症

腰椎间盘突出症是髓核突出压迫神经根或马尾神经而引起腰痛、下肢痛、腰部活动障碍等一系列症状的疾病。腰椎间盘突出症是由于腰椎间盘纤维环破裂所致。中医属于“痹证”“腰腿痛”范畴。

1. 祛风热敷袋

【组成】秦艽、防风、川椒、桂枝、小茴香、当归、川芎、羌活、独活、干姜、乳香、没药、红花、艾叶、桑寄生、千年健、苍术、桃仁、鸡血藤、伸筋草、透骨草各10～30g（用量根据患部大小、病情轻重灵活掌握）

【主治】腰椎间盘突出症。

【用法】将药物粉碎成粗末，治疗时用适量白酒拌药末，装入纱布袋内将口扎紧。把药袋平稳地放在患处，将热水袋装入热水放在药袋上面，若患处部位小，药袋周围可用纱布或毛巾保护皮肤，以免烫伤。热敷温度以热而不烫为佳，治疗时间每次为20～30分钟，视药袋温度及时更换热水，以保持一定温度，每天2～3次。

根据患处部位、病情每袋药可连续使用 5 ~ 8 次后更换药末。7 ~ 10 天为 1 个疗程。

2．止痛热敷袋

【组成】川芎、郁金、乳香、红花、松节、川乌、白芥子、艾叶、独活、苍术、薄荷、樟脑、细辛、姜黄各适量

【主治】用于腰椎间盘突出症、腰肌劳损、习惯性腰扭伤、肩周炎等引起的腰、背、四肢疼痛等病。

【用法】将上药与化学发热物质配制而成粉状物质，置于双层塑料袋中备用。

用时揭去外层塑料袋，稍加揉搓在患处即可发热。每袋使用24小时，5袋为1个疗程。

3．活血热敷袋

【组成】红花 20g　钻地风 10g　苏木 10g　紫草 15g　伸筋草 15g　千年健 15g　桂枝 15g　木瓜1 0g　乳香 10g　路路通 15g　没药 10g　千斤拔 50g　刘寄奴 15g

【主治】腰椎间盘突出症。

【制法】将上药混合均匀放入 15cm × 20cm 布袋内，扎紧袋口后放入锅中，加适量清水煮沸数分钟后置于电炉子上保温备用。

【制法】病人取俯卧位，充分暴露患处，铺单层治疗巾。医者将第一条大毛巾置于锅内药液中充分浸湿后，取出拧干叠成长方形敷在患处治疗巾上，然后将第二条毛巾用同样方法加敷在翻转于患处。如此反复，持续 10 分钟，至局部皮肤发红为止。在热敷同时，医者可用掌心在患处进行拍打，每日 1 次，至愈。

4．银粉银底膏

【组成】银粉 750g　银底 750g　黄丹 6 000g　胡麻油 2 500mL

【主治】腰椎间盘突出症。

【制法】用木材火将油熬炼 2 小时，用慢火下黄丹、银粉、银底，用火以桃枝、柳枝不断搅拌，熬熟，离火，以柳枝搅冷，将烟出完，倒在石板上，冷后即成。

【用法】外敷肾俞、足三里穴，或贴患处。

六、坐骨神经痛

坐骨神经痛是指沿坐骨神经通路及其分布区的疼痛。原发性常有受寒冷、潮湿等病史；继发性可有腰椎扭伤史，或有腰骶、骨盆关节等疾患及盆腔内部疾患等。病侧下肢疼痛，由腰部、臀部开始向大腿后侧、小腿外侧及足背外侧放散，呈“针刺”“刀割”“触电”样持续疼痛。痛久者下肢无力，肌肉松软，伴有小腿或局部麻木感。

临床施治

1．补气通络黄芪灵仙汤

【组成】生黄芪 50g　白芍、延胡索、木瓜、全当归、桂枝各 20g　赤芍、牛膝、鸡血藤、威灵仙、路路通各 15g　地鳖虫、全蝎各 10g　生甘草 5g

【主治】坐骨神经痛。

【用法】将上药水煎，每日 1 剂，分早、中、晚口服。10天为 1 个疗程。

2．祛湿通络莶草桑枝酒

【组成】豨莶草 1 000g　桑枝 1 500g

【主治】坐骨神经痛。

【用法】加水煎成 250mL，600 度白酒 25mL，装瓶备用。患者每次口服 20~25mL，每日 1 次，连服 7 日。

3．刺猬皮散

【组成】刺猬皮焙焦

【主治】坐骨神经痛。

【用法】碾成细末，每次 10g，用黄酒冲服，每日早晚各 1 次。一般连服 3 次为 1 个疗程。若不愈可再服。

4．祛湿通络桂枝牛膝酒

【组成】桂枝、牛膝、威灵仙、续断、桃仁、海风藤、乳香、制没药各 15g　全蝎 5g

【主治】坐骨神经痛。

【用法】共研细末，浸白酒 2 000mL，一星期后视个人饮酒量，在 5 ~ 10 天内连酒带渣服完。

5．决明蛇蜕薄荷干

【组成】石决明、蛇蜕、薄荷各 9g

【主治】坐骨神经痛。

【用法】黄酒蒸干，冲服。

6．八角刺根（散）

【组成】鲜八角刺根皮 500g

【主治】坐骨神经痛。

【用法】放在铁锅内炒干，白（酒）1 500mL浸 1 周后，取药液擦疼痛处，并早晚各服 15g。

7．青梅酒

【组成】青梅酒

【主治】坐骨神经痛。

【用法】用青梅酒擦患处。

七、风湿性关节炎

风湿性关节炎是人体遭受风寒湿侵袭，引起筋骨、肌肉、关节等处疼痛、酸楚、重着、麻木和关节肿大、屈伸不利的疾病。中医称之为痹证。

辨证分型

1. 风热偏盛型：症见关节疼痛，局部红肿灼热，得冷稍舒，舌苔黄燥，脉滑数。兼见发热、恶风、口渴、烦闷不安。

2. 风寒湿偏盛型：感受风邪症见肢体关节疼痛，游走不定，舌苔薄白兼见关节屈伸不利，恶风发热者为行痹；感受寒邪症见关节疼痛，痛有定处，得热痛减，舌苔薄白，兼见关节不可屈伸，局部皮肤不红，触之不热者为痛痹；感受湿邪症见肢体关节酸重着，痛有定处，肌肤麻木，舌苔白腻，兼见关节肿胀，手足沉重，活动不便者为着痹。

3. 痰瘀痹阻型：症见疼痛时重时轻，关节肿大，甚至强直畸形屈伸不利，舌质紫，苔白腻。

4. 肝肾亏损型：症起病缓慢，下肢痿软无力，甚则不用，腰脊酸软，不能久立，手足心热，舌红少苔，兼见眩晕耳鸣，发落，咽干，遗精遗尿，妇女月经不调。

临床施治

1. 独活茶

【组成】独活 20g

【主治】风湿性关节炎，风寒湿偏盛型。症见腰膝酸痛、手脚挛痛等。

【用法】将上药以水煎煮代茶饮。

【说明】独活祛风、胜湿、散寒、止痛。又佐血药，活血舒筋，殊为神妙。

2. 苦丁茶

【组成】枸骨叶 500g　茶叶 500g

【主治】风湿性关节炎，风热偏盛型。症见关节疼痛，局部红肿灼热，得冷稍舒，舌苔黄燥，脉滑数。

【制法】上 2 味晒干，共研粗末；和匀，加入适量面粉糊作黏合剂，用模具制压成方块状，每块重约4g烘干即可，瓷罐密贮备用。又法：将枸骨叶与茶叶各等份，共研粗末，用滤泡纸袋分装，每袋 4g。

【用法】每日 2 次，每次 1 块或 1 袋，以沸水冲泡 10 分钟，温服。

【说明】枸骨叶补肝肾，养气血，祛风湿，道经络，以治风湿痹痛，跌打损伤，腰膝痿弱。枸骨叶配茶叶，则取茶叶善清热利湿之功，以佐其治风湿痹痛之力。

3. 僵蚕良姜茶

【组成】白僵蚕、高良姜各等份　茶叶适量

【主治】风湿性关节炎，风寒湿偏盛型。适用于平时患有四肢关节冷痛，或每遇阴雨寒湿气候而作痹痛者。

【用法】将白僵蚕、高良姜共研细末，和匀，瓷罐密贮备用。每日 2 次，每次取上末3g，以绿茶 3～5g煎汤或沸水冲泡茶叶，调服。

【说明】白僵蚕辛散，以祛散风寒，化痰散结，温通血脉而治痹痛。高良姜之性味辛温，善以温中散寒，祛风胜湿，行气止痛取胜，是临床上风寒湿痹痛的良药。

4. 仙灵脾木瓜饮

【组成】仙灵脾 15g　川木瓜 12g　甘草 9g

【主治】风湿性关节炎，风寒湿偏盛型。症见关节疼痛，四肢麻木。

【用法】上 3 味加水适量煎汁，或将上 3 味制粗末，装入热水瓶内，开水泡透，饮之。每日1剂，不拘时服。

【说明】方中仙灵脾又名淫羊藿，其功补肾壮阳，益命门之火，又善于祛风除湿，为壮阳之上品和治疗风湿痹痛之良药。川木瓜善走经入络而搜风除湿、舒筋活络，是专治风湿痹痛的佳品。甘草调和药性，健脾和中，常饮而无伤胃之忧。

5. 薏米防风饮

【组成】生薏米 30g　防风 10g

【主治】风湿性关节炎，风热偏盛型。症见关节疼痛，局部红肿灼热，得冷稍舒，兼见发热、恶风。

【用法】将上药入水同煎，去渣，取汁。每日 1～2 次，连饮 1 周亦可。

【说明】薏米仁，甘淡性凉，能清热利湿。防风祛风胜湿止痛，有解热、镇痛、抗菌等作用。

6. 青风藤菝葜饮

【组成】青风藤 15g　菝葜 50g

【主治】风湿性关节炎或类风湿性关节炎。症见痛势较剧。

【用法】将上药加水 500mL，煎煮 30 分钟，取药汁置保温瓶中，再加水 500mL，煎煮 30 分钟，取药汁与第一煎药汁混匀，代茶饮。1 日内分数次饮完。每日 1 剂。

【说明】青风藤能祛风湿、利小便、舒筋活血，正骨利髓，故风病软弱无力，并颈强偏废之证，久服、常服，大建奇功。菝葜祛风湿、利小便、解毒，能治“腰背寒痛，风痹”。二药合用，有祛风除湿镇痛之效。菝葜久服易致便秘，青风藤所含青藤碱给动物灌胃可有轻度胃肠道反应，须加注意。

7. 硫磺艾蒿生姜敷

【组成】硫黄、艾蒿、生姜各适量

【主治】风湿性关节炎，寒湿偏盛型。症见肢体关节疼痛，肿胀，屈伸不利，肌肤麻木。

【用法】将上药研细和匀，烤热，外敷患处。

8. 飞罗面牛皮胶膏

【组成】姜汁 25g　葱汁 25g　醋 25g　飞罗面 50g　牛皮胶 25g

【主治】风湿性关节炎，痛风性关节炎，寒湿偏盛型。症见肢体关节疼痛，肿胀，屈伸不利。

【用法】上各味共溶化，略熬成膏药一样，摊贴患处，即止痛。

【说明】本方治疗痛风性关节炎猝发立效。

9. 葱姜蒜蛇蜕膏

【组成】独头蒜、生姜、生葱各 200g　蛇蜕 1 条（完全）　黄丹 400g

【主治】风湿性关节炎，风寒湿偏盛型。症见肢体关节疼痛，肿胀，屈伸不利。

【用法】上各味药共入油内，熬汁去渣。入黄丹，熬成膏贴痛处。

【说明】葱、姜散寒通阳，蒜消肿止痛，与蛇蜕配伍尤适于风湿性关节炎。

10. 虎骨地黄酒

【组成】虎骨（酥炙）45g　干姜（炮）　川芎、地骨皮、白术、五加皮各 30g　枳壳 24g　丹参 20g　熟地黄 45g　清酒 1 500g

【主治】风湿性关节炎，肝肾亏损型。症见发病缓慢，关节疼痛，筋脉挛急。

【用法】将上药粗捣碎，用生白布袋贮置于净器中，酒浸4宿后开取。每日空腹温饮1盅，渐加至 2 盅。

【说明】酒尽再添，味薄即止。

11. 巨胜酒

【组成】巨胜子（芝麻，炒香）300g　薏苡仁 300g　大生地 480g

【主治】风湿性关节炎，肝肾亏损型。症见发病缓慢，腰膝疼痛。

【制法】上 3 味袋盛浸酒，加白酒 1 500mL浸经 10 ~ 15 日，取上清液即得。

【用法】每服约 30mL，每日 2 次。

12. 葱醋消肿贴敷

【组成】葱白 50g　陈醋 1 000g

【主治】急性风湿性关节炎。症见急性关节肿痛。

【用法】先煎醋剩至一半时，加入切细的葱白，再煮二沸，过滤后，以布浸醋液并趁热裹于患处，每日 2 次。

13. 祛风暖膏

【组成】连须葱白 50g　生姜 500g　食醋适量

【主治】急性风湿性关节炎。症见关节冷痛。

【用法】将连须葱白、生姜捣烂取汁，将食醋倒入锅内煮沸后，倒入葱姜汁调成膏状，摊在五层纱布上。

14. 芒硝五味子膏

【组成】芒硝 30g　五味子 30g　砂糖 30g

【主治】急性风湿性关节炎。症见膝关节肿大，疼痛。

【用法】将上几味研磨为细末，再调入生姜汁半碗，烧酒少许，拌匀抹患处，每日2次，效果颇佳。

八、类风湿性关节炎

类风湿性关节炎是可能与变态反应、自身免疫有关的原因未明疾病。本病属中医的“痹证”范畴。临床上可参照中医“痹证”辨证分为风热偏盛型、湿寒偏盛型、痰瘀痹阻型、肝肾亏损型。

临床施治

1．枫荷加皮方

【组成】半枫荷 375g　五加皮 375g　陈皮375g　何首乌 375g　千斤拨 375g　橘红皮 250g　当归 375g　熟川乌 250g　牛膝 250g　50～60 度白酒 50 000g

【主治】类风湿性关节炎，寒盛痰阻肾虚型。症见关节肿大，屈伸不利，畏寒，腰膝酸软，舌胖，苔白腻。

【用法】以上药共切片，放釉坛中，加入白酒，密封浸泡 20 天，去渣滤清即得。成人每日服 2 次，每次服 25～50g。妇老酌减。

2．葱根蒜瓣花椒汤

【组成】葱根 100g　大蒜瓣 100g　花椒 60g

【主治】类风湿性关节炎，湿寒偏盛型。症见肢体关节疼痛，惧湿畏寒。

【用法】加水适量，3 味药共煎汤熏洗患处。每天熏洗3～4次，5天更换1剂。

3．乌梅大枣汤

【组成】葱须 15g　生姜 3 片　乌梅 10g　大枣 10 个

【主治】类风湿性关节炎，风寒偏盛型。症见肢体关节疼痛，游走不定，恶风，恶寒，舌苔薄白。

【用法】水煎服，每日 1～2 次。

【说明】本方具有收风止痛之功。

4．仙灵脾酒

【组成】仙灵脾 35g　米酒 500mL

【主治】类风湿关节炎，风湿偏盛、肝肾亏损型。症见肢体关节疼痛，惧湿畏寒，腰膝酸软。

【用法】浸 2 周后服用，每日饭后服 1 小盅。

5．松叶酒

【组成】松叶 1 500g　酒 1 250mL

【主治】类风湿关节炎，风湿偏盛型。症见关节疼痛肿大，恶风。

【用法】浸 7 日，每次服 30mL，日服 3 次。

6. 茜草松节饮

【组成】茜草 15g　松节 15g　白酒 500mL

【主治】类风湿关节炎，痰瘀痹阻型。症见关节肿大，疼痛，甚至强直畸形屈伸不利。

【用法】泡 7 日后适量饮之。

九、痔　疮

痔疮是直肠上、下静脉丛的曲张静脉成团块，并出血、栓塞或团块脱出而致。临床分为内痔、外痔。

内痔：便时无痛性出血，血鲜红，便后出血停止，至二三期时可有痔核脱出，疼痛。

外痔：为肛门外缘有柔软突起，既不痛也不出血，仅在站立过久或长期行走后，肛门部有瘙痒不适、发胀和异物感。

辨证分型

1. 湿热瘀滞型：症见便血，便黏，呕恶，口苦，肛门灼热。
2. 中虚内寒型：症见便血日久，气短，畏寒。
3. 气血两虚型：症见便血日久，眩晕耳鸣，心悸乏力，面色㿠白。

临床施治

1. 槐叶茶

【组成】槐叶不拘量

【主治】痔疮，内痔，湿热瘀滞型。症见便时无痛性出血，血鲜红，肛门灼热。

【用法】嫩槐叶蒸熟，晒干，取 15g，用沸水冲泡 15 分钟，代茶饮。每日 1 次。

【说明】由于长期饮食不节，过食辛辣、厚味或长期便秘以致湿热内生，气血不调，经络阻塞、瘀浊下注而致。槐叶，性味凉苦，入肺走大肠，清热凉血、止血见长。主治肠风便血、痔疮出血、血淋等症。

2. 木槿花茶

【组成】木槿花适量（鲜品 30 ~ 60g　干品 6 ~ 9g）

【主治】痔疮，内痔，湿热瘀滞型。症见肠风下血、赤白痢等。

【用法】去杂质后的木槿花，加水适量，煎汤代茶。不拘时当茶饮。每日 1 剂。

【说明】木槿花有清热、利湿、凉血之功效，主治痔疾肠风出血。

3. 木耳芝麻茶

【组成】黑木耳 60g　黑芝麻 60g　各二份

【主治】痔疮，内痔，湿热瘀滞型。症见便血、肠风下血、便秘等。

【用法】上 2 味，一份炒熟，一份生用。每次取生熟混合药 15g，用沸水冲泡 15 分钟后，代茶频频饮之。每日 1～2 次。

【说明】2 味皆系甘平滋补之佳品。既有凉血止血之功，又有润燥通便之效。生熟并用，目的防止油性成分破坏，增加其润肠通便及止血敛血作用。

4. 槐花地榆饮

【组成】槐花 15g　地榆 15g　苦参 15g　赤芍 10g

【主治】痔疮，内痔，湿热瘀滞型。症见便时无痛性出血，血鲜红，肛门灼热。

【用法】水煎。每日 2 次分服。

5. 木耳贝母苦参煎

【组成】木耳 10g　贝母 15g　苦参 15g

【主治】痔疮，内痔，湿热瘀滞型。症见便时无痛性出血，血鲜红，便后出血停止。

【用法】水煎。每日 2 次分服。

6. 藕蚕饮

【组成】藕 500g　僵蚕 7个　红糖 120g

【主治】痔疮，血虚型。症见便血日久、眩晕耳鸣、心悸乏力、面色㿠白。

【用法】将藕洗净切厚片，与僵蚕、红糖放锅中加水煎煮，吃藕喝汤。每日 1 次，连服 7 日。

7. 黄花菜红糖水

【组成】黄花菜 30g　红糖适量

【主治】痔疮，内痔，湿热瘀滞型。症见便时无痛性出血，血鲜红，便后出血停止。

【用法】把黄花菜用水煎，调入红糖饮服。早饭前 1 小时服，连服 3～4 日。

8. 绿豆薏米大肠粥

【组成】绿豆 50g　薏米 30g　猪大肠 250g　大米适量

【主治】痔疮，内痔，湿热瘀滞型。症见便时无痛性出血，血鲜红，肛门灼热。

【用法】将大肠洗净，绿豆、薏米用水浸泡，然后放入肠内并加水少许（以便煮发绿豆、薏米），肠两端用线扎紧，用沙锅加水同大米煮烂熟后服用。每天 1 剂，连服 7～8 天。

9. 蚌肉籼米粥

【组成】蚌肉 100g　籼米 100g　葱姜末 5g　盐 5g　料酒 5g　麻油 15g　味精 2g

【主治】痔疮，内痔。症见便血，血鲜红。

【用法】蚌肉用水氽一下，入锅，放油，放料酒、盐、姜、味精，煸炒后装碗内，籼米加水，煮成粥，再将碗中蚌肉倒入稍煮即可。

10. 桑椹糯米粥

【组成】桑椹子 30g　糯米 100g　冰糖 30g

【主治】痔疮，外痔。症见站立过久或长期行走后，肛门部有发胀和异物感。

【用法】把桑椹子浸泡少许，洗净后与糯米共煮成粥，调入冰糖稍煮即可服食。每日分 2 次空腹食之，7 日为 1 个疗程，可经常服用。

【说明】本方可清热利湿，凉血止血。

11. 木耳红枣蜜

【组成】黑木耳 15g　红枣 15 枚　蜂蜜适量

【主治】痔疮，内痔，气血两虚型。症见便血日久、眩晕耳鸣、心悸乏力、面色皖白。

【用法】木耳水发，撕碎，置锅中加入红枣（去核）及适量水，煮至木耳黏稠，加蜂蜜，搅匀，共煮 5 分钟即可。晚餐后食之。

【说明】本方可补益气血，止血润肠。

12. 蕹菜蜜煎

【组成】蕹菜 2 000g　蜂蜜 250g

【主治】痔疮，外痔。症见肛门外缘有柔软突起，既不痛也不出血，仅在站立过久或长期行走后，肛门部发胀。

【用法】把菜洗净切碎，捣汁。菜汁放在锅内，先以武火，后用文火加热煎煮浓缩，至煎液浓稠（约 250g）时，调入蜜，再煎至稠黏如蜜时，停火，待冷而装瓶备用。每次1汤匙，沸水冲化饮用，每日 2 次。

13. 槐米黄芪枸杞汤

【组成】槐米 10g　黄芪 15g　鱼腥草 20g　枸杞根 20g

【主治】痔疮，内痔，气血两虚型。症见便血日久、眩晕耳鸣、心悸乏力、面色皖白。

【用法】水煎。每日 2 次分服。

14. 老鹳草五倍子汤

【组成】鸡血藤 15g　老鹳草 20g　石菖蒲 20g　五倍子 30g

【主治】痔疮，内痔。症见便时无痛性出血，血鲜红，便后出血停止。

【用法】水煎。每日 2 次分服。

15. 鲫鱼方

【组成】新鲜大鲫鱼 1 条　大葱 3 根　小椒 2g　草果研末 1g

【主治】痔疮，内痔，气血两虚型。症见久痔，肠风，便血。

【用法】鲫鱼洗净切片，小椒研末，与上药共同煮熟，调入五味，空腹服食。

16. 祛湿清热汤

【组成】生地 30g　苦参 30g　生大黄 15g　槐花 15g

【主治】痔疮，内痔，湿热瘀滞型。症见便时无痛性出血，血鲜红，肛门灼热。

【用法】水煎。每日 2 次分服。

17. 归豆榆槐汤

【组成】当归 10g　赤豆 10g　地榆 10g　槐花 5g

【主治】痔疮，内痔，血虚型。症见便血日久、眩晕耳鸣、心悸乏力、面色皖白。

【用法】水煎。每日2次分服。

18. 大肠香蕉树芯汤

【组成】猪大肠头250g　香蕉树芯适量

【主治】痔疮，内痔，瘀滞型。症见痔核初发，黏膜瘀血，肛门瘙痒不适，伴有异物感，或轻微出血。

【用法】将大肠、香蕉树芯洗净、切碎，放锅内煮汤调味服食。每日1次，连服数日。

19. 柿饼木耳汤

【组成】柿饼50g　黑木耳6g　红糖50g

【主治】痔疮，内痔，瘀滞型。症见痔核初发，黏膜瘀血，伴有异物感，或轻微出血。

【用法】同煮汤服食。每日1剂，连服5~6日。

20. 芒冰猪胆膏

【组成】芒硝30g　冰片10g　猪胆汁适量

【主治】痔疮，外痔，湿热瘀滞型。症见肛门肿痛，灼热。

【用法】先将芒硝、冰片研为细末，再用猪胆汁适量调成糊状备用（如痔疮表面有溃疡或分泌物多者加白矾10g）。外敷于痔疮上，再用纱布棉垫覆盖，胶布固定。每天早晚各敷1次。

21. 香薷石蚕鸭跖草外敷

【组成】鲜大叶香薷、鲜白花石蚕、鲜鸭跖草各适量

【主治】痔疮，外痔，湿热瘀滞型。症见肛门肿痛，灼热。

【用法】捣烂。敷患处。

22. 外痔熏洗液

【组成】黄芩、栀子、干莲房、荆芥各30g　防风、枳壳、薄荷、朴硝各15g

【主治】痔疮，外痔，湿热瘀滞型。症见肛门肿痛，灼热。

【用法】上药以水共煎，先熏后洗患处。

23. 血栓外痔熏洗液

【组成】川楝子、丹参、茜草、鱼腥草、制延胡索、制大黄各30g　赤芍、甘草各20g

【主治】痔疮，血栓性外痔。症见肛门发胀和异物感。

【用法】将上药水煎后，去渣趁热先熏，温度适宜后坐浴20分钟。每日2次。10日为1个疗程。

24. 灵仙外痔方

【组成】威灵仙根20g　红鸡冠花20g　槐花15g　藕节15g

【主治】痔疮，外痔，湿热瘀滞型。症见肛门灼热。

【用法】水煎。每日2次分服。亦可水煎取汁，外洗患处，每日2次。

25. 苦参祛湿洗剂

【组成】苦参 15g　蛇床子 10g　马齿苋 10g　大黄 10g　菊花 10g　五倍子 10g

【主治】痔疮，外痔，湿热瘀滞型。症见肛门奇痒，发胀和异物感。

【用法】水煎。外洗患处。

十、跌打损伤

由于不慎跌仆，强力扭转，外来暴力猛烈撞击，重挫压等，均可引起筋肉及骨骼或损或断，脉络随之受伤，气血互阻，局部血肿形成，引起筋骨疼痛及功能障碍，筋肉包括除骨以外的所有软组织损伤。

1. 三七酒

【组成】三七 10～30g　白酒 500mL

【主治】跌打伤筋疼痛。

【用法】泡 7 天后服。每次 5～10mL，每日 2～3 次。

2. 骨碎补酒

【组成】骨碎补 60g　白酒 500mL

【主治】跌打伤筋疼痛。

【用法】泡 7 天后服，每次 1 杯，每日 2 次。

3. 川芎酒

【组成】川芎 30　白酒 500mL

【主治】跌打疼痛。

【用法】泡 7 天后服每次 10～20mL，每日 2～3 次。

4. 祛瘀酒

【组成】刘寄奴、延胡索、骨碎补各 30g

【主治】跌打伤破，腹中有瘀血。

【用法】切细，以 1 000mL，煮取 700mL，再放入酒及童便各 100mL，温热顿服。

十一、骨质增生症

骨质增生症是指一种多见于中年期以后的慢性关节炎，最常累及负重大活动多的关节，如膝关节、髋关节、手指关节、腰椎和颈椎等处。关节边缘出现：软骨增生、骨化后出现唇样变和骨赘。受累关节出现疼痛，早晨或久坐后起立时明显，经活动后暂时消失。发生在腰椎和颈椎除疼痛或活动受限外可因脊神经根受刺激出现放射性疼痛。

1．骨刺二乌酒

【组成】川乌 10g　草乌 10g　桂枝 10g　菊花 10g　甘草 10g　冰糖 90g　白酒 500g

【主治】骨质增生症。

【用法】将上列药物共浸泡入酒内，夏季 7 天，冬季 10 天即成。腰椎骨刺加杜仲 10g，足跟骨刺加牛膝 10g浸泡。

2．骨刺归红酒

【组成】当归 80g　红花 50g　制首乌 50g　小血藤 80g　白酒 3 000g

【主治】骨质增生症。

【用法】将药材饮片加酒按冷浸法浸渍 10 日或 11 日即得。每日 2 次，每次饮 1 小杯。

儿科疾病偏方

Erke Jibing Pianfang

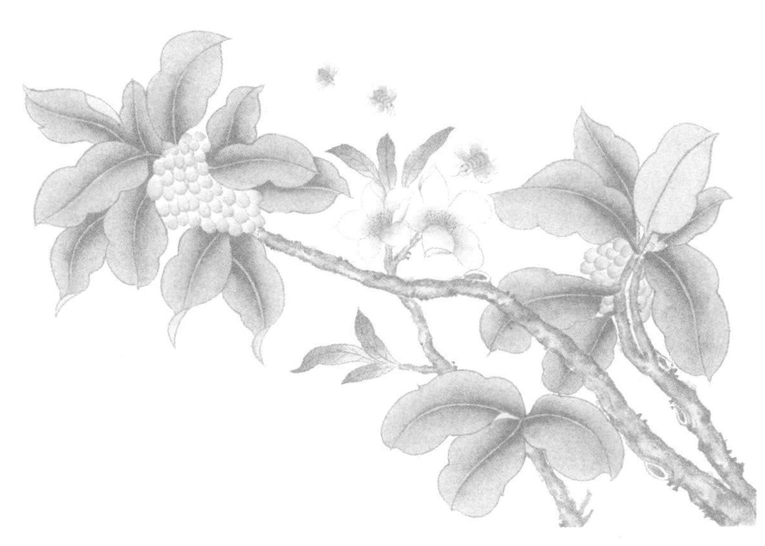

一、小儿高热

小儿高热是由多种疾病引起的，体温在 39℃（腋）以上的一个常见的临床症状，是人体防病和适应内外环境的一种代偿性反应。若高热持续过久，使体内调节功能失常，则可威胁病儿的身体健康。

辨证分型

1. 风寒高热：症见恶寒高热，无汗，头痛身痛。
2. 风热高热：症见高热微恶寒，有汗，咽红肿痛。
3. 暑热：症见壮热心烦，蒸蒸自汗，大便秘结，小便短少。
4. 湿热：症见高热不扬，寒热往来，汗出而黏，小便频数短赤。

临床施治

1. 清热解毒汤

【组成】虎杖 20g　夏枯草 20g　鱼腥草 30g　蒲公英 20g

【主治】小儿风热高热。症见高热微恶寒，咳嗽，咽红肿痛。

【用法】水煎服。每日数次。

2. 板柴石芭退热汤

【组成】板蓝根 20g　柴胡 2g　石膏 20g　芭蕉根 10g

【主治】小儿风热高热。症见高热微恶寒，面红耳赤，咽红肿痛，舌苔薄黄或黄厚。

【用法】水煎。用药液拍打大椎、脘腹部、手心、足心等处。

3. 牛黄清热汤

【组成】牛黄 1g　生石膏 30g　大青叶 30g

【主治】小儿风热高热。症见高热微恶寒，鼻塞流浊涕，咽红肿痛，舌边尖红，舌苔薄黄或黄厚，舌质红。

【用法】将牛黄研为细粉，用生石膏、大青叶煎汤送服，每日 2~3 次分服。

4. 清热止痉青梅浸膏

【组成】青梅适量　白糖适量

【主治】小儿高热，湿热型。症见高热抽搐、胸闷泛恶、食欲不振、口中黏腻等。

【用法】青梅洗净去核，捣烂取汁，过滤后放于日光下晒稠，即为青梅浸膏。每次服 0.8g，与白糖水调匀服用。

5. 清热祛痰止痉汤

【组成】牛黄 0.5g　陈胆星 3g　朱砂 1.5g　天竺黄 3g　鲜石菖蒲 15g

【主治】小儿风热高热。症见高热抽搐，面红耳赤，或有黏稠黄痰，咽红肿痛。

【用法】牛黄等共研末，以石菖蒲煎汤送服。5 岁以下每服 0.3～0.6g，5岁以上每服 0.6～1g，每日 2～3 次。

6. 荷叶饮

【组成】荷叶、荷梗适量

【主治】小儿高热，湿热型。症见高热，寒热往来，汗出而黏，恶心呕吐，小便频数短赤，舌红，苔黄厚腻。

【用法】用鲜荷叶、荷叶梗（亦可用干品）煎汤。适量饮服。

二、小儿惊风

惊风是指以四肢抽搐、口噤不开、角弓反张、意识不清为主要临床表现。中医分为急惊风和慢惊风。现代医学的惊厥持续状态、流行性脑脊髓膜炎、流行性乙型脑炎可参考治疗。

辨证分型

1. 外感惊风型

（1）感受风邪型：症见发热、头痛、咽红、烦躁、神昏、惊厥。

（2）感受暑邪型：症见发热、头痛、呕恶、项强、惊厥。

（3）感受疫邪型：气营两燔型症见起病急骤，高热，烦躁，口渴，谵妄，神昏，惊厥；热陷心营型症见神昏，惊厥，身热肢凉，或斑疹显露。

2. 痰热惊风型

（1）食滞内阻型：呕吐、腹胀、便秘、神呆、惊厥。

（2）湿热蕴结型：高热，大便腥臭或挟脓血，神昏，反复惊厥。

3. 惊恐惊风型：不发热或发热不高，夜卧不宁，时有抽搐，面色时青时赤。

4. 脾气虚弱型：精神委靡，嗜睡露睛，时有抽搐。

5. 脾肾阳虚型：精神委弱，面色㿠白，四肢逆冷，手足促动。

6. 肝肾阴亏型：面色潮红，身热消瘦，手足心热，时有抽搐。

临床施治

1. 急惊风清热膏滋

【组成】大黄 300g　钩藤 60g　薄荷 60g　全蝎 90g　天竺黄 150g　甘草 150g

胆草 60g　木瓜 60g　橘红 60g

【主治】急惊风，感受风邪，入里化热。症见壮热、头痛、咽红、烦躁、神昏、惊厥。

【用法】以上药熬汁去渣滤净，将汁炼沸，每清膏 500g，对蜂蜜 1 000g收膏。每膏 500g对朱砂面 39g搅匀，3g重装玻璃瓶。1 岁以内每次服 3g，2 岁以上者每次服 6g。白开水冲服。

2．急惊风化痰膏滋

【组成】鲜竹沥 240g　天竺黄 90g　鲜瓜蒌 480g　朱砂 15g　枳壳 9g　桔梗 9g　胆星 9g　川贝 9g　川连 9g　九节菖蒲 21g

【主治】急惊风，痰热惊风。症见高热，呕恶，痰黄多而黏，烦躁，神昏，惊厥。

【用法】共煎成汁，加糖炼膏。每次 5g，小儿减半。

3．清热止痉贴

【组成】鲜地龙 3 ~ 5 条　蜂蜜或白糖适量

【主治】小儿急惊风，风热型。症见壮热抽搐，烦躁，神昏，惊厥。

【用法】将鲜地龙洗净，捣烂如泥加入蜂蜜或白糖备用。摊于纱布上，盖贴囟门约半小时。

4．健脾补肾止痉贴

【组成】生附子 2.5g　吴茱萸 5g　面粉 15g　醋适量

【主治】小儿慢惊风，脾肾阳虚型。症见四肢厥冷，手足促动。

【用法】上药共研末，调饼蒸热。先用两手擦患者脚心，以发热如火为度。小儿手法要轻。然后取药饼贴敷脚心。包药后，卧床休息。

5．清热止痉桃杏栀子贴

【组成】桃仁、杏仁各 7 粒　栀子 7 个　飞罗面 15 g　烧酒适量

【主治】小儿急惊风，风热挟瘀型。症见发热，面发青，咽红，烦躁，惊厥。

【用法】将以上诸药共捣，用好烧酒调匀。涂敷劳宫穴、涌泉穴。

6．止痉涌泉劳宫贴

【组成】白矾、吴茱萸、白芥子、全蝎各 3g

【主治】小儿慢惊风，脾气虚弱型。症见抽搐无力，精神萎顿，囟门低陷，睡露睛。

【用法】上药同研为细末，将 1 块附桂紫金膏剪成 4 块，每块中放 1/4 药末。将膏药烘热后敷在患儿双涌泉穴及劳宫穴。四肢转暖后，即可去除药物。

7．止痉祛痧土醋熨

【组成】黄土 1 碗　陈醋 1 盅

【主治】乌痧惊风。症见遍身都乌痧，急推向下。

【用法】黄土研末，入陈醋炒热包定。熨之，引下至足，刺破为妙。

8．慢惊风健脾贴

【组成】胡椒7粒　生黄栀子7粒　葱白（连须）7个　丁香7粒　飞罗面1撮

【主治】慢惊风，脾气虚弱型。症见精神委靡，面黄肌瘦，嗜睡露睛，时有抽搐，大便稀薄者。

【用法】先将胡椒、栀子、丁香研末，葱白捣烂如泥，再用鸡蛋清少许共调匀，摊青布上烫微热。贴小儿心窝1日夜，次日除去。

9．止痉囟门贴

【组成】麝香、蝎尾、薄荷叶、蜈蚣、牛黄、青黛各适量

【主治】小儿急惊风，感受风热型。症见发热、烦躁、惊厥、神昏者。

【用法】共为末，研匀，用枣肉膏调。新棉上涂匀，贴囟门上。火炙暖手频熨之。

10．止痉肝风草贴

【组成】鲜肝风草10～12g　食盐3～6g

【主治】小儿急惊风。症见惊惕不安，喜投母怀者。

【用法】上药共捣，分为2份。贴于左右太阳穴，外用纱布敷盖固定。

11．吹鼻止痉散

【组成】干姜6g　细辛3g　猪牙皂9g

【主治】小儿急惊风，感受风寒型。症见恶寒发热，无汗，烦躁、惊厥、神昏。

【用法】将上药共研为末，取少量吹鼻内，取嚏。

12．清热止痉栀子明雄敷

【组成】栀子20g　明雄5g　冰片1g　鸡蛋清适量　麝香0.4g

【主治】小儿急惊风，感受风热型。症见发热、烦躁、惊厥、神昏。

【用法】将前3味药共研细末，用鸡蛋清调匀如糊状。取麝香0.2g放于脐中，再取药糊敷在麝香上面，盖以纱布，胶布固定。待24小时后，用温水洗去即愈。如不愈再照样贴敷1次。

13．急惊风牛黄羚角膏

【组成】牛黄3g　羚羊角3g　薄荷3g　黄连3g　白芍3g　青蒿6g　菖蒲20g　地龙20g　全蝎12g

【主治】小儿急惊风，热陷心营型。症见神志昏迷、四肢抽搐、身热肢凉、手脚心热，舌质红绛，脉弦细数。

【用法】诸药烘干，共研细末备用。将药末调拌凡士林或麻油呈膏状，敷于小儿囟门及脐窝，覆以纱布，胶布固定。

14．急惊风脐贴

【组成】鲜地龙3～5条　麝香0.15g

【主治】小儿急惊风，感受风热型。症见发热、咽红、烦躁、神昏、惊厥。

【用法】共捣烂。敷神阙穴，覆以纱布，胶布固定。

15. 解暑止痉三叶膏

【组成】丝瓜叶、苦瓜叶、鲜荷叶各30g　燕子泥、石膏粉各 100g

【主治】小儿急惊风，感受暑邪型。症见发热，头痛，呕恶，项强，惊厥，舌苔薄腻而黄，脉滑数。

【用法】上药共捣成泥。外敷神阙穴，覆以纱布，胶布固定。每日 2 次。

16. 慢惊风蝎蜈僵蝉脐贴

【组成】全蝎 5 个　蜈蚣 1 条　僵蚕 5 条　蝉蜕头 7 个　熟鸡蛋 1 个

【主治】小儿慢惊风，肝肾阴亏型。症见虚烦疲惫，面色潮红，身热消瘦，肢体拘弯或强直，或时抽搐。

【用法】上 4 味药共研细末。填脐中，外盖煎熟鸡蛋 1 个。

三、小儿感冒

感冒是小儿时期最常见的疾病，是由外感时邪所致，以发热、怕冷、鼻塞、流涕、咳嗽、头痛、身痛为主要临床表现，俗称“伤风”。

辨证分型

1. 风寒感冒：症见恶寒、发热、无汗、鼻塞、流清涕、喷嚏、咳嗽、舌苔薄白。

2. 风热感冒：症见发热重，恶寒轻，微汗，头痛目赤，咽部干红，鼻塞脓涕，咳嗽，痰稠白或黄，舌苔微黄。

3. 暑湿感冒：多发生于夏季，症见发热，身倦无汗，头痛、胸闷泛恶，口渴喜饮，恶心呕吐、腹泻，小便短而黄，舌苔黄腻。

临床施治

1. 散寒祛风汤

【组成】生姜 15 ~ 30g　红糖 20g

【主治】小儿风寒感冒。症见恶寒、发热、无汗、鼻塞、流清涕、打喷嚏、咳嗽、舌苔薄白。

【用法】将生姜洗净，切作片，捣烂，入红糖水煎，趁热服用，每次服 50 ~ 100mL。

2. 解暑绿豆茶

【组成】生绿豆 50 粒（捣碎）　青茶叶 1 撮（1 ~ 3g）　冰糖 15g

【主治】小儿暑湿感冒。症见发热、身倦无汗、头痛、胸闷泛恶。

【用法】先将绿豆洗净，用木器捣碎带皮与青茶叶、冰糖调合，用沸水冲泡加盖闷20分钟即可，每日1剂，不拘时，徐徐饮服。

3. 抗病毒板蓝根饮

【组成】板蓝根10g　大青叶10g　菊花5g

【主治】小儿流行性感冒、病毒性感冒。症见发热，咽部干红，舌苔黄。

【用法】水煎服。每日1剂。

4. 解暑萝卜叶汤

【组成】萝卜叶20g　绿豆15g　西瓜皮20g

【主治】小儿暑湿感冒。症见发热、身倦无汗、口渴喜饮、恶心呕吐、小便短而黄、舌苔黄腻。

【用法】水煎服。每日1剂。

5. 祛风清热三叶饮

【组成】金银花10g　桑叶12g　荷叶20g

【主治】小儿风热感冒。症见发热重，恶寒轻，微汗，咽部干红，鼻塞脓涕，咳嗽。

【用法】水煎服。每日数次。

6. 解毒橄榄萝卜茶

【组成】鲜橄榄30g　生萝卜250g

【主治】小儿流行性感冒。症见起病急、畏寒、发热、咽痛、全身不适、肌肉酸痛及食欲不振等。多数病儿有轻重不一的喷嚏、鼻塞、流涕，咳嗽等呼吸道症状。

【用法】把萝卜洗净，切成片，与橄榄加水共煎，取汁代茶饮。每日1剂，不拘时，代茶温饮。

7. 通窍熏鼻剂

【组成】葱白适量

【主治】小儿风寒感冒。症见恶寒、发热、无汗、鼻塞、流清涕、舌苔薄白。

【用法】将葱白洗净，切碎，开水冲泡，趁热熏鼻，并做深呼吸。

8. 新生儿感冒贴敷膏

【组成】大天南星1枚　生姜适量

【主治】新生儿风寒感冒。症见流清涕、喷嚏、咳嗽、无汗、舌苔薄白。

【用法】将天南星研末同生姜汁调成膏，贴于小儿囟门即可。

【说明】每次贴敷时间不宜过长。

9. 新生儿草乌皂角贴敷膏

【组成】生葱适量　草乌和皂角各适量

【主治】新生儿风寒感冒。症见恶寒、发热、无汗、鼻塞、流清涕、喷嚏、舌苔薄白。

【用法】草乌和皂角研成末用葱汁调成膏，贴敷于小儿囟门即可。

【说明】本方用于治疗新生儿感冒，药量不宜过大，时间不宜过长。

四、小儿哮喘

哮喘是小儿时期常见的一种呼吸道疾病。以阵发性的哮鸣气促，呼气延长为特征。本病在春秋两季的发病率较高，常反复发作。本病包括现代医学所称的支气管哮喘和哮喘性支气管炎。

辨证分型

1. 寒喘型：症见咳嗽气促，喉间有哮鸣音，痰多白沫，形寒无汗，舌苔薄白，脉浮滑。

2. 热喘型：症见咳喘哮鸣，痰黄黏稠，发热面红，尿黄便干，舌苔薄黄，质红，脉滑数。

3. 寒喘兼阳虚型：症见咳嗽气促，喉间有哮鸣音，畏寒肢冷，精神疲软，张口抬肩，端坐呼吸，小便清长，面色苍白或青灰，口唇发紫，头汗涔涔，舌质淡胖，脉濡细无力。

临床施治

1. 麻杏石甘治喘汤

【组成】麻黄 5g　杏仁 10g　石膏 30g　甘草 5g　瓜蒌 10g　桑白皮 10g

【主治】小儿哮喘，寒喘入里化热型。症见咳嗽频作，气促，喉间有哮鸣音，痰黄黏稠，发热面红，尿黄便干，舌苔薄黄，脉浮滑。

【用法】水煎。每日 2 次分服。

2. 大蒜蛋黄钙丸

【组成】大蒜 500g　蛋黄 4 个　钙粉 20g

【主治】小儿哮喘，热喘型。症见咳喘哮鸣，咽红肿，痰黄，鼻痒，流涕。

【用法】大蒜切细，放入平底锅，加少许水，边煮边搅动，待 2 小时后呈泥状，再加入 4 个蛋黄，用弱火煮，再加入钙粉，捏成丸，每天吃 1 颗。

【说明】大蒜能促进新陈代谢，使气血通畅，有杀菌作用；蛋黄、钙粉有抗过敏作用。

3. 地龙散

【组成】地龙适量

【主治】小儿哮喘，热喘型，哮喘发作期。症见咳喘哮鸣，痰黄黏稠，伴有发热头痛、恶风、微汗出。

【用法】将地龙烘干研面。每服 1 ~ 3g，每日 3 次，饭前口服，连用 3 天。

4．二风治喘外敷

【组成】海风藤 6g　追地风 6g　瓜蒌仁 3g　橘红 3g　香油适量

【主治】各型哮喘。

【用法】将药物研细末，调拌香油，外敷背、胸处。

5．平喘核桃仁

【组成】核桃仁适量

【主治】小儿哮喘，寒喘兼阳虚型。症见平素下肢不温，腿软无力，动则心悸促动之哮喘。

【用法】每次嚼服。每次 15g，每日 3～5 次。

6．冬苋菜饭

【组成】冬苋菜 50g　大米 400g

【主治】小儿哮喘，湿热型。症见咳嗽不爽，痰黄黏稠，口渴咽痛。

【用法】冬苋菜洗净，切碎，倒入淘洗干净的大米盆中，加适量水，共蒸成米饭。随意服食。

7．芝麻秸治喘散

【组成】芝麻秸、豆腐各适量

【主治】小儿哮喘，热喘型。症见症见咳喘哮鸣，恶风，发热，舌苔薄黄，质红，脉滑数。

【用法】芝麻秸切断放瓦上烧炭存性，研成末，以生豆腐蘸食，不得用其他调品。每日 2 次。

8．鹿衔草散

【组成】鹿衔草 20g　五味子 12g　香附 4g　棉花根 12g　蜂蜜适量

【主治】各型小儿哮喘。

【用法】将药物研细末，调蜂蜜冲服。1 日 3 次。

9．二丑大黄贴脐膏

【组成】白丑、黑丑（ 各半生半炒，各取头末）15g　大黄 31g　槟榔 7. 5g　木香 4. 5g　轻粉 0. 03g

【主治】小儿哮喘，热喘型。症见胸满喘急，恶风，发热，鼻翼扇动，痰涎壅塞，舌苔薄黄，质红，脉滑数。

【用法】共研细末，蜜水调成饼。贴脐内，微热为度。

10．二白麻黄敷脐散

【组成】白胡椒 10g　白矾 3g　麻黄素片 20 片　克咳敏 15 片

【主治】各型小儿哮喘。

【用法】上药共研末备用。每次取 1g 药粉，水调敷脐部，纱布覆盖，外贴胶布固定。每天换药 1 次，连用 10 次为 1 个疗程。

五、小儿肺炎

肺炎是由细菌或病毒或支原体衣原体等感染引起的肺实质炎性病变。临床以发热、咳嗽、气急鼻扇、胸痛为主要表现。根据致病因素和病变部位的不同，一般分为病毒性肺炎、支气管肺炎和大叶性肺炎。

辨证分型

1. 风寒闭肺型：症见恶寒发热，无汗不渴，咳嗽气急，痰稀色白，舌质淡红，苔薄白。

2. 风热犯肺型：症见发热恶风，有汗或无汗，咳嗽气促，咳痰不爽，痰液黄稠，面赤唇红，口渴欲饮，咽红，舌质红，苔薄白或微黄。重者高热不退，咳甚气急，涕泪俱无，喉中痰鸣，小便黄少，大便不畅。

3. 痰热壅肺型：症见壮热烦躁，喉间痰鸣，痰稠色黄，气促喘憋，鼻翼扇动，口唇青紫，面赤口渴，咽红，舌红，苔黄腻。

4. 阴虚肺热型：症见病程迁延，潮热盗汗，干咳无痰或痰黏难咳，唇燥口干，舌红少津，苔少或光剥。

临床施治

1. 板蓝根大青叶汤

【组成】板蓝根 15g　大青叶 15g

【主治】小儿肺炎，风热犯肺型。症见发热恶风，微汗，咽红肿，咳痰不爽，痰液黄稠，舌质红，苔薄白或微黄。

【用法】水煎服。每日 1 剂，1 日 3 次。

2. 滋阴清肺汤

【组成】银杏 10g　地骨皮 10g　车前子 5g　陈皮 10g　青黛 3g

【主治】小儿肺炎，阴虚肺热型。症见病程迁延，潮热盗汗，咳嗽、呼吸急促及喘。

【用法】水煎服。每日 1 剂，1 日 3 次。

3. 祛风化痰僵蚕散

【组成】僵蚕 0.5g

【主治】小儿肺炎，风热犯肺型。症见头痛目赤，咽喉肿痛，痰黏难咳，唇燥口干，舌红少津。

【用法】将僵蚕研末。每日 2 次冲服。

4. 麻杏苏芥汤

【组成】麻黄 10g　杏仁 10g　苏子 10g　白芥子 10g　紫菀 10g　款冬花 10g　荆芥 10g　甘草 5g

【主治】小儿肺炎，风寒肺炎初起。症见恶寒发热，无汗不渴，咳嗽气急，痰稀色白，舌质淡红，苔薄白。

【用法】水煎服。每日 1 剂，1 日 3 次。

5. 泻肺化痰葶苈汤

【组成】葶苈子 10g　黄芩 10g　天竺黄 5g　麻黄 5g　石膏 30g　杏仁 10g　细茶 10g　金银花 15g　甘草 10g

【主治】小儿肺炎，痰热壅肺型。症见壮热烦躁，喉间痰鸣，痰稠色黄，气促喘憋，鼻翼扇动，口唇青紫，舌红，苔黄腻。

【用法】水煎（其中石膏先煎）服。每日 1 剂，1 日 3 次。

6. 祛痰白芥糊外敷

【组成】白芥子（炒）30g　面粉 30g

【主治】小儿肺炎后期，痰多不净。

【用法】将白芥子研为细末，加面粉用水调为糊状，以纱布包好备用。

背部第 3~4 胸椎处，每天 1 次，每次 15 分钟，敷后检查 2 次，如见皮肤发可将药去掉。连敷 3 天。

7. 小儿清肺祛痰敷贴

【组成】生栀子 90g　桃仁、明矾各 9g　食醋适量

【主治】小儿肺炎，痰热壅肺型。症见咳铁锈色痰，壮热烦躁，喉间痰鸣，气促喘憋，面赤口渴，咽红，舌红，苔黄腻。

【用法】将上 3 味药共研细末用醋调成糊状。外敷双肺俞穴和胸部。敷药前局部用热水洗净，再涂一层麻油，然后敷药，待局部发赤，或有烧灼感时去掉。每日 1 次，连敷 3 ~ 4 天。

六、小儿百日咳

百日咳是小儿持续数周的阵发性、痉挛性咳嗽，咳毕伴有“鸡鸣”样回声，或伴有呕吐，顽固难愈。

临床分期

1. 初咳期：症见以咳嗽、喷嚏、流涕或发热两三天后咳嗽加剧，夜重，咳声不畅。

2. 痉咳期：症见以阵发性痉咳为主要症状，从发病第二周开始，病程长短不

一，连续咳，日轻夜重，有鸡鸣声，吐后有缓解。

3. 恢复期：症见咳嗽渐轻，咳而无力，口干少痰，神疲气弱。

临床施治

1. 鸡胆汁

【组成】新鲜鸡胆汁适量。

【主治】小儿百日咳，痉咳期，及诸般咳嗽偏热者。症见咳嗽、喷嚏、流涕或发热，阵发性痉咳，连续咳，日轻夜重，有鸡鸣声，吐后有缓解。

【用法】加白糖矫味服。1 岁以下每日服 1/3 个，1 ~ 3 岁日服 1/2 个，3 ~ 5 岁日服 1 个，5 ~ 10 岁日服 2 个。5 ~ 7 日为 1 个疗程。

【说明】鸡胆汁治疗小儿百日咳效果神奇。

2. 猪胆绿豆粉

【组成】鲜健康猪胆汁 500g　绿豆粉 50g

【主治】小儿百日咳，痉咳期。症见阵发性痉咳，连续咳，日轻夜重。

【用法】猪胆汁入沙锅慢火浓缩，加绿豆粉搅匀，烘干研粉。每次服 0.5 ~ 0.1g，每日 3 次，连服 5 ~ 7 次。

3. 地龙膏

【组成】鲜地龙 100 条　白糖 50g

【主治】小儿百日咳，痉咳期，及火热灼肺引起的咳嗽气喘。

【制法】地龙加水煎汁去渣，加白糖收膏。

【用法】每服 5 ~ 10mL，开水冲服，每日 2 次，连服 3 ~ 5 日。

4. 鱼腥草汤

【组成】鱼腥草 30g　百部 8g　白僵蚕 6g　甘草 3g

【主治】小儿百日咳，痉咳后期。症见连续咳，吐后有缓解。

【用法】水煎服。每日 1 次。

5. 鲜三根茶

【组成】芦根 60g　白茅根 60g　丝瓜根 60g

【主治】百日咳，痉咳期，痰热蕴肺者。症见阵咳不已，吐咳痰涎，或伴有双目出血、鼻衄、痰中血等。

【用法】将上药切碎，置热水瓶中，冲入沸水适量，盖闷 15 分钟。不拘次数，频频代茶饮服。每日 1 剂。

【说明】方中芦根甘寒，能清热、生津、止咳、止呕，是热病津伤、肺热咳嗽、胃热呕吐之良品。白茅根甘寒，偏入血分而凉血止血，为疗血热所致各种血证的良药。又善清肺胃之热而疗咳嗽秽逆。芦根、茅根均清肺胃火热，但前者偏入气分兼能生津止渴；后者偏入血分而善凉血止血。丝瓜根甘平，善长化痰止咳。三药配伍，药性和平，价廉有效，是治百日咳的良好茶剂。

6. 橄榄炖冰糖

【组成】生橄榄 20 粒　冰糖 30g

【主治】小儿百日咳，痉咳期。症见顿咳，日轻夜重，有鸡鸣声，吐后有缓解。

【用法】把橄榄炖冰糖分 3 次服。

【说明】橄榄有清肺解毒作用，治疗小儿百日咳有很好的效果。

7. 杏仁猪肺萝卜粥

【组成】杏仁 7g　白萝卜 1 个　猪肺 1 个　粳米适量

【主治】小儿百日咳，痉咳后期。症见阵发性、痉挛性咳嗽，伴有拖长的鸡鸣样吸气声，病势减缓。

【用法】白萝卜、猪肺切块、洗净，与杏仁一同入粳米中同煮为粥即可。每日 1 剂 3 次口服。连服 1 周。

8. 车前根茶

【组成】鲜车前草根 50g　冰糖适量

【主治】小儿百日咳，痉咳后期，痰多者。症见咳嗽、喷嚏、流涕或发热，夜重，咳声不畅。

【用法】将车前草根切碎，煎水或冲泡，加入冰糖令溶，代茶饮。

【说明】车前草为车前的全草，性寒味甘，归肾、肝、肺经，具有清肺化痰、利水通淋等作用，治疗功效良好。

9. 蜂房豆腐汤

【组成】露蜂房 10g　鲜豆腐 50g　白糖 20g

【主治】小儿百日咳，痉咳期，偏热者。症见阵发性痉咳，咽红，痰黄，日轻夜重。

【用法】蜂房加水 100mL，煮 30 分钟，去渣取汁入鲜豆腐、白糖，煮 10 分钟，吃豆腐喝汤。每日 2 次，连服数日。

10. 板栗冬瓜玉米须汤

【组成】板栗仁 30g　冬瓜糖 30g　玉米须 6g　冰糖 30g

【主治】小儿百日咳，痉咳期。症见阵发性痉咳。

【用法】将栗仁、玉米须、冬瓜糖同放锅内加水 250mL，煮至 150mL，再加冰糖调匀饮服。每日 1 次，连服 10 ~ 15 日。

11. 大枣侧柏汤

【组成】大枣 10g　侧柏叶 15g

【主治】小儿百日咳，痉咳期。症见严重时有痉挛现象的咳嗽。

【用法】水煎。滤去残渣，即可服用。

12. 蒜胆艾叶外熨

【组成】大蒜 6g　鸡苦胆 1 个　枇杷叶 6g　萝卜子 6g　艾叶 60g

【主治】小儿百日咳，痉咳后期。症见连续咳，日轻夜重，有所缓解。

【用法】将药物炒热后包扎纱布，外熨烫胸背、手心足心。

13．大蒜橘饼汁

【组成】紫皮大蒜 1 头　橘饼 1 个

【主治】小儿百日咳，初咳期。症见咳嗽、喷嚏、流涕或发热，夜重，咳声不畅。

【用法】大蒜去皮切碎，橘饼亦切碎，共加水1碗，煮沸过滤去渣，可另加蜂蜜适量，每日分 2～3 次服用。

【说明】本方主治小儿百日咳，此外，百日咳还可以取大蒜瓣（撕去蒜皮）捣烂如泥，均匀摊于纱布上，厚约 6～9mm，于睡前贴于两足底（足底须先涂上凡士林或猪油，以防起泡），上面再盖一层塑料膜，穿上袜，翌晨除去。如果足底没有痛感，可以连敷 3～5 晚，或隔天敷 1 次，本方对治疗其他病证所引起的晚上咳嗽也有效。

14．款冬橘红丸

【组成】款冬花 12g　橘红 10g　冬瓜仁 6g　蜂蜜 20g

【主治】小儿百日咳，初咳期。症见咳嗽、喷嚏、流涕或发热两三天后咳嗽加剧，夜重，咳声不畅。

【用法】将药物研细末，调拌蜂蜜成丸。每日 2g，连服 7～10 日。

15．白菜根汤

【组成】大白菜根 2 个，冰糖 30g

【主治】小儿百日咳，初咳期。症见咳嗽、喷嚏、夜重。

【用法】大白菜根洗净加冰糖，水煎后饮服。每日3次，连服 4～6 日。

16．银花川贝梨糖煎

【组成】金银花 10g　川贝母 5g　梨 2 个　冰糖 30g

【主治】小儿百日咳，初咳期。症见咳嗽、喷嚏等感冒症状。

【用法】川贝母碾成碎块，梨去皮挖心切成小块，与金银花、冰糖共置小锅中，加水煎煮。饮浓汁食梨。1 日 1 次，连服 4 日。

17．丝瓜藤汁

【组成】丝瓜藤、冰糖各适量

【主治】小儿百日咳，初咳期。症见咳嗽、喷嚏、咳声不畅。

【用法】把丝瓜藤切段挤汁 1 小杯，炖熟加冰糖调味服。

【说明】丝瓜藤有祛风化痰之功。

18．梨粥

【组成】梨 1 个　葱白 7 个　白糖 10g　粳米 50g

【主治】小儿百日咳，初咳期。症见连续不断短咳，没有吸气的余地，甚则发生呕吐，口鼻出血等症。

【用法】梨洗净切块压榨取汁，葱白切碎末，粳米洗净煮粥，待熟对入梨汁与葱末、白糖，再煮片刻即可。每日1剂，分 3 次口服。

19．核仁梨汁

【组成】核桃仁 30g　冰糖 30g　梨 1 个

【主治】小儿百日咳，初咳期。症见咳嗽不止、喷嚏、咽红，痰黏。

【用法】梨洗净，去核，同核桃仁、冰糖共捣烂，加水煮成浓汁。每服 1 汤匙，日服 3 次。

20．百部蜜糖茶

【组成】百部 10g　蜂蜜 2 匙

【主治】小儿百日咳，初咳期及恢复期。

【用法】百部煎汤取汁 20mL，加蜂蜜调服。每日 2 次，连服 3 日。

21．雪梨皮二叶饮

【组成】雪梨皮 3 个　竹叶 10g　荷叶 10g

【主治】小儿百日咳，恢复期。症见咳嗽渐轻，咳而无力，少痰，神疲气弱。

【用法】水煎服。每日 1 剂。

22．川贝杏仁梨蜜煎

【组成】川贝 6g　杏仁 3g　梨肉 20g　蜂蜜适量

【主治】小儿百日咳，恢复期。症见微热，咳嗽渐轻，咳而无力，口干少痰，神疲气弱。

【用法】川贝打碎、杏仁拍碎、梨切片，加适量水煎煮，加蜂蜜调味。饮浓汁食梨肉。每日 2～3 次。

23．银耳汤

【组成】银耳 10g　冰糖 20g

【主治】小儿百日咳，恢复期。症见咳嗽渐轻，神疲气弱。

【用法】同放沙锅中加水煎汤服用。每日 1 次，连服 3～5 日。

24．芝麻花生汤

【组成】白芝麻 50g　花生 30g　蜂蜜 50g

【主治】小儿百日咳，恢复期。症见咳而无力，口干少痰。

【用法】同放沙锅中加水煎汤服用。同放锅中加水煮汤，熟后可吃。每日 1 次，连服 3～5 日。

25．雪梨川贝猪肺汤

【组成】雪梨 2 个　川贝母 10g　猪肺 250g

【主治】小儿百日咳，恢复期。症见咳嗽少痰，身微热，手足心热。

【用法】（1）将雪梨洗净，去皮、核，切小块；川贝母洗净；猪肺用清水反复灌洗干净，切块，挤干水，再放入锅中爆干水分，取出再放入清水中漂洗净。（2）把全部用料一齐放入锅内，加清水适量，武火煮沸后，文火煮 2 小时，调味即可服用。

26．麻雀百合饭

【组成】麻雀肉 20g　百合 15g　百部 8g　大米 100g

【主治】小儿百日咳，恢复期。症见咳嗽渐轻，神疲气弱。

【用法】百部水煎取汁；麻雀肉切成碎末；大米、百合淘洗干净置盆中，加入药汁及麻雀肉丁拌匀，加适量水，上笼屉隔水蒸成米饭。1 日 1～2 次，做餐食。

27. 白萝卜汁

【组成】白萝卜 500g　饴糖 100g

【主治】小儿百日咳，恢复期。症见痰少，力乏。

【用法】白萝卜榨汁，放入饴糖加热溶化后饮用。每次 10mL，每日 3 次。

七、小儿流行性腮腺炎

小儿流行性腮腺炎是由腮腺炎病毒所引起的一种急性传染病，以发热、耳下腮部漫肿疼痛为主要临床表现。冬春季易流行，学龄前儿童发病率高。中医称之为痄腮。

辨证分型

1. 温毒在表型：症见轻微发热恶寒，一侧或两侧耳下腮部漫肿疼痛，咀嚼不便，咽红。

2. 热毒蕴结型：症见壮热烦躁，头痛，口渴欲饮，食欲不振，腮部漫肿、胀痛、坚硬拒按，咀嚼困难。

3. 邪毒内陷心肝型：症见腮部尚未肿大，或腮肿后 5～7 天，突然壮热，头痛，严重者昏迷，抽搐。

4. 邪毒引睾窜腹型：症见以受邪较重，引起少腹疼痛，睾丸肿痛。

临床施治

1. 四味茶

【组成】大青叶 30g　青茶叶 9g　蒲公英 30g　地丁草 30g

【主治】小儿流行性腮腺炎，温毒在表型。症见一侧或两侧耳下腮部漫肿疼痛，咽红，发热等。

【用法】以上 4 味水煎汁，每日 1 剂，不拘时，当茶频频饮服。

【说明】大青叶清热解毒，凉血止血，消肿散结而善治各种肿毒疔疮为主要药物。大青叶用治腮腺炎，还可预防脑膜炎、睾丸炎等并发症。茶叶、蒲公英、地丁草，也均系清热解毒，治疗疔疮痈肿之佳品，既可单用，也可配用，均有良好的抗菌消炎、预防感染的作用。

2. 清热解毒治腮汤

【组成】黄芩 15g　黄连 10g　连翘 12g　玄参 12g　板蓝根 15g　马勃 10g　牛

蒡子 6g　僵蚕 6g　升麻 6g　柴胡 12g　陈皮 12g　桔梗 6g　甘草 6g　薄荷 3g

【主治】小儿流行性腮腺炎，热毒蕴结型。症见腮部红肿紧硬、按则剧痛、发热恶寒、口渴烦躁、咀嚼困难之重型痄腮。

【用法】水煎，薄荷后下。每日 3 次分服。

3．荸荠鲜藕汤

【组成】荸荠 250g　鲜藕 250g　鲜茅根 250g

【主治】小儿流行性腮腺炎，热毒蕴结型。症见壮热烦躁，食欲不振，腮部漫肿、胀痛，咀嚼困难。

【用法】把上药洗净，前 2 味去皮，共放铝锅内，加水适量，用武火烧沸，再改文火熬煮 20 分钟，取汁，待凉装入罐中，每日顿服。

4．白菜绿豆汤

【组成】白菜心 3 个　生绿豆 60g

【主治】小儿流行性腮腺炎，热毒蕴结型。症见腮热疼痛、肿胀较甚、发热便干、尿短赤等症。发病早期应用效果尤佳。

【用法】把绿豆用水煮至将熟时，入白菜心，再煮 20 分钟，去渣取汁顿服。每日2次。

5．苦瓜紫菜泡饭

【组成】鲜苦瓜 100g　紫菜 30g　大米 300g　赤小豆 30g　淀粉、盐、味精、麻油各适量

【主治】小儿流行性腮腺炎，热毒蕴结型。症见热病烦渴、腮肿疼痛。

【用法】赤小豆泡 2 小时，与淘洗干净的大米蒸成米饭；苦瓜切片置沸水中，入紫菜、盐、味精、麻油、淀粉勾芡，铺于饭上。每日 2 次，量随意。

6．板蓝根夏枯草饮

【组成】板蓝根 30g　夏枯草 20g

【主治】小儿流行性腮腺炎，热毒蕴结型。症见腮肿痛发热有硬块。

【用法】加水 200mL 煎汁，加白糖调服。

【用法】每次 10～20mL。每日 3 次，连服 5～7 日。

7．银花薄荷饮

【组成】银花 15g　薄荷 6g　黄芩 3g　冰糖 15g

【主治】小儿流行性腮腺炎，温毒在表型。症见轻微发热恶寒，一侧或两侧耳下腮部漫肿疼痛，咀嚼不便，咽红。

【用法】前 3 味共煎取汁，入冰糖。每日 1 次，连服 4～5 日。

8．鲜马齿苋凉菜

【组成】鲜马齿苋 60g　大蒜泥 10g。

【主治】小儿流行性腮腺炎，温毒在表型。症见轻微发热恶寒，一侧或两侧耳下腮部漫肿疼痛。

【用法】将大蒜泥、酱油、醋等调入煮熟的马齿苋上。不拘时服。

9. 菊花豆根公英茶

【组成】野菊花 90g 山豆根 90g 蒲公英 90g

【主治】小儿流行性腮腺炎，温毒在表型。症见轻微发热，一侧或两侧耳下腮部漫肿疼痛。

【用法】以上 3 味加水煎汁，代茶饮，每日 1 剂，当茶饮。9 岁以下，上药各为 30g。

【说明】本方也可用于预防流行性腮腺炎。

10. 海金沙根茶

【组成】海金沙根 60g（鲜者为佳，干品 30g）

【主治】小儿流行性腮腺炎，热毒蕴结型。症见壮热烦躁，头痛，口渴欲饮，食欲不振，腮部漫肿、胀痛、坚硬拒按，咀嚼困难。

【用法】上药加水适量，煎煮 30 分钟，取汁即可。每日 1 剂，不拘时，代茶饮。若个别腮腺肿痛较剧，发高热者，加用鲜天南星块根或蚤休（即重楼或七叶一枝花）块根适量，加米醋磨浓汁，涂擦患处。

【说明】海金沙根有清热解毒，利湿消肿的功效。江西省德兴县人民卫生防治院介绍用海金沙根煎汤代茶，重者配合外敷，治疗流行性腮腺炎 155 例，均在用药后 12～36 小时症状缓解，体征消失，一般 1 剂痊愈。

11. 二草煎

【组成】夏枯草 20g 鱼腥草 20g 板蓝根 20g

【主治】小儿流行性腮腺炎，温毒在表型。症见轻微发热恶寒，一侧或两侧耳下腮部漫肿疼痛，咀嚼不便。

【用法】水煎服。每日 2 次。

12. 板蓝根外敷

【组成】板蓝根适量 鸡蛋 1 个

【主治】小儿流行性腮腺炎，温毒在表型。症见温病发热，一侧或两侧耳下腮漫肿疼痛，咽红。

【用法】板蓝根捣烂，调入蛋清，敷腮部。

13. 萝卜外敷

【组成】萝卜适量

【主治】小儿流行性腮腺炎，温毒在表型。症见轻微发热恶寒，一侧或两侧耳下腮部漫肿疼痛。

【用法】捣烂，敷患处。

14. 青黛鸡蛋外敷

【组成】青黛 10g 鸡蛋 1 个

【主治】小儿流行性腮腺炎，热毒蕴结型。症见腮部红肿紧硬、按则剧痛、发热恶寒、口渴烦躁、咀嚼困难。

【用法】用少许蛋清调青黛，涂患处。

15. 青鱼胆粉吹喉

【组成】青鱼胆适量

【主治】小儿流行性腮腺炎，热毒蕴结型。症见腮腺肿大明显，局部可触及硬块，疼痛较甚，甚至吞咽不便、高热不退、烦躁不安、大便秘结、小便黄赤等。

【用法】将青鱼胆加热焙干，研细末，吹入喉部。

16. 威灵仙根洗液

【组成】鲜威灵仙根 50g　米醋 25g

【主治】小儿流行性腮腺炎，热毒蕴结型。症见壮热烦躁，头痛，口渴欲饮，食欲不振，腮部漫肿、胀痛、坚硬拒按，咀嚼困难。

【用法】擦洗法。将威灵仙浸入米醋中 3 天，再用棉签蘸其液涂擦患处，每天 2 ~ 3 次。

17. 蚯蚓洗液

【组成】活蚯蚓数条

【主治】小儿流行性腮腺炎，热毒蕴结型。症见壮热烦躁，食欲不振，腮部漫肿、胀痛、坚硬拒按。

【用法】擦洗法。将蚯蚓洗净，掺入白糖，待化为液汁后，用纱布蘸汁频频擦洗患部，每日1 次。

18. 葱白大黄外敷膏

【组成】葱白 2 根　生大黄 30g

【主治】小儿流行性腮腺炎，热毒蕴结型。症见壮热烦躁，头痛，口渴欲饮，食欲不振，腮部漫肿、胀痛、坚硬拒按，咀嚼困难。

【用法】葱白捣烂，生大黄研末，调膏状，涂于患处，每日 1 次。

19. 天竺外敷膏（雄朱散膏）

【组成】天竺黄 6g　石膏 6g　牙硝 3g　甘草 3g　雄黄 6g

【主治】小儿流行性腮腺炎，热毒蕴结型。症见壮热烦躁，头痛，口渴欲饮，食欲不振，腮部漫肿、胀痛、坚硬拒按，咀嚼困难。

【用法】上药研细和匀。敷患部。

20. 痄腮外敷

【组成】大贝母 9g　薄荷 6g　射干 6g　大力子 9g　僵蚕 9g　玄参 9g　赤芍 9g　大青叶 9g　板蓝根 9g　白茅根 30g

【主治】小儿流行性腮腺炎，热毒蕴结型。症见轻微发热恶寒，一侧或两侧耳下腮部漫肿疼痛，咀嚼不便、咽红。

【用法】上药研细和匀。敷患处。

21. 松香贴

【组成】松香 9g　酒精适量

【主治】痄腮。症见腮部肿痛、发热恶寒、咀嚼不便等。

【用法】将松香研末，加入酒精调成稀糊状，隔水加温，待溶解后，敷患处，以全部敷盖为度，上盖以蜡纸或油纸，加胶布固定，每日换药1次。

八、小儿暑热

小儿暑热也称夏季热、暑热症、阳明经热等，是婴幼儿时期的一种特有疾病，多见于3岁以下的小儿。有严格的发病季节。临床以长期发热、口渴多饮、多尿、汗闭为特征。

辨证分型

1. 暑伤肺胃型：症见发热较高、口唇干燥、口渴多饮、多尿无汗、舌红、指纹红紫。

2. 下虚上盛型：症见发热、精神委靡、面色少华、虚烦不安、口渴多饮、纳呆便溏、汗闭、小便清长量多。

临床施治

1. 小儿暑热茶

【组成】香薷3g　六一散（滑石甘草6∶1）3g　青茶1～1.5g　扁豆衣5g　西瓜翠衣5g

【主治】小儿暑热症，暑伤肺胃型。症见长期发热、口渴多饮、多尿、汗闭。

【用法】上3味研成粗末，与后2味共用沸水冲泡10分钟；或上5味加水500mL，煎沸5～10分钟，即可。每日1剂，不拘时频频饮服，超过7岁的儿童，用量可酌增。以冷饮为宜。

2. 双花香薷茶

【组成】金银花6g　香薷3g　杏仁3g　淡竹叶3g　绿茶1g

【主治】小儿暑热症，暑伤肺胃型。症见口渴烦躁等。

【用法】将香薷、杏仁研末与另3味共用沸水冲泡闷15分钟，或共加水500mL煎沸10分钟，即可。每日1剂，分上、下午2次饮服。

3. 蕹菜荸荠茶

【组成】蕹菜500g　荸荠500g

【主治】小儿暑热，暑伤肺胃型。症见口干口渴、尿黄短涩等。

【用法】上2味，加水共煮汤，代茶饮，每日1剂，不拘时，频频饮之。

4. 四味祛暑茶

【组成】藿香、鲜竹叶、佩兰叶、苡仁米各10g

【主治】小儿暑热，暑伤肺胃型。症见发热、口渴多饮、多尿、汗闭等。

【用法】将苡仁米捣碎，其余药物切碎，煎汤取汁，代茶频饮。

5. 冬瓜二核茶

【组成】冬瓜皮 50g　核桃仁 5g　柚子核仁 15g

【主治】小儿暑热，下虚上盛型。症见发热、精神委靡、面色少华、虚烦不安、口渴多饮、纳呆便溏、汗闭、小便清长量多。

【用法】将柚子核去壳，与冬瓜皮、核桃仁共煎汤，代茶饮。每日 1 次。

【说明】本方具有温下清上，伏阴潜阳之功。

6. 百合蜂蜜茶

【组成】干百合 100g　蜂蜜 150g

【主治】小儿暑热，伤阴型。症见发热、虚烦不安、口渴多饮。

【用法】共放碗内蒸 60 分钟，趁热调匀，待凉装瓶备用。可常服食。

7. 黄瓜豆腐茶

【组成】黄瓜 250g　豆腐 250g

【主治】小儿暑热，暑伤肺胃型。症见发热较高、口唇干燥、口渴多饮、多尿无汗、舌红、指纹红紫。

【用法】煮汤调味代茶频饮。经常饮用，效果更好。

九、小儿厌食症

小儿厌食症是由于小儿饮食不节，喂养不当影响脾胃受纳运化功能，或素体脾胃虚弱所致的小儿长期食欲减退或拒食的一种疾病。

辨证分型

1. 脾失健运型：症见食欲不振，腹胀便泄，挟有不消化食物，气短倦怠。

2. 脾胃气虚型：症见面色萎黄，形体瘦弱，精神倦怠，厌食或拒食，腹胀便溏。

3. 胃阴不足型：症见厌食，口渴心烦，大便干结，舌红少津。

临床施治

1. 消食化积内金散

【组成】鸡内金 2 个　白糖少许

【主治】小儿厌食症，脾失健运型。症见食欲不振，腹胀便泄，挟有不消化食物，气短倦怠。

【用法】将鸡内金焙干研末，用开水冲少量，加糖调服。

2. 消食散

【组成】山药 60g　麦芽 30g　鸡内金 15g　大米 100g

【主治】小儿厌食症，脾胃气虚型。症见体弱、不思饮食、消化不良。

【用法】鸡内金焙干研末，同其他各常法煮粥服食。

3. 三甲散

【组成】鳖甲、龟板、穿山甲各等份

【主治】各型小儿厌食症。

【用法】共研为末，开水冲服。3～5岁小儿1次服4g，日服3次。

4. 山药糕

【组成】山药500g　豆馅150g　金糕150g　面粉60g　白糖150g　香精、青红丝各少许

【主治】小儿厌食症，脾胃气虚型。症见面色萎黄，形体瘦弱，精神倦怠，厌食或拒食，腹胀便溏。尤适于幼儿服食。

【用法】将山药洗净蒸烂、去皮、捣成泥，加入面粉搓成面团，擀开铺平，抹匀豆馅，撒上白糖和青红丝，切成条状入笼蒸熟即可食用。

5. 白萝卜汁

【组成】白萝卜适量　葱白适量

【主治】小儿厌食症，脾失健运型。症见食欲不振，腹胀便泄，挟有不消化食物，气短倦怠。

【用法】共捣烂取汁饮用。

【说明】白萝卜可消食、导滞、下气。

6. 大枣橘皮饮

【组成】大枣10～20枚　鲜橘皮15g

【主治】小儿厌食症，脾失健运型。症见食欲不振，腹胀便泄。

【用法】先将大枣用沙锅炒焦，然后与橘皮放入保温杯内，以沸水冲泡温浸10分钟左右，饭前代茶频饮。每日1次。

7. 萝卜蜂蜜汤

【组成】鲜白萝卜500g　蜂蜜150mL

【主治】小儿厌食症，脾失健运型。症见厌食，腹胀。

【用法】将萝卜洗净切成小块，放在沸水内煮沸即捞出控干；晾晒6小时左右，再放入锅内，加蜂蜜以小火煮沸，调匀，待冷，装瓶备用。每次饭后食用数块，连服数日。

8. 加味山楂内金散

【组成】山楂120g　鸡内金30g　锅巴1500g　莲子（留心）120g　陈皮30g　白糖、山药粉各适量

【主治】小儿厌食症，脾失健运滞热型。症见食欲不振，两颊发红，午后尤甚，手足心热，夜眠不实，口渴喜饮，尿黄便干。

【用法】将上药均焙干研成细末，入白糖调和匀，每次取10g，用山药粉煮糊送服。每日3次，连服5～6日。

9. 西瓜番茄汁

【组成】西瓜、番茄各适量

【主治】小儿厌食症，脾失健运滞热型。症见两颊发红，午后尤甚，手足心热，夜眠不实，口渴喜饮，尿黄便干。

【用法】西瓜取瓤去子，用洁净纱布挤压取汁；番茄用沸水冲烫去皮，也用洁净纱布挤压取汁，二汁混和。代饮料饮服，用量不限。

10. 枣姜术桂内金饼

【组成】大枣肉 250g　生姜 60g　生鸡内金 60g　白术 120g　桂皮 9g　白糖适量

【主治】小儿厌食症，脾虚湿困型。症见厌食，面色发黄，疲乏懒动，口腻乏味，不渴，尿涩或浑，或有便溏。

【用法】将各药焙干研末，和匀，加糖、面粉做成小饼，于锅中烘熟。每次 2～3 个，每日 2～3 次，空腹作点心食用，连食 7～8 日。

11. 补脾强胃糕

【组成】党参 90g　白术 60g　茯苓、扁豆、薏米、山药、芡实、莲子各 180g　陈皮 45g　糯米粉、米粉各 1 500g　白糖 500g

【主治】小儿厌食症，脾胃气虚型。症见厌食，面色发黄，形体消瘦，时时腹泻。

【用法】将各味药共研细末，与糯米粉、米粉、白糖和匀，蒸糕或做饼食。每日 3 次，每次 30～60g，空腹做点心食用，连食 7～8 日。

12. 糯米山药茯苓饼

【组成】糯米粉、山药粉、白糖各250g　茯苓、芡实、莲子各 100g

【主治】小儿厌食症，脾胃气虚型。症见面色无华，不思饮食，腹胀便泄，挟有不消化食物。

【用法】将莲子去心，与茯苓、芡实焙干后研末，与糯米粉、山药粉和糖拌匀，做小饼蒸熟。每日空腹食几只，连食 8～10 天。

13. 山楂大米粥

【组成】山楂 30～40g　大米 50～100g　白糖 10g

【主治】小儿厌食症，脾失健运型。症见胃纳减退，吐出不化奶块或不化食物，腹胀而软，腹泻大便不化，烦躁哭闹。

【用法】先将山楂入沙锅煎取浓汁，去渣后放入大米、白糖煮粥。以上1次食完。7～10 日为 1 个疗程，不宜空腹食用。

14. 增液粥

【组成】乌梅 15g　北沙参 15g　白芍 10g　粳米适量

【主治】小儿厌食症，胃阴不足型。症见厌食口干、皮肤干燥、大便干结、舌红少津。

【用法】前 3 味水煎取汁；粳米小煮为稀粥，对入药汁。每日 1 剂，分 3 次口服。

15. 胡萝卜粥

【组成】胡萝卜 200g 粳米 100g

【主治】小儿厌食症，脾胃气虚型。症见面色萎黄，厌食或拒食，腹胀便溏，稍进饮食。

【用法】鲜胡萝卜切碎捣汁，与粳米同煮粥。早晚服食。

16. 山楂饭

【组成】山楂 50g 大米 200g

【主治】小儿厌食症，脾失健运型。症见腹泻，消化不良。

【用法】山楂洗净去核，与大米共置盆中，加适量水，上笼屉隔水蒸成米饭。午、晚餐食之。

17. 锅巴糊

【组成】山楂 120g 锅巴 1 500g 莲子（不去心）120g 陈皮 30g 鸡内金 25g 山药粉、白糖各适量

【主治】小儿厌食症，脾失健运滞热型。症见两颊发红、手足心热、夜眠不实、口渴喜饮、尿黄便干。

【用法】把诸药焙干研成粉末，调入白糖，每次 10g，用山药粉煮糊送服。每日 3 次，连服 6 ~ 7 日。

【说明】锅底的焦米饭即为锅巴。

18. 橘皮鲫鱼汤

【组成】鲫鱼 1 条 生姜 30g 橘皮 10g 胡椒 1g

【主治】小儿厌食症，脾胃气虚型。症见面色萎黄，形体瘦弱，精神倦怠，厌食或拒食，腹胀便溏等。

【用法】将鲫鱼清洗净，将生姜洗净切片与各味药用纱布包好放入鱼腹内，加水适量小火炖熟，加盐、葱少许调味，空腹喝汤吃鱼。分 2 次服。每日 1 剂，连服数天。

十、小儿营养不良症

小儿营养不良症是由于对小儿的喂养不当，或多种疾病的影响，使脾胃虚损，运化失宜，脏腑失养，气液耗伤所致全身虚羸消瘦的小儿常见疾病。中医称为疳证。

辨证分型

1. 脾虚挟积型：症见面黄肌瘦、神烦气急、手足心热、纳呆腹胀、食入即吐。
2. 脾胃虚弱型：症见面黄少华、形体消瘦、毛发枯黄、精神不振、厌食。

3. 气血两亏型：症见面色㿠白、哭声无力、厌食、精神不振、形体羸瘦。

临床施治

1. 丁香姜奶汤

【组成】牛奶 250mL　丁香 2 粒　姜汁 1 茶匙

【主治】小儿营养不良症，脾胃虚弱型。症见面黄肌瘦、神烦气急、手足心热、纳呆腹胀等。

【用法】将丁香、姜汁、牛奶同放锅内煮沸，除去丁香，加白糖调味。

【说明】本方具有理虚、降逆气、止呕痛之功效。

2. 消食散

【组成】谷芽、山楂、槟榔、枳壳各等份

【主治】小儿营养不良症，脾虚挟积型。症见面黄肌瘦、神烦气急、手足心热、纳呆腹胀、食入即吐。

【用法】共研细末。每服 1～2g，每日 3 次，连服数日。

3. 大麦粥

【组成】大麦 50g　红糖适量

【主治】小儿营养不良症，脾胃虚寒型。症见畏寒、形体消瘦、毛发枯黄、精神不振、厌食等。

【用法】大麦浸泡轧碎，加水煮粥，调入红糖。每日1剂，分 2 次温服。

4. 扁豆山药粥

【组成】炒扁豆 60g　山药 60g　大米 45g

【主治】小儿营养不良症，脾虚胃弱型。症见呕逆泄泻、食欲不振、形体消瘦、食积痞块等。

【用法】将上药同煮为粥，早晚各 1 次服用。

5. 鳝鱼薏米山药粥

【组成】鳝鱼 250g　薏米 30g　山药 30g　生姜 3g

【主治】小儿营养不良症，脾虚胃弱型。症见面色㿠白、哭声无力、厌食、精神不振、形体羸瘦。

【用法】鳝鱼去内脏，洗净切段，与后 3 味同煮为粥，调入少许盐或糖。随意服食。

6. 鹌鹑大米粥

【组成】鹌鹑 1 只　大米适量

【主治】小儿营养不良症，脾虚胃弱型。症见厌食、口渴心烦、大便干结、舌红少津等。

【用法】鹌鹑洗净切块，与大米同煮，调味。每日 2～3 次温服。

7. 焦红薯

【组成】红薯适量

【主治】小儿营养不良症，脾虚挟积型。症见面黄肌瘦、神烦气急、手足心热、纳呆腹胀。

【用法】红薯放在余火中烧透烤焦。每日服食1次。

8．小米焦巴散

【组成】小米50g　红糖适量

【主治】小儿营养不良症，脾虚挟积型。症见食滞内停、不思饮食、反胃呕吐。

【用法】将小米饭焦巴焙干，研极细粉。用红糖水调服，每日2～3次，每次3g。

9．田鸡二米糊

【组成】田鸡100g　大米粉400g　小米粉50g

【主治】小儿营养不良症，脾虚胃弱型。症见面黄少华、形体消瘦、毛发枯黄、精神不振、厌食。

【用法】田鸡水煮取汁；大米粉、小米粉共置锅中，加入田鸡水煮液，再加适量水，煮成糊。

10．茯苓煮鸡肝

【组成】鸡肝30g　茯苓10g

【主治】小儿营养不良症，脾虚胃弱型。症见身体亏虚消瘦，厌食。

【用法】共煮，吃肝喝汤。连服10日。

11．核桃蚕蛹汤

【组成】核桃肉100～150g　蚕蛹50g

【主治】小儿营养不良症，气血两亏型。症见面色皖白、哭声无力、厌食、精神不振、形体羸瘦。

【用法】将蚕蛹略炒，与核桃肉放锅中加水炖服。隔日1次，连服5～7次。

12．朱砂黄连鸡肝贴

【组成】朱砂3g　胡黄连3g　公鸡肝1具

【主治】小儿营养不良症，脾虚挟积型。症见面黄肌瘦、潮热、手足心热。

【用法】先将前2药共研成极细末，再取未下水洗过的新鲜公鸡肝1具，共捣烂如泥状。贴于患儿囟门之上（头发剃光），任其自行干落。

13．蜈蚣贴

【组成】蜈蚣1条　阿魏9g　杏仁7个

【主治】小儿营养不良症，脾虚虫积型。症见腹部胀大、面黄肌瘦。

【用法】上药捣烂如泥备用。贴敷腹部。

14．甘遂木鳖膏

【组成】甘遂24g　木鳖子24g　川乌24g　甘草24g　当归24g　甲片24g　香油500mL

【主治】小儿营养不良症，肝脾肿大型。症见腹部胀大，时有疼痛，面黄肌瘦。

【用法】香油500mL，将上药入油熬成黑色，滤净，再慢火熬，次下黄丹204g，熬成，离火，加麝香 3g，芦荟、阿魏、硼砂、皮硝、水红花子各 15g，研末入内，搅匀摊膏。先用盐水洗皮肤，后贴患处。

十二、小儿呕吐

小儿呕吐是小儿常见的症状，见于不同年龄的多种疾病。呕吐是由于食管、胃或肠道呈逆蠕动，并伴有腹肌强力痉挛性收缩，迫使食管或胃内容物从口、鼻腔涌出，严重呕吐甚至使病儿呈呼吸暂停的窒息状态。

辨证分型

1. 伤食型：症见呕吐酸臭乳块或不消化物，口气臭秽，脘腹胀满，吐后觉舒，不思乳食，大便秘结或泻下酸臭。

2. 外感型：风寒呕吐症见呕吐物清冷不消化，伴流涕、喷嚏、恶寒发热，头身不适；暑热呕吐症见呕吐呈喷射状，发热出汗，头痛心烦口渴，舌红苔黄。

3. 胃热型：症见食入即吐，呕吐频繁，呕吐酸臭，口渴多饮，面赤唇红，烦躁少寐，舌红苔黄。

4. 脾胃虚寒型：症见食入方吐或朝食暮吐，呕吐物多为清稀水液或不消化物，面色苍白，四肢欠温，腹痛便溏，舌淡苔白。

临床施治

1. 大枣丁香汁

【组成】生姜适量　大枣 1 枚　公丁香 1g

【主治】小儿呕吐，脾胃虚寒型。症见食入方吐或朝食暮吐，呕吐物多为清稀水液或不消化物，四肢欠温，腹痛便溏，舌淡苔白。

【用法】水煎服。1 日 2 次。

2. 消食止呕汤

【组成】通花根 6g　香附子 3g　金佛草花 6g　泥鳅 6g

【主治】小儿呕吐，伤食型。症见呕吐酸臭乳块或不消化物，脘腹胀满，吐后觉舒，大便秘结或泻下酸臭。

【用法】水煎，1 日服数次。

3. 二香饮

【组成】藿香 3g　香薷 3g　竹茹 3g

【主治】小儿呕吐，暑热型。症见呕吐，发热出汗，头痛心烦口渴，舌红苔黄。

【用法】水煎服。1日3次。

4. 海蛤姜汁敷

【组成】海蛤粉12g　生姜汁适量

【主治】小儿呕吐，脾胃虚寒型。症见食入方吐，呕吐物多为清稀水液或不消化物，腹痛便溏，舌淡苔白。

【用法】用姜汁将海蛤粉调匀，敷于涌泉穴。涌泉穴位于足掌心中央，约在足底前1/3处。

十三、小儿腹泻

小儿腹泻是以大便次数增多，便下稀薄或如水样为主要临床表现。其中致病性大肠肝菌、葡萄球菌或病毒引起的肠炎，及非感染性及原因不明的消化不良属于本病范畴。

辨证分型

1. 伤食型：症见脘腹胀满疼痛，痛则欲泻，泻后痛减，大便酸臭，夹食物残渣，嗳气酸馊，泛恶呕吐，纳呆恶食，夜寐不宁，舌苔垢腻。

2. 风寒型：症见便稀多沫，色淡，臭气轻，肠鸣腹痛，或伴发热，鼻塞，流清涕，轻咳，口不渴，舌苔白润，脉浮。

3. 湿热型：症见起病急，泻势急迫，便下稀薄水样，色黄气秽臭或夹黏液，发热烦闹，口渴露饮，腹痛阵作，恶心呕吐，食欲减退，小便黄少，舌质红。

4. 脾虚型：症见泻下稀薄或蛋花汤样，或有少许黏液，色多黄绿，或伴发热烦渴，小便黄少。

5. 虚寒型：症见时泻时止，或五更泻，泻下清稀，色淡不臭、手足发凉，面色㿠白，神疲。

临床施治

1. 健脾姜蛋止泻方

【组成】生姜50g　鸡蛋1个

【主治】小儿腹泻，脾虚型。症见泻下稀薄或蛋花汤样。

【用法】将生姜捣烂绞汁，将鸡蛋煮熟后取出蛋黄并磨碎，调入姜汁，用温开水送服。

2. 内金橘皮粥

【组成】鸡内金6g　干橘皮3g　砂仁1.5g　粳米30g　白糖少许

【主治】小儿腹泻，伤食型。症见脘腹胀满，便嘈杂不化，或有酸瓣，气味酸臭，嗳气酸馊，腹痛则欲泻。

【用法】前 3 味共研细末，与粳米同煮粥，临熟入白糖。早晚各服1汤碗，温服。

3. 葛根神曲粥

【组成】葛根 15g　神曲 15g　黄芩 7.5g　粳米适量

【主治】小儿腹泻，湿热型。症见泻势急迫，便色黄气秽臭或夹黏液，发热烦闹，恶心食少，小便黄少，舌质红。

【用法】前 3 味同煮，去渣取汁，与粳米同煮至粥成。早晚各 1 剂，凉服。

4. 车前薏米茶

【组成】炒车前子 9g　炒薏米 9g　红茶 0.5～1g

【主治】小儿腹泻，湿热型。症见便下稀薄水样，色黄气秽臭，发热烦闹。

【用法】3 味共研细末，以白开水调服。每日 2 次，每次用上末 3g，用白开水调服，3 岁以下儿童用量减半。另一种方法是上 3 味加水一汤碗，煎至半碗时，去渣取汁，加入少许葡萄糖或白糖作调味，即可。也可将 3 味研末，以沸水冲泡 15 分钟，加入少许葡萄糖或白糖，即成。每日 1 剂，不拘时温服，3 岁以下者酌减。

5. 石榴山楂散

【组成】生山楂 9g　石榴皮 5g　白糖适量

【主治】小儿腹泻，伤食型。症见脘腹胀满，大便酸臭，夹食物残渣。

【用法】将生山楂、石榴皮焙焦黄，共研成细粉。2 次剂量，每日 1 次，白糖水送服。

6. 健脾止泻炒高粱米糠

【组成】高粱米第二遍糠适量

【主治】小儿腹泻，脾虚型。症见久泻不愈，大便稀溏，形体消瘦。

【用法】放入锅内炒成焦黄色，除去上面粗壳，压成细粉，用水冲服。每日 3 次。

7. 安神止泻莲子糕

【组成】莲子肉 100g　糯米 100g　茯苓 50g

【主治】小儿腹泻，脾虚型。症见久泻，饮食不香，夜寐不宁。

【用法】莲子肉炒香、茯苓去皮、糯米共研细粉，白糖适量，拌匀，加水成泥状，蒸熟，待冷后做成型状。午餐食。

8. 莱菔内金糊

【组成】炒莱菔子 10g　鸡内金 8g　大米粉 100g

【主治】小儿腹泻，伤食型。症见脘腹胀满疼痛，痛则欲泻，泻后痛减，大便酸臭夹食物残渣，泻下不爽，纳呆恶食，舌苔垢腻。

【用法】将炒莱菔子、鸡内金加适量水煎煮 15 分钟去渣留汁，加入大米粉，熬成糊。早、晚服食。

9. 消积止泻散

【组成】炒山楂、炒谷芽、炒麦芽、鸡内金、神曲各 30g　橘皮 15g

【主治】小儿腹泻，伤食型。症见脘腹胀满疼痛，痛则欲泻，泻后痛减，泛恶呕吐。

【用法】共研成细末。与米汤共煮 5 分钟即可。每服 5 ~ 10g，每日 2 次，5 日为 1 个疗程。

10. 暖胃羊肉羹

【组成】羊肉 250g　山药 50g　生姜 5 片　牛奶半碗　食盐适量

【主治】小儿腹泻，脾胃虚寒型。症见久泻呕恶，泻下清稀，色淡不臭、手足发凉，面色㿠白，神疲。

【用法】瘦嫩羊肉与生姜一起放锅内，加水适量，用小火炖半日，取肉汤 1 碗，加入山药片煮烂后，再加牛奶半碗及盐，煮沸即可。早、晚服。

11. 祛寒止泻散

【组成】仙人掌根 30g　葱白 12g　艾叶 20g　生姜 6g　鸡蛋清适量

【主治】小儿腹泻，风寒型。症见便稀多沫，色淡，肠鸣腹痛，伴发热，鼻塞，流清涕。

【用法】将药物捣烂，调拌鸡蛋清，外敷贴患儿肚脐处。

12. 荷叶仙鹤散

【组成】荷叶 12g　仙鹤草 6g　苎麻 6g　茶叶 0.5g　蜂蜜适量

【主治】小儿腹泻，伤食型。症见腹胀，大便酸臭，夹食物残渣。

【用法】将药物研细末，调拌蜂蜜冲服。每日 3 次。

13. 白果散

【组成】白果仁 2 个　鸡蛋 1 个

【主治】小儿腹泻，伤食型。症见脘腹胀满，泛恶呕吐，纳呆恶食，舌苔垢腻。

【用法】将白仁果仁晒干研末，鸡蛋用钉子在上端扎一小孔，将白果仁装入鸡蛋，然后将鸡蛋竖在烤架上微火烤至熟。去皮可食。

14. 消食山楂胡萝卜煎

【组成】炒山楂 15g　鲜胡萝卜 2 个　红糖适量

【主治】小儿腹泻，伤食型。症见脘腹胀满疼痛，大便夹食物残渣，泛恶呕吐，纳呆恶食。

【用法】水煎服，每日 1 剂，数次服完，连续服 2~3 日。

15. 山楂苍术木香散

【组成】山楂 30g　苍术 10g　木香 5g　粳米适量

【主治】小儿腹泻，脾湿伤食型。症见泻下稀薄或蛋花汤样，夹食物残渣。

【用法】前 3 味研成细末，每服 10g，用粳米煮汁送服，每日 3 次。

16. 糯米固肠粥

【组成】糯米 30g　山药 15g　胡椒少许　白糖适量

【主治】小儿腹泻，脾虚型。症见泻下稀薄或蛋花汤样，色多黄绿，尿多。

【用法】糯米、山药共煮粥，熟后加胡椒末及白糖调服。每日 1 次，连服数日。

17. 白头翁薏米高粱粥

【组成】薏米 30g　白头翁 15g　高粱米、白糖各适量

【主治】小儿腹泻，湿热型。症见便下色黄气秽臭或夹黏液，发热烦闹，小便黄少。

【用法】高粱米放锅中爆花，取 6g与薏米、白头翁同煎水，加白糖调服。每日 1 次，分 2～3 次服用，连服数日。

18. 山药山楂煎

【组成】山药 15g　炒山楂 15g　红糖适量

【主治】小儿腹泻，脾虚型。症见便稀、日泻数次、完谷不化。

【用法】加水煎服。每日 1 次，分 3～4 次服用，连服数日。

19. 栗子粉

【组成】栗子仁与白糖各适量

【主治】小儿腹泻，脾虚型。症见便稀，久泻，完谷不化。

【用法】将栗子仁磨成粉，煮成稀糊，加白糖调匀喂服。每日 1～2 次，连服 3～5 日。

20. 干姜艾叶敷脐散

【组成】干姜 20g　艾叶 20g　小茴香 20g　川椒 15g　鲜姜 30g

【主治】小儿腹泻，虚寒型。症见久泻不止、完谷不化、形瘦畏寒、舌淡苔薄白、脉微细。

【用法】前4味药共为细末，加入鲜姜捣烂，装入纱布袋内。敷脐，上以温水袋温之，保持温度，昼夜连续，5 天为 1 个疗程。

21. 栀子花贴

【组成】栀子花 15g　鸡蛋清适量

【主治】小儿腹泻，湿热型。症见泻势急迫、便下稀薄、肛门灼红、发热烦闹。

【用法】将栀子研为细末，用鸡蛋清调成膏状。贴于双足涌泉穴。

22. 吴茱萸贴饼

【组成】吴茱萸 12g

【主治】小儿腹泻，虚寒型。症见久泻不止、缠绵不愈、粪质清稀、澄澈清冷、不利清谷。

【用法】上药研细末，取未熟的热饭（生心饭）适量与药粉混合成饼，温度适中，备用。取药饼放在神阙穴及周围，用纱布绷带固定。时间 10 小时，以晚上敷用为宜。

23. 附子肉桂足心贴

【组成】附子（盐水炒）、肉桂各 9g

【主治】小儿腹泻，虚寒型。症见久泻，四肢发凉，颜面发青而嗜睡者。

【用法】上药同研为细末，且醋调为糊状。

【说明】敷在手足心，以四肢转暖为度。

24. 绿豆贴

【组成】绿豆粉 10g　鸡蛋 1 个

【主治】婴幼儿腹泻，伤食型。症见脘腹胀满疼痛，大便酸臭如败卵。

【用法】将蛋黄去掉，用蛋清调绿豆粉敷于囟门上，泻止去药（亦可用糯米粉 10g 代替绿豆粉）。

十四、小儿遗尿

小儿遗尿指 3 岁以上小儿，白天或夜间反复有不随意的排尿。

辨证分型

1. 肾气不足型：症见睡中遗尿，醒后方觉，发作频繁，小便清长，面色白少华，神疲乏力，腰酸腿软，记忆力减退，畏寒肢冷，舌质淡。

2. 脾肺气虚型：症见睡中遗尿，尿频量少，面色少华，神疲自汗，食欲不振，大便溏薄，舌质淡，苔薄白。

3. 肝经湿热型：症见睡中遗尿，尿黄量少，尿时急迫，性情急躁，面赤唇红，口渴欲水，目赤舌红。

临床施治

1. 益气止遗汤

【组成】核桃 1 个　五味子 5 粒　菟丝子 10 粒　莱菔子 10 粒　白酒适量　蜂蜜少许

【主治】小儿遗尿，肾气不足型。症见睡中遗尿，醒后方觉，小便清长，腰酸腿软，畏寒，舌质淡。

【用法】药物用白酒浸后，焙干研细末，调拌蜂蜜冲服。每日 1 次。

2. 内金猪脬散

【组成】鸡内金 2 个　猪尿脬 1 只

【主治】小儿遗尿，肾气不足型。症见遗尿，腰酸。

【用法】焙干，共研细末临睡时以开水略加一点酒送下。

3. 锁阳益肾汤

【组成】锁阳 5g　桑螵蛸 5g　益智仁 5g

【主治】小儿遗尿，肾气不足型。症见遗尿，手足不温。

【用法】水煎。每日1剂，3次分服。

4. 龟肉黑豆猪脬方

【组成】乌龟肉 250g　黑豆 100g　猪尿脬 1 个　盐少许

【主治】小儿遗尿，肾气不足型。症见遗尿发作频繁，面色白少华，神疲乏力，畏寒腰酸，舌质淡。

【用法】蒸熟吃。连吃 3～5 次。

5. 清肝枣梅蚕茧汤

【组成】大枣 10 枚　青梅 10g　蚕茧 20 只　白糖 50g

【主治】小儿遗尿，肝经郁热型。症见睡中遗尿，尿黄量少，色黄味臊，尿时急迫。

【用法】前 3 味水煎取汁，白糖调味。每日下午 4 时前服完，连用 10 日。

6. 缩尿茶

【组成】乌药叶不拘量

【主治】小儿遗尿，虚寒型。症见睡中遗尿，小便清长，畏寒肢冷，舌质淡。

【用法】上药加水煎较浓汁，代茶。每日 1 剂，不拘时，温服，但晚饭后不能饮服。

7. 益智缩尿茶

【组成】益智仁 6g　金樱子 6g　乌药 5g

【主治】小儿遗尿，肾气不足型。症见遗尿，小便清长，面色白少华，神疲乏力，腰酸腿软。

【用法】上 3 味加水 1 碗，煎成半碗，即可。每日 1 剂，代茶饮。

8. 小儿缩尿糖浆

【组成】桑螵蛸 10 个　山萸肉、益智仁、菟丝子、覆盆子各 15g

【主治】小儿遗尿，肾气不足型。症见遗尿，小便清长，面色白少华，腰酸腿软，记忆力减退，畏寒。

【用法】加水 500mL 煎，2次取汁 400mL，加红糖 100g，溶化装瓶。每服 10mL，每日3次。连服数日。

9. 金樱芡实粥

【组成】芡实米 50g　金樱子 20g

【主治】小儿遗尿，肾气不足型。症见遗尿，小便清长，神疲乏力，腰酸腿软。

【用法】先将金樱子煮汁 100mL，加入芡实米粥，放白糖适量，温食。每日 2 次，连服数日。

10. 麻雀粥

【组成】麻雀 5 只　白酒 20mL　糯米 100g　葱白 3 段

【主治】小儿遗尿，肾气不足型。症见遗尿，小便清长，畏寒肢冷。

【用法】麻雀去毛及内脏，洗净，炒熟，放白酒稍煮，加水适量入糯米煮粥，粥成加葱白，再煮 1～2 沸即可。每日食 2 次，连服数日。

11．鸡肠内金饼

【组成】公鸡肠 1 条　鸡内金 30g　麦粉 250g

【主治】小儿遗尿，脾肺气虚型。症见遗尿，尿频量少，神疲自汗，食欲不振，大便溏薄，舌质淡，苔薄白。

【用法】鸡肠洗净焙干研粉，鸡内金研粉，二粉加麦粉混匀，酌加盐或糖，加水适量和面烙薄饼 10 个，烤干作点心。每次食 1～2 个，每日 2 次，连服数日。

12．韭菜饼

【组成】韭菜子 9g

【主治】小儿遗尿，肾气不足型。症见遗尿，神疲乏力，腰酸腿软，畏寒肢冷。

【用法】研末和面作饼。分 2 次食。每日 1 次，连服 6～7 日。

13．山药茯苓包子

【组成】山药粉、茯苓粉各 100g　板栗仁 100g　核桃仁 100g　白糖 300g　黑芝麻粉 100g　面粉适量

【主治】小儿遗尿，脾肾两虚型。症见遗尿，食欲不振，腰酸畏寒，舌质淡，苔薄白。

【用法】山药、茯苓加水适量调糊加板栗仁、核桃仁，上笼蒸 30 分钟，加白糖及黑芝麻粉，拌匀成馅，发面作皮蒸包，早晚作点心食用。每日 2 次，可常食。

14．荔枝干

【组成】荔枝干 10 个

【主治】小儿遗尿，肾气不足型。症见遗尿，腰酸腿软，畏寒肢冷。

【用法】每日 1 次，连服 6～7 日。

15．补脾固肾公鸡肉饭

【组成】黄公鸡肉 100g　大米 300g　黄芪 30g　熟地 40g

【主治】小儿遗尿，脾肾气虚型。症见遗尿，尿频量少，食欲不振，腰酸畏寒。

【用法】黄芪、熟地加水煎煮取汁；将淘洗干净的大米，置盆中，入药汁加鸡肉末混匀，加适量水，上笼屉隔水蒸成米饭。做熟食之，1 日 2 次，服数日。

16．三子敷

【组成】五倍子、五味子、菟丝子各 12g

【主治】小儿遗尿，肾气不足型。症见尿色清，熟睡不易醒，腰酸，面色淡白精神不振者。

【用法】3 味药共研细末，温开水调拌。外敷贴神阙穴、命门穴。

17．止遗外敷方

【组成】石菖蒲 20g　艾叶 20g　陈皮 10g　香附 6g　丝瓜藤 20g

【主治】小儿遗尿，湿盛气郁型。症见遗尿，尿频量少，腹胀，嗳气，呕恶，

食欲不振。

【用法】将药物捣烂加热。外敷贴小腹部、腰眼穴等处。

18．龙骨糊脐敷

【组成】龙骨 15g　醋适量

【主治】小儿遗尿，肾气不足型。症见遗尿，神疲乏力，腰酸腿软。

【用法】龙骨经火煅后研末，用醋将龙骨粉调为糊状。敷脐，外覆纱布、胶布固定，每天换药 1 次，连用 5 ~ 7 次。

19．丁香脐敷

【组成】丁香、肉桂、五倍子、补骨脂各30g

【主治】小儿遗尿，肾气不足型。症见睡中遗尿，发作频繁，腰酸腿软，畏寒肢冷，舌质淡。

【用法】研细末，备用。每取适量，白酒调敷肚脐，每晚1次。

十五、小儿佝偻病

佝偻病又称软骨症，是婴幼儿时期常见的一种慢性营养缺乏症，主要由于维生素D不足而使钙磷代谢失常，以骨骼系统生长发育障碍为主要临床特征。3 岁以内小儿多见，尤其是早产儿。中医的鸡胸、龟背属于此。本病初期主要表现出精神神经症状，如易兴奋、啼哭、烦躁、夜卧不安、纳少、多汗，头部尤重，枕部常见一圈脱发。进一步发展，可见囟门晚闭，下肢弯曲呈“O”形或“X”形。现代医学称为维生素D缺乏症。

辨证分型

1. 心脾不足型：症见形体虚胖或瘦弱，面白少华，易倦乏力，自汗盗汗，易惊多惕，夜眠不安，肌肉松软，头颅骨软，囟门开大，发稀枕秃，大便不调，舌质淡，苔薄白。

2. 肝肾亏损型：症见形体瘦弱，面色无华，出牙、坐、立、走等迟缓，骨骼畸形，鸡胸龟背，胸肋沟，腹大，下肢弯曲。

临床施治

1．龟板乌贼饮

【组成】乌贼骨 10g　龟板 12g　茜草根 6g　红糖适量

【主治】小儿软骨病，肝肾亏损型。症见形体瘦弱，面色无华，出牙、坐、立、走等迟缓，骨骼畸形。

【用法】水煎。加红糖饮，每日 2 ~ 3 次分服。

2. 苍术山药粥

【组成】苍术 6g　山药 10g　粳米 15g

【主治】小儿佝偻病，脾虚型。症见纳差、便溏、消瘦。

【用法】苍术水煎取汁，山药打碎浸泡，与粳米同煮为糜粥，对入药汁调匀服食。每日 1 剂，7 日为 1 个疗程。

3. 参术散

【组成】孩子参 5g　白术 10g　山茱萸 10g　菟丝子 10g　当归 10g　炙甘草 10g

【主治】小儿佝偻病，心脾不足型。症见形体虚胖或瘦弱，易倦乏力，多汗易惊、肌肉松弛、头颅骨软、囟门大。

【用法】共研细末。每次服 3g，每日 3 次。

4. 鹿茸龟板散

【组成】鹿茸 5g　龟板 20g　巴戟 15g　牛膝 15g　人参 10g

【主治】小儿佝偻病，肝肾亏损型。症见坐立、行走、出牙较迟缓，骨骼出现畸形者。

【用法】共研细末。每服 2g，每日 3 次。

5. 鸡蛋壳

【组成】鸡蛋壳适量

【主治】小儿佝偻病，钙质缺乏。症见出牙、坐、立、走等迟缓，骨骼畸形。

【用法】洗净焙干，研粉过筛。周岁以下每服 0.5g，1～2 岁每服 1g，每日 2 次。

6. 板栗糕

【组成】生板栗 500g　白糖 250g

【主治】小儿佝偻病，肝肾亏损型。症见多病体虚，筋骨不健，软弱无力等。

【用法】板栗煮熟去皮，再蒸半小时，趁热压拌成泥，加糖搅匀。供儿童食用。

7. 黄精蜂蜜汁

【组成】干黄精 100g　蜂蜜 200g

【主治】小儿佝偻病，肝肾亏损型。症见下肢萎软无力等。

【用法】将干黄精用水浸泡发透，用铝锅煮至熟烂，液干，加入蜂蜜煮沸，调匀即成。每次服1汤匙。

8. 肝粥

【组成】动物肝脏、粳米各适量

【主治】小儿佝偻病，肝肾亏损型。症见烦躁不安，立、行、齿迟。

【用法】肝脏洗净切碎，粳米淘净，与肝同煮为粥，常服。连服 2 周。

9. 山萸山药枸杞粥

【组成】山萸肉 15g　山药 10g　枸杞 10g　粳米适量

【主治】小儿佝偻病，肝肾亏损型。症见立、行、齿迟。

【用法】前 3 味水煎取汁，对入粳米粥中同煮成糜粥样，早晚服食。

10．芝麻豆腐

【组成】芝麻、豆腐泡各适量　白糖、精盐、醋各少许

【主治】小儿佝偻病，钙质缺乏。症见形体瘦弱，面色无华，出牙、坐、立、走等迟缓。

【用法】芝麻洗净，文火炒熟，豆腐泡入锅中，加入糖、盐、醋调味，放少量汤文火慢煮，待汁呈薄芡时，撒上芝麻食用。

【用法】本方能补充钙质，长期食用可缓解症状。

11．韭菜虾皮

【组成】韭菜、虾皮各适量　油、盐、葱各少许

【主治】小儿佝偻病，脾肾两虚型。症见虚胖或瘦弱，易倦乏力，肌肉松软，头颅骨软。

【用法】韭菜洗净切段，虾皮清水洗净，锅旺文火放素油，葱花炝锅，下虾皮炒鲜味放韭菜，入精盐调味，稍炒即可食用。

【说明】两味合用，补脾肾，强筋骨。

12．胡萝卜排骨汤

【组成】胡萝卜 150g　排骨 250g　葱、姜、花椒各适量　盐、味精各少许

【主治】小儿佝偻病，钙质缺乏。症见出牙、坐、立、走等迟缓。

【用法】先把排骨剁成小块，洗净开水烫一下放锅中。胡萝卜切成小条放锅中，葱、姜、花椒装小纱布袋里扎口放锅内。文火慢煨，见肉酥脱骨时放盐、味精调味，去袋食用。

【说明】经常服食，可补充钙质。

十六、小儿口腔溃疡

小儿口腔溃疡乃小儿较常见的口腔疾患，以口腔黏膜、舌及齿龈等处，发生淡黄色或灰白色大小不等的小疮或溃疡面为临床表现。

辨证分型

1. 脾胃积热型：症见口内疼痛，口渴，口臭，尿短黄，便秘，口疮数量多，周围充血明显，舌红苔黄。

2. 虚火上炎型：症见口内疼痛，口干，手足心热，乏力，口疮两三个，周围轻微充血，舌红苔少。

3. 气血亏虚型：症见口不渴，伴畏寒，便溏。口疮数量不多，周围黏膜不充血，舌淡苔薄白。

临床施治

1. 石灰散

【组成】熟石灰　冰片等量

【主治】小儿口腔溃疡，脾胃积热型。症见口内疼痛，口渴，口臭，尿短黄，便秘，口疮数量多，周围充血明显。

【用法】将上药研为细末，撒于患处。1日2次。

2. 黄芩石膏汤

【组成】黄芩5g　薄荷6g　栀子5g　石膏15g　甘草3g

【主治】小儿口腔溃疡，脾胃积热型。症见口疮红肿疼痛、小便色黄、大便秘结者。

【用法】水煎。每日2次分服。

3. 西瓜白糖

【组成】西瓜1个　白糖适量

【主治】小儿口腔溃疡，心脾郁热型。症见口内疼痛，尿短黄，便秘，周围充血明显。舌红，苔黄。

【用法】将西瓜瓤去子，切成小条，曝晒至半干，加白糖淹渍，再曝晒至干，加白糖少许食用。可常食，不限量。

4. 蜂蜜黄花菜

【组成】黄花菜50g　蜂蜜50g

【主治】小儿口腔溃疡，脾虚湿热型。症见口内疼痛，周围充血明显。舌胖质红，苔黄腻。

【用法】先用黄花菜煎汤半杯，再加蜂蜜调匀，缓缓服用。每日分3次服完，连服4～6日。

5. 甘草桔梗薏米陈皮冲剂

【组成】生甘草60g　桔梗30g　薏米20g　陈皮20g　白糖200g

【主治】小儿口腔溃疡，脾虚湿盛型。症见唇舌或颊内齿龈及软腭等处有黄白色大小不等的溃烂斑点。

【用法】将甘草、桔梗、薏米、陈皮先用冷水泡透，加水适量煮沸。每20分钟取药液1次，加水再煎，共煎3次，最后去渣合并煎液，再继续以小火煎煮浓缩到黏稠时停火，待冷后拌入白糖把药液吸净，混匀，晒干，压碎，装瓶备用。每次3～6g，以沸水冲化饮用，每日3次，连服数日。

6. 银黄乳

【组成】黄连3g　银花6g　乳汁（人乳或牛乳）100mL

【主治】小儿口腔溃疡，肺脾积热型。症见口渴，口臭，尿短黄，便秘，口疮数量多，舌红，苔黄。

【用法】前2味水煎3次，取汁50～100mL，对入乳汁中和匀。每30～100mL，每日3次，连服5～6日。

7. 苦瓜汁

【组成】苦瓜汁 50mL　冰糖适量

【主治】小儿口腔溃疡，脾胃积热型。症见鹅口疮白屑周围绕有红晕，白屑互相粘连，微热，烦躁流涎者。

【用法】苦瓜洗净去子，捣绒，用洁净纱布绞挤汁，入冰糖调味。酌情服用。

8. 金针菜饮

【组成】金针菜 50g　蜂蜜 50g

【主治】小儿口腔溃疡，心脾郁热型。症见鹅口疮白屑周围泛红、唇赤，烦躁便秘者 。

【用法】先把金针菜水煎汤半杯，再调入蜜，缓慢饮服。每日 1 剂，3 次服完，连服 5 日。

9. 蒲公英绿豆粥

【组成】蒲公英 10g　绿豆 30g　冰糖适量

【主治】小儿口腔溃疡，心脾积热型。症见口内疼痛，口臭，尿短黄，便秘。

【用法】先将蒲公英水煎取汁，绿豆煮为糜粥，调入药汁、冰糖即成。每日食粥 3 次，连服 5～6 日。

10. 冰硼散

【组成】白矾 6g　冰片 6g　硼砂 3g

【主治】小儿口腔溃疡，心脾积热型。症见口内疼痛，口渴、口臭，尿短黄，便秘，周围充血明显。

【用法】共研为细末。撒患处。

11. 巴豆南瓜子贴

【组成】巴豆仁 1 粒　南瓜子 7 粒

【主治】小儿口腔溃疡，脾胃积热型。症见口内疼痛，周围充血。

【用法】将上药捣成泥状，装入半个杏核内，扣于印堂穴上。1 小时后拿掉。

12. 五倍子散

【组成】五倍子 30g　枯矾 20g　香油适量

【主治】小儿口腔溃疡，虚火上炎型。症见口内疼痛，口干，手足心热，乏力。

【用法】共研细末用香油调成细末。涂于患处，每日 2～3 次。

13. 黄丹散

【组成】黄丹 3g　蜂蜜 30g

【主治】小儿口腔溃疡，鹅口疮。症见口腔黏膜白屑堆积较多，周围焮红，面赤唇红。

【用法】调匀，蒸成黑色。用消毒棉签蘸药擦拭患处，每日 3 次。

14. 蛴螬散

【组成】白蛴螬 1 条　白糖适量

【主治】小儿口腔溃疡，鹅口疮。症见口腔黏膜白屑堆积较多，周围焮红。

【用法】将蛴螬用筷子翻过，用白糖浸 1 小时，然后在疮面上涂擦。每日 2～3 次。

15. 吴茱萸敷

【组成】吴茱萸、干姜、木鳖子各适量

【主治】小儿口腔溃疡，虚寒型。症见口不渴，伴畏寒，便溏。口疮数量不多，周围黏膜不充血，舌淡苔薄白。

【用法】共研为细末，冷水调糊。把药糊敷脐上，外敷纱布，胶布固定。

16. 黄柏石膏细辛散

【组成】黄柏、生石膏、细辛各 2g

【主治】小儿口腔溃疡，脾胃积热型。症见周围鲜红，口臭流涎，口渴，小便短赤，大便干结。

【用法】上药共研细末，备用。药粉用水调糊，敷脐部，纱布包扎，每日换药 1 次，连用 3～7 次为 1 个疗程。

17. 口疮脐敷

【组成】丁香、肉桂各 2g　细辛 3g　吴茱萸 3g

【主治】小儿口腔溃疡，虚寒型。症见口不渴，伴畏寒，便溏。

【用法】共研为细末，用麻油调成糊状。涂填肚脐眼，再将艾叶捏成直径 2cm，高 1.5cm的圆锥形艾炷，放药上灸之，每日 1 次（重者 2 次），每次 7 壮。

18. 枯矾朱砂敷

【组成】枯矾 3g　朱砂 0.6g

【主治】小儿口腔溃疡，鹅口疮。心脾积热型。症见口舌满布白屑，面赤唇红。

【用法】共研为末。每日以少许敷之，1 日 3 次，神验。

19. 生姜黄连散

【组成】姜、黄连各 1.5g

【主治】小儿口腔溃疡，脾胃积热型。症见周围鲜红，口臭流涎，口渴，小便短赤，大便干结。舌红，苔黄。

【用法】将上药共研为细末，撒患处，每日 2～3 次。

十七、小儿夜啼

夜啼是指小儿在夜间常常啼哭不止或时哭时止，多见于半岁以下婴儿。小儿夜啼在生理上，多与饥饿、口渴、太热、太闷、尿布潮湿、白天过度兴奋等有关；至于疾病，则多见于发热、佝偻病、蛲虫病、骨和关节结核，或经常鼻塞，扁桃体过大妨碍呼吸等。小儿每到夜间即高声啼哭，呈间歇发作，甚至通宵达旦啼哭不休，白天却安静不哭，中医认为本病的病因多为脾寒、心热、惊骇、积滞四类。

辨证分型

1. 脾寒型：症见夜间啼哭不止，大便溏泻，小便清长等。

2. 心热型：症见白天兴奋，面红身热，夜间啼哭不止，大便秘结、小便黄赤等。

3. 惊骇型：症见胆怯易惊，夜间啼哭不止。

4. 积滞型：症见白天食量过多，腹胀，呕恶，夜间啼哭不止。

临床施治

1. 麦枣茶

【组成】淮小麦 15g　大枣 6g　炙甘草 3g　蝉衣 3g

【主治】小儿夜啼，心热型。症见白天过度兴奋，面红身热，夜间啼哭不止，大便秘结、小便黄赤等。

【用法】上 4 味加水煎汤，代茶饮，每日1剂，不拘时当茶饮之。也可加入适量葡萄糖调味。

2. 清心宁神茶

【组成】淡竹叶 3g　辰灯心 1 小撮　绿茶 0.5～1g　蝉衣 1～3g

【主治】小儿夜啼，心热型。症见面红身热、夜间啼哭不止，小便黄赤。

【用法】上 4 味加水 1 碗，煎至半碗即可。

【说明】淡竹叶善于清心除烦，生津利尿，是中医临床清心经烦热之良药。淡竹叶既可泻心经实热又可清心经之虚火，宁心安神，治疗小儿夜啼的必用品。辰灯心治疗小儿夜啼民间应用甚广。绿茶有清心除烦、生津止渴的功效；蝉衣，是常用的止小儿夜啼的要药，有抗惊镇静的作用。淡竹叶、辰灯心、蝉衣、绿茶 4 味相配用，其清心除烦、宁神止啼的功效明显。

3. 解痉安神蝉衣粥

【组成】蝉衣 6g　粳米 30g

【主治】小儿夜啼，适用于各种原因引起的小儿夜啼。

【用法】蝉衣去头足，水煎取汁，与粳米同煮。每日1 剂，分 2 次服。连用 5 天。

4. 解痉葛根散

【组成】葛根 5g　蜂蜜适量

【主治】小儿夜啼，适用于各种原因引起的小儿夜啼。

【用法】葛根研粉，开水冲泡，加入蜂蜜。饮服。

5. 薄荷蝉蜕汤

【组成】蝉蜕 7 个　薄荷 1.5g　槟榔 3g　枳壳 3g　灯心草 10 根

【主治】小儿夜啼，适用于睡前饱食，睡后有饥饿感而夜啼之小儿。

【用法】水煎服。此为半岁小儿量。

6. 茴香贴

【组成】大茴香 10g　小茴香 10g　陈艾 10g　胡椒 10g　面粉 60g

【主治】小儿夜啼，脾寒型。症见夜间啼哭不止，大便溏泻，小便清长等。

【用法】将上药研为细末，加面粉 60g及水，做成 3 小饼，外敷肚脐处，上加热水熏（以小儿能承受为度）。每日早、午、晚各敷1次，3 个饼交替使用。连用 3 天。

十八、小儿流涎

小儿流涎，俗称小儿流口水，较多见于 1 岁左右的婴儿，常发生于其断奶前后。婴儿长到 6 个月龄以后，身体各器官明显地发生变化。此时婴儿所需营养已不能局限于母乳，要逐步用米糊、菜泥等营养丰富，容易消化的辅食品来补充。有些母亲用母乳喂养小儿到 15 个月以上才断奶，断奶后再喂辅食，这样的小儿脾胃比较虚弱，容易发生消化不良，这时候小儿流涎发生率最高。

辨证分型

1. 脾胃虚弱型：症见流涎，面白唇淡、食欲不振，精神倦怠。
2. 脾胃郁热型：症见流涎，口角赤烂，小便短赤，大便臭秽或燥结面赤唇红。
3. 脾胃虚寒型：症见流涎，小儿涎液过多，身寒，大便溏泻，小便清长。

临床施治

1. 干姜山药汤

【组成】干姜 3g　山药 5g　升麻 5g　党参 5g

【主治】小儿流涎，脾胃虚弱型。症兼见面白唇淡、精神倦怠。

【用法】水煎。每日 2 次分服。

2. 石膏黄连栀子汤

【组成】生石膏 10g　黄连 5g　栀子 5g　灯心 5g

【主治】小儿流涎，脾胃郁热型。症兼见口角赤烂、小便短赤、大便臭秽或燥结，面赤唇红。

【用法】水煎。每日 2 次分服。

3. 半夏白术二香汤

【组成】丁香 3g　木香 5g　半夏 5g　白术 10g　茯苓 5g

【主治】小儿流涎，脾胃虚弱型。症兼见面白唇淡，精神倦怠，厌食，大便溏薄。

【用法】水煎。每日 2 次分服。

4. 白术黄连葛根汤

【组成】白术 5g 扁豆 5g 石斛 5g 黄连 5g 滑石 10g 葛根 5g 甘草 5g

【主治】小儿流涎，脾胃虚弱型。症兼见面白唇淡、精神倦怠、口角糜烂、食欲不振、大便干结。

【用法】水煎。每日 2 次分服。

5. 大黄南星汤

【组成】天南星 15g 大黄 10g 醋适量

【主治】小儿流涎，脾胃积热型。症见涎热而黏，口角糜烂，大便秘结，小便短赤。

【用法】上药共研为末，用醋调后贴足心。每晚1次，连敷 3～5 日。

6. 生姜甘草汤

【组成】生姜 3g 甘草 6g

【主治】小儿流涎，脾胃虚寒型。症见小儿涎液过多，身寒，大便溏泻，小便清长。

【用法】煎水频服。

7. 温中附子甘草止涎散

【组成】干姜 5g 附子 5g 甘草 5g 白术 5g

【主治】小儿流涎，脾胃虚寒型。症兼见面白唇淡、精神倦怠。

【用法】共研细末贮瓶备用，每次 1.5g，每日 2 次，以米汤送服。

十九、小儿麻痹症

小儿麻痹症又称脊髓灰质炎，是由脊髓灰质炎病毒引起的。临床特征先为发热（双峰热）、肢痛，伴有胃肠道或呼吸道症状，继而发生肢体麻痹和迟缓性瘫痪。损害部位为脊髓前角的运动神经元（下运动神经元），可为脊髓型、延髓型、脑炎型或混合型。

辨证分型

1. 邪犯肺胃型（前驱期）：症见发热，咳嗽，或呕吐，腹泻，咽红，苔薄腻，脉濡数。

2. 邪注经络型（瘫痪前期）：症见再度发热，肢体疼痛，转侧不利，拒绝抚抱，烦躁或嗜睡，汗多，苔腻，舌红。

3. 气虚血滞型（瘫痪期—恢复期）：症见热退后，肢体麻痹，瘫痪无力，或口眼㖞斜，苔腻，脉濡。

4. 肝肾亏损型（后遗症期）：症见长期瘫痪，肌肉明显萎缩，肢体畸形，皮肤欠温。

临床施治

1. 金银花茶

【组成】金银花 30g　连翘 15g　贯众 3g

【主治】预防小儿麻痹症。

【用法】以上 3 味加水适量，煎汤汁，加适量白糖，代茶饮，每日 1 剂，不拘时当茶温饮，连续 3～5 天。

2. 葛根解表清热汤

【组成】葛根 10g　羌活 10g　桑叶 10g　金银花 15g

【主治】小儿麻痹症，邪犯肺胃型（前驱期）。症见发热、咳嗽，或呕吐、腹泻、咽红、苔薄腻、脉濡数。

【用法】水煎。每日 3 次分服。

3. 祛湿活血汤

【组成】当归 10g　赤芍 10g　伸筋草 10g　老鹳草 20g

【主治】小儿麻痹症，湿盛血瘀型（瘫痪前期）。症见发热，肢体胀痛，时感刺痛。

【用法】水煎。每日 3 次分服。

4. 祛湿通络汤

【组成】牛膝 10g　秦艽 10g　黄柏 10g　海风藤 10g　地龙 10g

【主治】小儿麻痹症，邪注经络型（瘫痪前期）。症见再度发热，肢体疼痛，转侧不利，苔腻，舌红。

【用法】水煎。每日3次分服。

5. 补骨脂饮

【组成】补骨脂 10g　菟丝子 10g　首乌 10g　牛膝 10g　人参 3g

【主治】小儿麻痹症，肝肾亏损型（后遗症期）。症见长期瘫痪，肌肉明显萎缩，肢体畸形，皮肤欠温。

【用法】水煎。每日 3 次分服。

6. 龟板锁阳散

【组成】龟板 20g　熟地 15g　锁阳 20g　虎骨 10g

【主治】小儿麻痹症，肝肾亏损型（后遗症期）。症见长期瘫痪，肌肉明显萎缩，肢体畸形，下肢凉。

【用法】共研细末。每次口服 3 克，每日 3 次。

7. 锁阳淫羊饮

【组成】锁阳 10g　淫羊藿 10g

【主治】小儿麻痹症，肝肾亏损型（后遗症期）。症见长期瘫痪，肌肉明显萎缩，皮肤欠温。

【用法】水煎。每日 3 次分服。

8. 乌梢蛇散

【组成】乌梢蛇适量　白酒适量

【主治】小儿麻痹症，寒湿型（后遗症期）。症见下肢瘫痪，肌肉明显萎缩。

【用法】用砂将蛇炒为黄色，酒渍 3 次再炒干，研末。每 1 岁用 3g，每日 2 次。

二十、小儿过敏性紫癜

小儿过敏性紫癜属于自身免疫性疾病，是以皮肤、黏膜、关节、内脏出血为特征的出血性疾病。常见皮下瘀点、瘀瘢，压之不褪色。病儿多数是过敏体质。

辨证分型

1. 风热伤络型：症见起病急，皮肤紫癜散布，以下身居多，色泽鲜红，大小不一，可伴有风疹块，或痒。同时见恶风、发热等。

2. 湿热痹着型：症见起病急，关节疼痛，肿胀肤热，屈伸不利，尤多见于下肢关节，可同时或继后发生皮肤紫癜，关节周围较多，舌质红，苔黄腻。

3. 血热妄行型：症见皮肤紫癜成片，下肢密集，色泽紫暗，常伴鼻衄、齿衄、尿血便血，可见发热，烦闹，面赤、咽干、口渴喜冷饮，小便赤短，大便干燥，舌红绛，苔黄燥。

4. 热积胃肠型：症见腹痛阵作，时轻时重，恶心呕吐，便下紫褐，腹无包块，腹痛发作同时或继后发生皮肤紫癜，口臭纳呆，大便或秘或溏，舌质红，舌苔黄。

5. 阴虚内热型：症见病程迁延，紫癜时隐时发，色泽暗红，尿血持久不消或反复发作，心烦少眠，潮热盗汗，头晕乏力，腰膝酸软，手足心热，舌质暗红质干，舌苔薄。

临床施治

1. 荆防治癜汤

【组成】黑荆芥 10g　炒防风 10g　牛蒡子 10g　金银花 10g　白鲜皮 10g　蝉蜕 5g　丹皮 10g　甘草 5g

【主治】风热伤络型。症见发病较急，颜色鲜红并伴有瘙痒者。

【用法】水煎。每日 3 次分服。

2. 龟板首乌汤

【组成】知母 10g　龟板 20g　制首乌 10g　牛膝 10g

【主治】小儿过敏性紫癜，阴虚内热型。症兼见头晕耳鸣、潮热盗汗、手足心热。

【用法】水煎。每日3次分服。

3. 退热解毒汤

【组成】金银花15g　石膏30g　水牛角20g　生地10g　丹皮10g　阿胶5g

【主治】小儿过敏性紫癜，血热妄行型。症见皮肤紫癜成片，颜色深紫，兼见面赤心烦、高热不退等。

【用法】水煎。其中石膏先煎，每日3次分服。

4. 芦根粥

【组成】芦根60g　粟米60～100g　生姜3片　蜂蜜适量

【主治】小儿过敏性紫癜，风热伤络型。症见发热，颊黏膜处白色斑点，周围有红晕，咽痛。

【用法】粟米洗净，芦根加水2大碗，先煎至1碗去渣，入米煮稀粥，临熟入生姜、蜂蜜调服。

5. 雪梨粥

【组成】大雪梨1个　菊花25g　麦门冬25g　粳米100g　白糖适量

【主治】小儿过敏性紫癜，风热伤络型。症见发热，颊黏膜处白色斑点，周围有红晕，咽痛。

【用法】将前3味洗净，雪梨切块，粳米洗净小煎15分钟，加入前3味煮5分钟，加入白糖搅均匀，随意服用。

6. 蒲公英山药粥

【组成】蒲公英15g　板蓝根15g　山药20g　绿豆30g　粳米适量

【主治】小儿过敏性紫癜，风热伤络型。症见起病急，皮肤紫癜散布，以下身居多，同时见恶风、发热等。

【用法】蒲公英、板蓝根、山药水煎取汁，绿豆、粳米煮为糜粥，调入药汁再煮即可服用。

7. 芦根透疹茶

【组成】芦根15g　赤圣柳6g

【主治】小儿过敏性紫癜，风热伤络型。症见起病急，皮肤紫癜散布，同时见恶风、发热等。

【用法】以上2味加水煎沸20分钟，每日1～2剂，不拘时，代茶温饮。

二十一、小儿麻疹

小儿麻疹是由外感麻疹病毒引起的呼吸道传染病。临床以发热、咳嗽、鼻塞流涕、泪水汪汪、遍身布满红疹为特征。因疹点似麻粒大小，故名“麻疹”。

辨证分型

1. 疹前期：症见发热、体温逐渐升高、咳嗽流涕、眼泪汪汪、口颊先出疹斑。
2. 出疹期：症见疹点密布躯干四肢、高热烦躁、咳嗽较甚。
3. 疹回期：症见身热渐退、疹点隐隐、咳嗽口干。

临床施治

1. 紫菜煮三豆

【组成】紫菜根、绿豆、黑豆、赤小豆各适量

【主治】麻疹流行期间，服之有预防作用。

【用法】加 2 碗水煎至半碗温服。每 3 日服 1 剂，连服 5 剂。

2. 银翘薄荷汤

【组成】金银花 10g　连翘 5g　牛蒡子 5g　薄荷 5g　升麻 5g　葛根 5g　紫苏叶 5g

【主治】小儿麻疹，疹前期。症见发热、体温逐渐升高、咳嗽流涕、眼泪汪汪、口颊先出疹斑。

【用法】水煎，薄荷后下。每日 1 剂，3 次分服。

3. 防风葛根汤

【组成】葛根 6g　防风 5g　荆芥 6g　葱头 4 个

【主治】小儿麻疹，疹前期。症见发热、咳嗽流涕、眼泪汪汪，口颊先出疹斑。

【用法】水煎。每日 1 剂，3 次分服。

4. 竹笋鲫鱼汤

【组成】鲜竹笋、鲫鱼各适量

【主治】小儿麻疹，疹前期，助麻疹早发。症见发热、咳嗽流涕、眼泪汪汪、口颊先出疹斑。

【用法】炖汤。常食。

5. 紫苏薄荷汤

【组成】鲜蕖菜 15g　紫苏叶 15g　薄荷 6g

【主治】小儿麻疹，疹前期，助麻疹早发。症见发热、体温逐渐升高、咳嗽流涕、眼泪汪汪、口颊先出疹斑。

【用法】水煎。常服。

6. 芫荽饮

【组成】鲜芫荽 30g

【主治】小儿麻疹，疹前期。症见发热、体温逐渐升高、咳嗽流涕、眼泪汪汪、口颊先出疹斑。

【用法】煎汤。代茶内服每次饮 20mL，每日数次。

7. 樱桃核饮

【组成】樱桃核 30 个　葱白连根 1 个　白糖适量

【主治】小儿麻疹，疹前期。症见体温逐渐升高、咳嗽流涕、眼泪汪汪、口颊先出疹斑。

【用法】将樱桃核捣烂，与葱白同加水煎，加白糖调味。每日 2 次，连服 3～4 日。

8. 白萝卜汁

【组成】白萝卜适量　白糖30g

【主治】小儿麻疹，疹前期。症见发热、体温逐渐升高、咳嗽流涕、眼泪汪汪、口颊先出疹斑。

【用法】将萝卜加 200mL 水煎汁，加白糖调服。每日 2～3 次，连服 3～5 日。

9. 西河柳葛根汤

【组成】西河柳、葛根各 15～30g　白糖适量

【主治】小儿麻疹，疹前期。症见发热、体温逐渐升高、咳嗽流涕、眼泪汪汪、口颊先出疹斑。

【用法】水煎服。每日 1 次，连服 3～4 日。

10. 透疹方

【组成】金银花 15g　桑叶 10g　丹皮 5g　升麻 10g　蝉蜕 10g　玄参 5g

【主治】小儿麻疹，出疹期。症见疹点密布躯干四肢、高热烦躁、咳嗽较甚。

【用法】水煎。每日 1 剂，分 3 次服。

11. 柚子叶洗剂

【组成】鲜柚子叶 30～60g

【主治】小儿麻疹，出疹期。症见疹点密布躯干四肢、烦躁、咳嗽较甚。

【用法】水煎。外洗。

12. 野菊青蒿饮

【组成】野菊花 10g　青蒿 10g

【主治】小儿麻疹，出疹期。症见疹点密布躯干四肢、发热、咳嗽较甚。

【用法】水煎。每日 1 剂，分 3 次口服。

13. 鲫鱼豆腐汤

【组成】豆腐 250g　鲫鱼 2 条

【主治】小儿麻疹，出疹期。症见疹点密布躯干四肢、高热烦躁、咳嗽较甚。

【用法】放沙锅内同煮。汤服食。每日 1 次，连服 2～3 日。

14. 萝卜子散

【组成】萝卜子 6g　小米适量

【主治】小儿麻疹，出疹期。症见疹点密布躯干四肢、高热烦躁、咳嗽较甚。

【用法】研碎。用小米汤冲服。每日 2 次，连服 3～4 日。

15. 清热退疹汤

【组成】地骨皮 10g　沙参 3g　桑皮 6g　知母 3g

【主治】小儿麻疹，疹后发热。

【用法】水煎服。1 日 1 剂，1 日 2 次。

16. 杷叶桑皮汤

【组成】枇杷叶 15g　桑白皮 15g　生石膏 15g　冰糖适量

【主治】疹后咳嗽不止。

【用法】水煎去渣。每日 2～3 次分服。

17. 山药扁豆汤

【组成】扁豆 10g　山药 10g　木通 3g　甘草 2g

【主治】小儿麻疹，疹后腹泻。

【用法】水煎服。1 日 1 剂，1 日 2次。

18. 清肺解毒透疹方

【组成】板蓝根 15g　鱼腥草 15g　杏仁 5g　麻黄 3g　生甘草 3g　生石膏 10g　连翘 12g　黄芩 6g　桔梗 6g　紫草根 6g

【主治】小儿麻疹，并发肺炎。

【用法】水煎，生石膏先煎，杏仁后下。每天 2 次服用。

19. 胡萝卜马蹄竹蔗汤

【组成】胡萝卜 250g　马蹄 250g　淡竹叶 20g　生甘草 20g　胡荽 15g　甘蔗 1 条

【主治】小儿麻疹，出疹期。症见疹出不畅、身热咳嗽、目赤流泪、喷嚏、口渴、纳呆等。

【用法】各用料洗干净，放入锅内，加清水适量，武火煮沸后，文火煲 2 小时，取汁代茶饮之。

【说明】麻疹中、后期，疹出已透者，亦可饮用本汤，此时，可去胡荽。若麻疹疹出不畅，并见高热烦躁，喘促鼻扇属于麻疹内陷、肺热炽盛者，不宜再用本汤。

20. 葛根清肺汤

【组成】葛根（又称深葛、大葛、粉葛等）500g　猪肺1副　蜜枣 6 粒

【主治】小儿麻疹，出疹期。症见疹由浅红变深，由少变多，融合成片。

【用法】猪肺洗灌净切块，葛根切块，加入蜜枣、水 8 碗，煲 2 小时，汤成饮服。

21. 麻疹外用方

【组成】鸡蛋 1 枚　生葱 3 株　胡荽治 2. 5g

【主治】小儿麻疹，出疹期。症见发热不退，咳嗽加剧。

【用法】鸡蛋连壳放入药汤中煮熟。趁热搓患儿身上，从头面至躯干，次至上下肢，蛋冷再煮再搓，连搓 3～4 遍，盖衣被取微汗，疹即透发。

22. 红苋菜煎

【组成】红苋菜 30g　红苋菜子 15g

【主治】小儿麻疹，应出未出或疹出不透。

【用法】水煎服，每日 2 次。

23. 瓜蒌梨

【组成】鸭梨 1 个　瓜蒌末适量

【主治】小儿麻疹，疹回期咳嗽者。

【用法】把梨挖孔，将药末填入后用火烧热，梨 3 次吃完。2 岁小儿 2 天吃 1 个。

24. 鲫鱼炖蘑菇

【组成】鲜蘑菇 30g

【主治】小儿麻疹，透发不快。

【用法】水煎服。每日 3 次。还可加新鲜鲫鱼 1 条，少盐清炖，饮汤以提高疗效。

25. 马蹄甘蔗汁

【组成】马蹄菜 500g　甘蔗 500g　胡萝卜 250g

【主治】小儿麻疹，疹回期。症见身热渐退、疹点隐隐、咳嗽口干。

【用法】水煎取汁。当茶饮。

26. 滋阴收疹汤

【组成】沙参 10g　麦门冬 10g　桑叶 3g　花粉 10g　青蒿 4.5g　生扁豆 10g　鲜芦根 15g

【主治】小儿麻疹，疹回期。症见身热渐退、疹点隐隐、咳嗽口干。

【用法】水煎服。

27. 荸荠萝卜汁

【组成】鲜荸荠 10 个　鲜萝卜汁 500mL

【主治】小儿麻疹，回疹期。症见伤阴咳嗽。

【用法】加白糖适量煮开。温服，每服 20mL，连服数日。

28. 山药莲子鸭梨汤

【组成】山药 50g　莲子 30g　鸭梨 1 枚

【主治】小儿麻疹，疹回期。症见身热渐退、疹点隐隐、咳嗽口干。

【用法】同放锅内加水炖至烂熟。分 2～3 次，1 日服完，连服 4～5 日。

29. 鱼腮玉竹粥

【组成】鱼鳃 15g　玉竹 9g　粳米 50g

【主治】小儿麻疹，疹回期。症见身热渐退、疹点隐隐、咳嗽口干。

【用法】鱼鳃洗净，与玉竹、粳米同煮粥。早、晚服用，每日 2 次，连服 3～5 日。

二十二、小儿水痘

小儿水痘是由于感染水痘病毒引起的一种急性传染病。传染性很强，常容易造成流行。临床上以发热，皮肤及黏膜分批出现丘疹、疱疹、结痂为其特征。疱疹内含水液，形态如豆，故名“水痘”。

辨证分型

1. 风热夹湿型：症见发热较轻，鼻塞流涕，喷嚏咳嗽，起病后 1~2 天出疹，分批出现斑疹，丘疹，疱疹，结痂，皮疹红润，疱疹浆液清亮，分布稀疏，以躯干多见，舌质偏红，舌苔薄白。

2. 湿热炽热型：症见壮热不退，烦躁不安，面红赤，口渴欲饮，水痘分布稠密，疱底红晕，大便干结，小便短赤，舌质红绛，苔黄糙。

临床施治

1. 绿豆汤

【组成】绿豆 100g

【主治】小儿水痘各型。

【用法】加水 500mL，煮汤。代茶，服时酌加白糖。每次饮 20mL，每日数次。

2. 解毒祛湿汤

【组成】银花 10g　薏苡仁 10g　蒲公英 15g　土茯苓 10g

【主治】小儿水痘各型。

【用法】水煎服。

3. 解毒祛湿止痒汤

【组成】金银花 9g　防风 6g　牛蒡子 6g　木通 3g　连翘 9g　薄荷 2g　滑石 9g　甘草 3g　蝉衣 5g　僵蚕 9g　白蒺藜 9g

【主治】小儿水痘，湿热炽热型。症见壮热不退，烦躁面赤，水痘分布稠密，疱底红晕，大便干结，小便短赤。

【用法】水煎。每日 3 次分服。

4. 祛湿解毒方 I

【组成】金银花 9g　防风 6g　牛蒡子 6g　木通 3g　连翘 9g　薄荷 2g　滑石 9g　甘草 3g　泽泻 6g　薏苡仁 12g

【主治】小儿水痘，湿热炽热型。症见水疱较多者，烦躁。

【用法】水煎。每日 3 次分服。

5. 祛湿解毒方II

【组成】腊梅花 3g　连翘 10g　银花 10g　板蓝根 20g　蝉衣 3g　赤芍 6g　甘草 3g　黄连 2g　木通 3g　紫花地丁 10g　车前子 6g

【主治】小儿水痘，湿热炽热型。症见水疱较多者，身热。

【用法】水煎。每日 3 次分服。

6. 祛烂痘洗液

【组成】茶叶（去梗）500 ~ 1 000g

【主治】小儿水痘，湿热炽热型，遍身烂痘。症见发热不退，痘出较多，感染细菌而破溃。

【用法】将沸水滚过捞起的茶叶，带湿铺在床上，在茶叶上面铺草纸（卫生纸）一层，令小儿卧于上面，若天寒仍需盖衣被。一宿即瘥。

【说明】烂痘多系出痘误治或卫生不洁，感染细菌而破烂，浓水浸淫，沾黏衣服。中医认为系湿毒泛溢皮肤所致。茶叶善于清热解毒，燥湿敛疮疡，有抑制绿脓杆菌、金黄色葡萄球菌等细菌的作用。卧于茶铺上面，可使上述功效直接渗透病处。

7. 茶烟祛痘痒

【组成】茶叶适量

【主治】小儿水痘，湿热炽热型，遍身作痒。

【用法】将茶叶干燥后，放入盆中点燃焖烧，以烟熏。在房室内常以此法熏之。每日 1 次，患者卧于床上受熏。

【说明】烟熏疗法以通过烟气广泛接触病体而发挥治疗作用。

8. 竹笋鲫鱼汤

【组成】鲜竹笋 50g　鲫鱼 1 条

【主治】小儿水痘，风热挟湿型。症见痘疹红晕，稀疏椭圆，清净明亮，内含水液，并有瘙痒。

【用法】共煮汤。调味服食。每日 1 次，3 ~ 5 日为 1 个疗程。

9. 荷叶粥

【组成】鲜荷叶 1 张（干品 30 ~ 50g）　大米 100g　冰糖适量

【主治】小儿水痘，风热挟湿型。症见发热、鼻塞流涕，点粒稀疏，此起彼伏，以躯干为多见。

【用法】荷叶洗净煎取汁，与米同煮为粥，调入白糖。早晚服食。

10. 鲫鱼汤

【组成】鲫鱼 1 尾（约 500g）

【主治】小儿水痘，风热挟湿型。症见皮肤和黏膜相继出现丘疹水疱和结痂。可有低热或中等度发热，开始身上先见红点，以后变为疱疹。

【用法】清除内脏、留鳞，煮汤。令患儿饮服。

11. 薏米粥

【组成】薏米 30g　粳米 60g

【主治】小儿水痘，风热挟湿型。症见皮肤和黏膜相继出现丘疹水疱和结痂。可有低热或中度发热。

【用法】共同煮粥。1 次食完。每日 2 次，作为主食，连服数日。

12. 果仁薏米粥

【组成】白果仁 8 ~ 12 粒　薏米 50g　冰糖或白糖适量

【主治】小儿水痘，风热挟湿型。症见皮肤和黏膜出现丘疹水疱和结痂，低热或中度发热。

【用法】将果仁、薏米放沙锅内加适量水煮熟透后，入白糖冰糖调味。每日服食 1 次，连服 3 ~ 5 日。

13. 四味冰糖饮

【组成】薄荷 9g　芦根 15g　薏米 15g　竹叶 6g　冰糖 30g

【主治】小儿水痘，恢复期。症见热退，水痘分布稀薄。

【用法】上药加水 200mL 煎。取汁加冰糖调服。每日1次，连服 5 ~ 6 日。

二十三、小儿蛔虫病

小儿蛔虫病是一种肠道寄生虫病。一般见于食欲异常，脐周有时阵发性疼痛，但无明显压痛，纳呆，消瘦，面部可见白色虫斑，巩膜可见蓝点，下唇或出现颗粒样大小白点，睡中磨牙，嗜食异物等。

1. 麻油葱泥

【组成】葱白 1 把　生麻油或菜油 1 ~ 2 匙

【主治】小儿蛔虫病。

【用法】葱白洗净切碎，捣烂绞汁，调入生麻油或菜油 1 ~ 2 匙，空腹服下，每日 2 次，连服 3 日即可。

【说明】本方主治由于蛔虫所引起的腹痛。具有驱虫止痛之功效。

2. 香炒榧子

【组成】榧子适量

【主治】小儿蛔虫病。

【用法】略炒令香脆。每次吃 5 ~ 10 粒，每日 2 次，连服 7 日。

3. 使君子肉饼

【组成】使君子肉 30g　猪瘦肉 250g　麦面 30g

【主治】小儿蛔虫病，身体虚弱。

【用法】猪肉剁碎，加使君子及麦面，调匀蒸饼10个。每服1个，每日2次，5日为1个疗程。

4．炒蚕蛹

【组成】新鲜蚕蛹50g

【主治】小儿蛔虫病，患疳积，消瘦，食欲不振。

【用法】加油盐炒食。每日1次，可常食。

5．苦楝皮糖浆

【组成】鲜苦楝根白皮用量：1岁15g，2～3岁20g，4～6岁30g，10～14岁60g

【主治】小儿蛔虫病。

【用法】洗净剪碎，煎浓汁，加红糖适量煮为糖浆。分3次1日服完，连服2～3日。

6．香炒百部

【组成】百部根适量

【主治】小儿蛔虫病。

【用法】炒后研成粉末装瓶备用。剂量为每岁1g，每日1次，最大剂量不超过8g，早晚空腹1次服完。

7．乌梅川椒生姜汁

【组成】乌梅10个　川椒6g　生姜3片

【主治】小儿蛔虫病。

【用法】水煎。分2次空腹服下。每日1剂，连服2～3剂。

8．榧子鸡蛋

【组成】榧子3g　鸡蛋1个

【主治】小儿蛔虫病。

【用法】榧子研细末，调入鸡蛋搅匀，入热油中煎熟。早起空腹1次服完，连用2～3日。

9．生嚼丝瓜子

【组成】黑色生丝瓜子20粒

【主治】小儿蛔虫病。

【用法】空腹嚼烂咽下，每日1次，连服3日。

10．石榴树根皮

【组成】石榴树根皮（二层皮）20～25g　红糖适量

【主治】小儿蛔虫病。

【用法】水煎取汁，红糖调服。

11．无花果根

【组成】无花果根或茎100g

【主治】小儿蛔虫病、钩虫病。

【用法】水煎取浓汁，晨起空腹1次服下。

12. 乌梅汤

【组成】乌梅 15g

【主治】小儿蛔虫病，钩虫病。

【用法】加水 500mL，煎至 100mL，晨起空腹 1 次服完；二煎在午餐前 1 次服尽。

二十四、小儿蛲虫病

小儿蛲虫症，症见肛门周围奇痒，入夜尤甚，夜卧不安。检查时，肉眼可见白色线样小虫在肛周活动。

1. 驱蛲糖浆

【组成】槟榔 15g　石榴皮、南瓜子各 10g　白糖 30g

【主治】小儿蛲虫病。

【用法】前3味捣碎，加水 200mL 煎取 100mL，加白糖，溶化为糖浆。每服 20mL，每日 3 次，连服 2～3 日。

2. 百部榧子蜜膏

【组成】百部 30g　白蜜 50g　榧子 30g

【主治】小儿蛲虫病。

【用法】百部加水 300mL　煎取 150mL，去渣加白蜜收膏，榧子研粉，加入百部蜜膏，加温调匀，装瓶。每服 20mL，每日 3 次，饭前空腹服。

3. 南瓜子

【组成】生南瓜子 120g

【主治】小儿蛲虫病。

【用法】去皮研碎。开水调服。每日 2 次，每次 1 汤匙，连服 7 日。

4. 葵花子

【组成】葵花子 120g

【主治】小儿蛲虫病。

【用法】去皮吃仁。每日 1 次，连吃 1 周。

5. 马齿苋汤

【组成】鲜马齿苋适量

【主治】小儿蛲虫病。

【用法】煎汤。空腹服。每日 1 次，连服 3～4 日。

6. 黑芝麻汤

【组成】黑芝麻 50g　白糖少许

【主治】小儿蛲虫病。

【用法】芝麻水煎去渣，加白糖调服。每日空腹 1～2 次，连服 3 日。

7．榧子蒜片汤

【组成】榧子、使君子仁、大蒜各 50g

【主治】小儿蛲虫病。

【用法】榧子切碎，使君子切碎，大蒜切片，同水煎取汁。每日 3 次，空腹服。

8．清虫止痒

【组成】大蒜、凡士林适量

【主治】小儿寄生虫病。症见阵发性疼痛，肛门周围瘙痒，但无明显压痛，纳呆，消瘦。

【用法】将大蒜捣碎，调入凡士林，临睡前调于患者肛门四周，第二天，将肛门清洗干净。

9．味噌蒜片

【组成】大蒜、味噌各适量

【主治】小儿蛲虫病。症见长期食欲较差，消瘦。

【用法】二者同烧食，每次 2～3 片，每天空腹食3回。

【说明】适用于驱除蛲虫。味噌即酱汤。

10．驱蛲糖浆

【组成】槟榔 15g　石榴皮、南瓜子各 10g　白糖适量

【主治】小儿蛲虫病。

【用法】前3味捣碎，加水 200mL，煮取 100mL，加白糖溶化。每日 3 次，每次 20mL，连服 2～3 天，空腹服。

二十五、小儿钩虫病

初感染时钩蚴侵入皮肤可有痒疹及荨麻疹。继之钩蚴进入血循环可引起蠕蚴移行症，患儿发热、咳嗽、嗜酸粒细胞增多。待成虫在肠中发育成熟后，成虫吸食血液并使肠黏膜损伤处不易凝血而失血，久之引起失血性贫血。食欲不振、消化不良，并有营养不良。患儿表现为面色苍白，皮肤毛发干燥稀疏，精神委靡，淡漠，懒动，有时为烦躁不安，心悸、气短、眩晕，异食癖，腹泻和便秘交替。贫血严重者可发生贫血性心脏病。

1．楝皮槟榔糖浆

【组成】楝根白皮 30g　槟榔 20g

【主治】小儿钩虫病。

【用法】浓煎加白糖制成 60mL糖浆。睡前空腹服完。连服 2 日。

2. 姜汁黄鳝饭

【组成】黄鳝 150g　姜汁 20mL

【主治】小儿钩虫病。

【用法】将黄鳝洗净切段，用姜汁、花生油拌匀，待饭煮至水分将干时，把鳝鱼肉放于饭面，文火焖 30 分钟后服用。每天做早餐服食，连服 7～10 日。

3. 生食大蒜

【组成】大蒜适量

【主治】小儿钩虫病。

【用法】切碎。空腹吞服。每次吃 5～10 枚。

4. 驱钩虫茶

【组成】马齿苋 200g　食醋 1000mL

【主治】小儿钩虫病。

【用法】马齿苋研粉，过 60 目筛，加食醋和适量黏合剂拌匀，压制茶块，每块 30g。临睡前开水冲泡，代茶饮。每日 1 次，每次 1 块，连服 7 日为 1 个疗程。

5. 榧子茶

【组成】榧子 30g

【主治】小儿钩虫病。

【用法】炒香，沸水冲泡，代茶频饮。

6. 参芪补膏

【组成】党参 50g　黄芪 100g　当归 30g　红枣 20枚

【主治】小儿钩虫病引起的贫血体虚。

【用法】前3味药加水煎煮 2 次，去渣取汁 500mL，红枣文火炖烂取汁及枣泥入药汁，加红糖收膏。每次取 20mL，每日 3 次，连服数日。

二十六、小儿绦虫病

小儿绦虫病即寸白虫病，症见面黄肌瘦，心腹痛，纳差，大便不调，便中间有节状虫体，长寸许，色白如蛆，或如扁节状虫体；连续相结，长 6～10 米。患儿衣物上，时可见虫体节片。

1. 南瓜子槟榔汁

【组成】南瓜子（按每千克体重 2g ）　槟榔片（按每千克体重 2g ）　元明粉（按每千克重 0. 3g ）

【主治】小儿绦虫病。

【用法】南瓜子焙干研粉，槟榔片浸泡 3 个小时，加水 400mL煎汤，煮取 200mL。早晨空腹将南瓜子粉1次吞服； 1.5 小时后，温服槟榔煎剂 30mL；再过 30 分钟，开水冲服元明粉。

2. 花椒末

【组成】花椒适量

【主治】小儿绦虫病。

【用法】用小火炒焦，研成细末。每次服 3g，每日 3 次，6 日为 1 个疗程。

3. 椰子肉汁

【组成】椰子 1 个

【主治】小儿绦虫病。

【用法】先喝椰汁后吃椰肉。晨起空腹 1 次吃完，连服 6～7 日。

4. 榧子

【组成】榧子 7 粒

【主治】小儿绦虫病。

【用法】每日空腹嚼食。

5. 鲜山楂

【组成】鲜山楂 500g（干品 250g） 槟榔 60g

【主治】小儿绦虫病。

【用法】山楂洗净去核，午后 3 点开食，至晚 10 点食毕，不用晚饭。次日晨起用槟榔加水煎至 1 茶杯，1 次服完后卧床休息。有排便感时，待非解不可时解，即可排出完整绦虫。每日排便于温水中，以待虫体全部排出，切勿用手拉断，以免影响头节排出。若头节未出。隔 2 周后再次服药。

6. 蒜榧清虫丸

【组成】大蒜 9g 榧子 9g 杏仁 4.5g

【主治】小儿绦虫病。症见食欲较差、消化不良和营养不良。

【用法】将榧子、杏仁研为细末，把大蒜捣烂，用蒜泥将上药制丸，分 2 次开水冲服。

皮肤科疾病偏方

Pifuke Jibing Pianfang

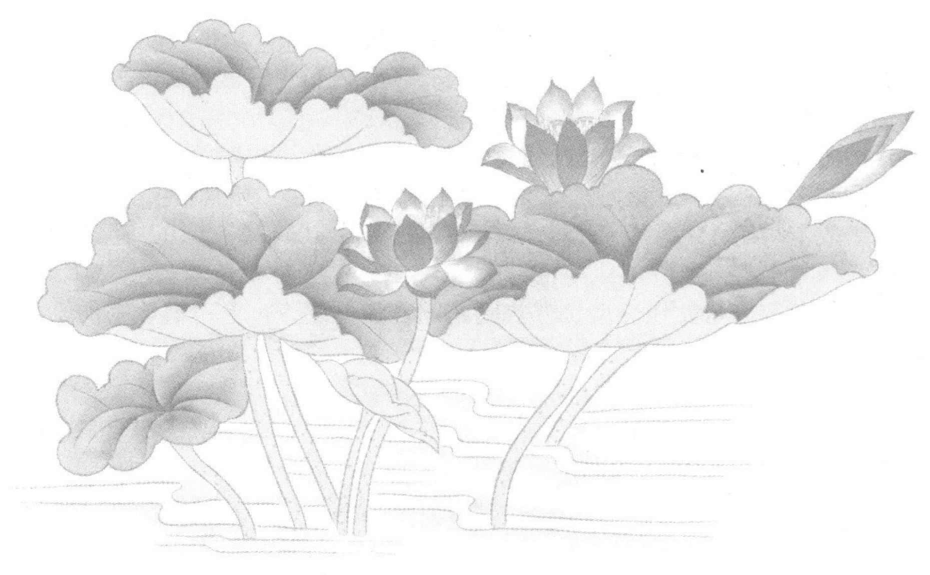

一、荨麻疹

荨麻疹亦称为“瘾疹”，是以皮肤出现鲜红色或苍白色风团，时隐时现，小如芝麻，大似豆瓣，多呈鲜红色，有的可融合成多种形状，自觉灼热，瘙痒剧烈为主要临床表现的一种皮肤病。俗称“风疹块”。现代医学的荨麻疹等可参考治疗。

辨证分型

1. 风寒型：症见皮疹白色，遇冷风吹则加剧，瘙痒，多冬季发病。

2. 风热型：症见皮疹色赤，遇热则加剧，瘙痒，多夏季发病。

3. 肠胃实热型：症见发疹时可伴有脘腹疼痛，神疲纳呆，大便秘结或泄泻。

4. 气血两虚型：症见风疹块反复发作，劳累后则发作加剧，神疲乏力。

5. 冲任不调型：症见常在月经前数天开始出现风团，往往随着月经的干净而消失。

临床施治

1. 姜醋茶

【组成】醋半碗　姜 50g　红糖 100g

【主治】荨麻疹，食鱼鳖过敏所致。

【用法】姜切细丝，与醋、红糖共煮（去渣）。每服 1 小杯，每日 2 ~ 3 次。

2. 冷过敏性荨麻疹方

【组成】麻黄 10g　防风 15g　荆芥 15g　地肤子 15g

【主治】荨麻疹，风寒型，遇冷而发之。症见皮疹白色，遇冷风吹则加剧，瘙痒，多冬季发病。

【用法】水煎。每日 3 次分服。

3. 热过敏性荨麻疹方

【组成】防风 15g　苦参 15g　栀子 10g　竹叶 10g　薏米 10g　浮萍草 10g　甘草 5g　黄芩 5g

【主治】荨麻疹，风热型，遇热则剧之。症见皮疹色赤，遇热则加剧，瘙痒，多夏季发病。

【用法】水煎。每日 2 次分服。

4. 金银花胡麻茶

【组成】金银花 30g　小胡麻 30g　川芎 10g

【主治】各型荨麻疹。

【用法】水煎。代茶饮。

5．慢性荨麻疹方

【组成】黄芪 20g　当归 20g　制首乌 15g　白术 15g　党参 15g　甘草 10g

【主治】荨麻疹，气血两虚型。症见风疹块反复发作，劳累后则发作加剧，神疲乏力。

【用法】水煎。每日 2 次分服。

【说明】此方适于反复发作、日久不愈之荨麻疹。

6．四味粳米粥

【组成】枸杞子 18g　玫瑰花 3g　桃仁 9g　乌蛇 18g　粳米 60g

【主治】各型荨麻疹。

【用法】先把前 4 味煎成汤 2 碗，后加粳米煮粥吃。每日 1 剂，连服 10～15 日。

7．姜醋木瓜汤

【组成】米醋 100mL　木瓜 60g　生姜 9g

【主治】荨麻疹，风寒型。症见皮疹色淡红或白，遇冷或吹风后加重，得暖则轻。

【用法】3 味共放沙锅中煎煮，待醋煮干时，取出木瓜、生姜，分早晚 2 次吃完。每日 1 剂，连服 7～10 剂。

8．生地乌龟汤

【组成】生地 18g　乌龟或水鱼 1 只　苏叶适量

【主治】荨麻疹，气血两虚型。症见风疹块反复发作，劳累后则发作加剧，神疲乏力。

【用法】将乌龟或水鱼治净，与生地炖熟后，放苏叶稍煮片刻即成。喝汤、吃龟肉（水鱼）。每日 1 剂，连服 8～9 日。

9．三黑汤

【组成】黑芝麻 9g　黑枣 9g　黑豆 30g

【主治】荨麻疹，气血两虚型。症见风疹块反复发作。

【用法】3 味同煮服食。每天 1 剂，常服食。

10．红枣猪胰汤

【组成】猪胰子 1 个　红枣 250g　食盐少许

【主治】荨麻疹，气血两虚型。症见风疹块反复发作。

【用法】将猪胰子切成小块，炒熟，加盐后与红枣炖汤，分 2 次服完。每日 1 剂，连服 10～15 日。

11．珍珠莲子汤

【组成】莲子 18g　珍珠粉 2g　红糖适量

【主治】荨麻疹，气血两虚型。症见皮疹经常发作。

【用法】将莲子去心，加红糖煮熟，食莲子，汤冲珍珠粉服。每日 1 剂，连服 7～8 剂。

12. 玉米薏米汤

【组成】薏米 30g　玉米须 10g（另包）　红糖适量

【主治】荨麻疹，风挟湿型。症见皮疹反复发作，气短，食少，呕恶。

【用法】3 味共煎汤服食。每日 1 剂，酌情服 8～10 日。

13. 土茯苓木瓜汤

【组成】土茯苓 30g　木瓜 15g　米醋适量

【主治】荨麻疹，风挟湿型。症见皮疹反复发作，气短，食少。

【用法】共同煎服。每日 1 剂，病愈为止。

14. 二豆汤

【组成】生黄豆、绿豆各 250g　白糖适量

【主治】荨麻疹，风热型。症见皮疹色赤，遇热则加剧，瘙痒，多夏季发病。

【用法】将黄豆、绿豆共同研末，加水 1～2 碗，拌匀，取澄清液，去渣，加白糖调服。每日 1 剂，酌情，服 3～4 日。

15. 甘草石膏绿豆汤

【组成】生甘草 12g　生石膏 18g　绿豆 30g

【主治】荨麻疹，风热型。症见皮疹色赤，遇热则加剧，瘙痒，多夏季发病。

【用法】共同水煎服，吃绿豆。每日 1 剂，连服 2～3 日。

16. 丝瓜谷芽汤

【组成】生丝瓜子 20～30 粒　谷芽 30g

【主治】各型荨麻疹。

【用法】将丝瓜子去壳，谷芽煎汤。空腹嚼烂丝瓜子，用谷芽汤送服。每日 1 次，连服 3 日。

17. 蟾蜍洗液

【组成】蟾蜍 4 只

【主治】荨麻疹，形如丘疹。

【制法】选活蟾蜍去内脏洗净，放入沙锅内煮极烂，用纱布过滤去渣。

【用法】用药液擦洗患处。熏每日 3 次。

18. 蚕砂食盐敷

【组成】蚕砂、食盐各 200g

【主治】荨麻疹，风热型。症见起病急骤，身热口渴。

【用法】上药放锅内炒热装布袋内。热熨背部、胸腹或四肢，每次 1～2 小时。

19. 枳实醋熨

【组成】枳实、食醋各适量

【主治】荨麻疹，胃肠湿热型。症见伴脘腹疼痛，纳呆。

【用法】取枳实以醋渍令湿，火炙令热。熨患处。

20. 野菊花热熨

【组成】野菊花 500g

【主治】荨麻疹，风热型。症见起病急骤，身热口渴。

【用法】上药蒸热后装布袋内。热熨胸背、四肢 2～3 小时，冷则用热水袋加温。

21．白薇软膏

【组成】升麻 90g　白薇 90g　漏芦 90g（去芦头）　连翘 90g　芒硝 90g　黄芩 90g（去黑心）　蛇衔 90g　枳壳 90g（麸炒）　山栀子 90g

【主治】荨麻疹，风热型。症见皮疹色赤，身热口渴。

【用法】上 9 味细切，以水 200mL，猪脂 200g 煎，候水干去渣，于瓷器中盛，备用。敷涂患处。

22．荆子软膏

【组成】蔓荆子 35g　附子 60g（生用）　羊踯躅花 60g　葶苈 60g　旱莲草 1 把　凌云香 30g

【主治】荨麻疹，里寒型。症见皮疹色白，遇寒则加剧，多冬季发病。

【用法】上 6 味药，以绵裹，用麻油 140mL 浸 7 日，收贮瓷瓶中备用。每日梳头时用之。

23．苍枫软膏

【组成】大枫子 120g　苍耳子 30g　当归 30g　生地黄 30g　紫草 150g　麻黄 150g　木鳖子 150g　防己 150g　黄柏 150g　元参 150g　麻油 2 400mL　黄蜡 3 000g

【主治】荨麻疹，气血两虚型。症见风疹块反复发作，劳累后则发作加剧，神疲乏力。

【用法】上药 11 味，纳木鳖子、大枫子去壳，除黄蜡外，先将当归等 5 味入油熬枯，滤去渣，再加油，复入锅内熬，再下黄蜡，试滴水中不散为度，候稍冷，倾入罐中，坐水中 3 日，以去火毒。搽涂患处。

24．兰陵软膏

【组成】细辛 35g　防风 35g　续断 35g　川芎 35g　皂荚 35g　柏叶 35g　辛夷 35g　寄生 65g　泽兰 70g　凌云香 70g　蔓荆子 120g　桑根汁 70mL　韭根汁 22mL　竹叶 42g　松叶 420g　乌麻油 280mL　白芷 190g

【主治】荨麻疹，气血两虚型。症见风疹块反复发作，劳累后则发作加剧，神疲乏力。

【用法】上 17 味药，以苦酒、韭根汁浸1夜，以绵裹煎，微火煎沸，三上三下，白芷色黄，去渣，滤后以瓷器盛。涂抹患处，每日 3 次。

25．香樟桂枝液

【组成】香樟木 60g　桂枝 30g

【主治】荨麻疹，风寒型。症见皮疹白色，遇冷风吹则加剧，得热痛减，多冬季发病。

【用法】将上药水煎，趁热熏洗患处，每次 20 分钟，每日 1 剂，3 天为 1 个疗程。

26. 浮萍液

【组成】浮萍 120g

【主治】荨麻疹，风热型。症见皮疹色赤，遇热则加剧，得冷则痛减，多夏季发病。

【用法】将上药水煎，熏洗患处。每次 20 分钟，每日 2 次，每日 1 剂，3 天为 1 个疗程。

27. 蒜苗蝉蜕液

【组成】大蒜苗 30g　蝉蜕 3g　凤凰衣 10g

【主治】荨麻疹，风热型及血虚型。症见皮疹色赤，遇热则加剧，得冷则痛减，多夏季发病。或风疹块反复发作，劳累后则发作加剧，神疲乏力。

【用法】将上药加水煎煮去渣，取液，浸洗患处。

二、湿　疹

湿疹是指皮损多种，形态各异，瘙痒剧烈，糜烂流脓结痂的过敏性皮肤疾患。现代医学分为急性、亚急性、慢性 3 类。急性者常潮红、丘疹、水疱、脓疱、流汁、结痂并存。慢性者有鳞屑、苔藓化等损害。要注意急性者忌用热水烫洗和肥皂等刺激物洗涤；应避免搔抓，忌食辛辣、鸡、鸭、鱼、牛、羊肉等发物。

辨证分型

1. 湿热型：多见于急性湿疹，表现为潮红、肿胀、瘙痒、糜烂、流滋，浸淫成片，舌红，苔黄腻，脉滑数，或大便秘结、小便短赤。

2. 血虚风燥型：多见于慢性湿疹，表现为浸润肥厚，瘙痒、苔藓样变，血痂、脱屑，舌淡红，苔薄白，脉濡细，或头昏乏力、腰膝软。

临床施治

1. 苦参湿疹洗剂

【组成】苦参 20g　地胡椒 20g　猫爪刺 20g　猪苦胆 1 个

【主治】湿疹，湿热型。症见皮肤潮红、瘙痒、肿胀、糜烂、流滋，浸淫成片，舌红，苔黄腻，脉滑数。

【用法】水煎，擦洗患处。

2. 艾皂湿疹洗剂

【组成】艾叶 50g　皂刺 50g

【主治】湿疹，阴囊湿疹。

【用法】水煎，熏洗患处。

3. 石灰草霜敷

【组成】葱汁 6g　陈石灰 12g　百草霜 12g　艾绒 6g

【主治】各型湿疹。

【用法】将葱绞汁，再与陈石灰、百草霜、艾绒一起捣烂成泥，敷于患处，记住每日换新药。

4. 绿豆海带鱼腥草汤

【组成】绿豆 30g　海带 20g　鱼腥草 15g　白糖适量

【主治】急性湿疹，湿热型。症见皮肤潮红、瘙痒、肿胀、糜烂、流滋，浸淫成片。

【用法】将海带、鱼腥草洗净，同绿豆煮熟。喝汤，吃海带与绿豆。每日 1 剂，连服 6～7 日。

5. 土茯苓乌龟汤

【组成】土茯苓 30g　乌龟 1 只

【主治】亚急性湿疹。症见皮肤以红斑、瘙痒、丘疹、脱屑为主。

【用法】将土茯苓和乌龟洗净，共同炖烂。喝汤，吃龟。每日1剂，连服 8～10 日。

6. 桑椹百合汤

【组成】桑椹 30g　百合 30g　大枣 10 枚　青果 9g

【主治】慢性湿疹。症见多次反复发作，病程日久，皮肤粗糙变厚，境界清楚，有明显瘙痒，血痂。

【用法】共同煎服。每日 1 剂，连续服用 10～15 日。

7. 三黄苦参敷

【组成】大黄、黄芩、黄柏、苦参各等份

【主治】急性湿疹。症见皮损红肿、瘙痒、渗出较多。

【用法】上药共研粗末，纱布包后开水冲泡或煎煮。待药液凉后做冷湿敷。

8. 南瓜秧枯矾膏

【组成】南瓜秧 120g　枯矾 30g　香油适量

【主治】湿疹，脾虚湿盛型。症见肿胀、瘙痒、流滋。

【用法】把南瓜秧炒焦，与枯矾粉碎成细面，过 100～120 目筛，混匀，香油调涂患处，日 2 次。

9. 蒲公英膏药

【组成】蒲公英 30g　石菖蒲 20g　苦参 20g　虎杖 20g

【主治】湿疹，湿热型。症见潮红、肿胀、瘙痒、糜烂、流滋，浸淫成片，舌红，苔黄腻，脉滑数。

【用法】将药物研细末（熬制成膏）。外敷患处。

10. 土大黄砂仁汤浴

【组成】葱头 3 个　土大黄 10g　砂仁 10g

【主治】各型湿疹。

【用法】水煎之，熏洗患部。

11. 大枣白矾散

【组成】大枣数枚　白矾少许

【主治】小儿湿疹。症见皮肤潮红、瘙痒、糜烂、渗水、结痂等。

【用法】每个大枣去核，纳入白矾，瓦上焙干，研成细末，撒敷患处。

12. 蔗皮甘草汤浴

【组成】甘蔗皮、甘草适量

【主治】婴儿湿疹。症见红斑、瘙痒、结痂等。

【用法】水煎汤洗患处。

13. 芒果叶汤浴

【组成】芒果叶（鲜）适量

【主治】湿疹，瘙痒者。

【用法】水煎汤洗患处。

14. 灰灰菜汤浴

【组成】灰灰菜60g

【主治】湿疹，湿热型。症见潮红、瘙痒、肿胀、糜烂、流滋，浸淫成片。

【用法】水煎汤洗患处。

15. 公英菊花汤浴

【组成】蒲公英 30g　野菊花 15g

【主治】急性湿疹，湿热型。症见潮红、瘙痒、汁水多时。

【用法】淋洗法。上药煎汤取汁，待药液温后淋洗患处（淋下的混有疮汁的药水不宜再用）。每次 20 分钟，每日 3 次。

16. 艾叶苦参汤浴

【组成】艾叶 15g　苦参 60g　明矾 50g　芒硝 60g　川椒 15g　荆芥 15g

【主治】各型湿疹。

【用法】熏洗法。上药水煎，先熏后洗患处，每天2次，每次 15 ~ 20 分钟，7 日为 1 疗程。

17. 苦参蛇床浴

【组成】苦参 60g　蛇床子 30g　白芷 15g　金银花 30g　菊花 60g　黄柏 15g　地肤子 15g　菖蒲 9g

【主治】慢性湿疹，血虚风燥型。症见浸润肥厚，瘙痒、苔藓样变，血痂、脱屑，反复发作。

【用法】将上药用纱布包裹，放入热水单人浴池内浸泡 30 分钟，然后进浴池内泡澡 20 分钟，每日 1 次。

18. 土茯苓茵陈汤浴

【组成】土茯苓、茵陈、苦参、蚕砂、蛇床子、地肤子、苍耳子、大飞杨草、

大叶桉树叶各 30g　明矾、薄荷（后下）各 15g

【主治】各型湿疹。

【用法】将上药研碎成末，加清水煮沸，滤取药汁倒入盆内，待温浸洗患处。每日 2～3 次，每次 15～20 分钟。

19. 鱼腥草擦洗浴

【组成】新鲜鱼腥草 100g（干品15g）

【主治】湿疹，阴囊湿疮。

【用法】将上药放入 1 000mL 沸水中，煎煮 3～5 分钟，待凉后，用纱布蘸药汁擦洗，每日早晚各 1 次，连续 5～7 天即可。

20. 苦参地肤子熏洗浴

【组成】苦参、地肤子、蛇床子各 20g　五倍子 30g　枯矾 10g

【主治】湿疹，肛门湿疮。

【用法】熏洗法。上药煎汤趁热熏洗患处，待药液不烫时（约 38℃），坐入其内 15～20 分钟。每日 1 剂，1 日 2 次。

三、痱　子

痱子多见于小儿，尤其是新生儿、婴幼儿。临床见于多数散发或簇集的表浅疱疹，易破，分布在前额、颈部、胸背部及手臂屈侧等处。

临床分为

1. 晶痱（俗称白痱子）　常见于新生儿，或儿童突然大汗暴晒之后。由于角层下满留汗液所致。表现为多数散发或簇集的直径 1～2mm 或更大的含清液的表浅疱疹，易破，密集分布在前额、颈部、胸背部及手臂屈侧等处。无自觉症状，多于 1~2 日内吸收，留下薄薄的糠状鳞屑。

2. 红痱子（红色汗疹）　多见于婴幼儿及儿童。是汗液残留在真皮内发生的，突然发病，迅速增多，多为红色小丘疹或丘疱疹，散发或融合成片，分布在脸、颈、胸部及皮肤皱褶处，痒、灼热和刺痛，患儿烦躁不安，遇热后则症状加重。

3. 脓痱子　它是以孤立、表浅与毛囊无关的粟粒脓疱为特点。小脓疱位于真皮内，以汗腺为中心，破后可继发感染。多在皮肤皱褶处发生。

临床施治

1. 冬瓜绿豆煎

【组成】冬瓜 60g　绿豆 30g　海带 15g　白糖适量

【主治】红痱子。症见灼热，红色小丘疹或丘疱疹，其痒难忍，兼烦渴，便干尿短赤等症。

【用法】水煎汤，白糖调味服食。每日 1 剂。连服 1 周。

2. 鸡屎藤蜜枣煎

【组成】蜜枣 10 枚　鲜鸡屎藤叶 30g　红糖少量

【主治】白痱子，适用于年老体弱或有贫血、消渴病而发汗疏者。多表现为丘疹、丘疱疹量较少，周围紫黯无光，微痒，兼以面色苍白、神疲乏力、少气懒言。

【用法】前 2 味加 3 碗水煎至 1 碗，去鸡屎藤叶，入红糖调味服食。每日 1 剂，连用 1 周。

【说明】本方功司补益血气，扶正托毒。

3. 黄瓜痱子方

【组成】黄瓜适量

【主治】红痱子。症见红色小丘疹或丘疱疹，散发或融合成片。

【用法】选新鲜黄瓜切片。轻轻在痱子上擦，每日多次。

4. 绿豆滑石粉

【组成】绿豆粉、滑石粉各适量

【主治】红痱子。症见红色小丘疹或丘疱疹，散发或融合成片，分布在脸、颈、胸部及皮肤皱褶处，痒、灼热和刺痛，患儿烦躁不安，遇热后则症状加重。

【用法】将两种粉末混合均匀。洗净患处，撒于患处。

四、癣

癣是侵犯表皮、毛发和指（趾）甲的浅部霉菌病，常见的有头癣、手足癣、体癣、股癣、花斑癣等，癣病是一种传染性的皮肤病。

临床分为

1. 头癣（俗称秃疮、癞头疮）

（1）白癣：初起为毛囊性丘疹，复以灰白色鳞屑，以后逐渐扩大蔓延，其特点是头皮上出现单个或多个圆形或不规则的大片灰白色鳞屑斑，边缘清楚，一般无明显炎症。

（2）黄癣：初起时以毛囊口为中心出现黄红色小点，继之扩大、增厚，形成黄色、棕色或灰色痂皮，如发展成为典型的黄癣痂。

（3）黑点癣：本病很少见，儿童、成人均可患之。皮疹呈鳞屑性小片，数目较多，病发高出头皮后即折断，留下残发在毛囊口，呈黑点状。

2. 手癣（俗称鹅掌风）：本病多单侧发生，亦可双侧，发于手心及手指屈侧，初起为小水疱，破溃或吸收后出现脱屑，或伴有潮红，以后扩大融合成不规则或环形病灶，边缘清楚；发于指缝间者，常为潮红湿润，脱皮、自觉瘙痒，夏重冬轻。

3. 足癣

（1）水疱型：多发生于足弓及趾的两侧，为成群或分散的小水疱。

（2）脱屑型：多发生于趾间、足跟两侧及足底，表现为角化过度、干燥、粗糙、脱屑、皲裂等。

（3）糜烂型：发生于趾缝间，尤以第三、四趾间较多见，表皮浸渍发白，有渗液，如将表皮除去后，露出红色创面，伴有剧烈疼痛，且有特殊臭味。

4. 甲癣（亦称灰指甲）：一般无自觉症状或初起时甲旁发痒，继则甲板增厚高低不平，失去光泽，呈灰褐色，甲板变脆，有的中间蛀空而残缺不全，指（趾）甲变形。

5. 体癣及股癣：凡发生在面、颈、躯干及四肢的癣病称体癣；仅局限于大腿内侧靠近生殖器及臀部者称为股癣。皮损为钱币型红斑，边缘清楚，病灶中央常有自愈倾向，边缘及四周有丘疹、水疱，结痂及鳞屑，自觉瘙痒。

6. 花斑癣：好发于颈、躯干，尤其是多汗部，以及四肢近心端，为大小不一，境界清楚的圆形或不规则的无炎症性的斑，呈淡褐、灰褐至深褐色，或轻度色素减退，可附少许糠状细鳞屑，常融合成片状，但边缘清楚。

临床施治

1. 头癣膏

【组成】花椒 10g　百部 10g　明矾 5g　菜子油适量

【主治】头癣，俗称秃疮、癞头疮。

【用法】共研细末，用菜子油调敷患处。每日 2 次。

2. 仙人掌泥

【组成】仙人掌 50g　苦参 20g　玄参 20g　白鲜皮 20g　葱白 30g

【主治】手癣，俗称鹅掌风。

【用法】将药物共捣。外敷患处。每日 3 次。

3. 槟榔膏

【组成】槟榔 10g　川椒 5g　硫磺 5g　猪油适量

【主治】手癣，俗称鹅掌风。

【用法】各药研末。用猪油调匀，外擦患处。每日 1～2 次。

4. 手癣洗剂

【组成】蚯蚓 15g　地骨皮 15g　紫草 20g　米醋 100g

【主治】手癣，俗称鹅掌风。

【用法】加水同煎。外洗患处。每日 3 次。

5. 凤仙花洗剂

【组成】凤仙花全草 50g　米醋 100g

【主治】甲癣，亦称灰指甲。

【用法】将凤仙花入米醋中 1 天。泡洗患处。

6. 脚气散

【组成】鹅蹼 20g　大黄 15g　醋适量

【主治】足癣，亦称脚气、香港脚。

【用法】前 2 味药共研为末，用醋调匀。外敷患处。

7. 大蒜治癣方

【组成】大蒜、凡士林各适量

【主治】体癣。

【用法】将大蒜捣如泥，与凡士林调匀后敷患处，每日2次。

【说明】本方主治各种癣症，但以体癣效果为佳。

8. 石榴生南星汁

【组成】石榴皮 30g　生南星 20g　醋适量

【主治】体癣。

【用法】前两药共捣，加入米醋适量，放置 1 天。绞汁外涂患处。每日 3 次。

五、带状疱疹

带状疱疹是由水痘-带状疱疹的病毒所致，具有成簇水疱呈带状分布于身体一侧的皮肤病。经神经呈单侧带状分布，好发于背部、胸部等肋间神经分布处，伴有疼痛。中医称为缠腰火丹。

辨证分型

1. 热盛型：皮损鲜红，水疱丰满，疼痛剧烈，大便干，小便短赤，舌质红，苔黄白。

2. 湿盛型：皮损淡红，水疱黄白松弛，疼痛略减，大便不干或略溏，舌苔薄。

临床施治

1. 三黄疱疹油膏

【组成】大黄 10g　黄连 10g　黄柏 10g　香油适量

【主治】带状疱疹，热盛型。症见皮损鲜红，水疱丰满，疼痛剧烈，大便干，小便短赤，舌质红，苔黄白。此方适用于水疱未破之。

【用法】各药研末。香油调匀。外涂于患处。

2. 二柏疱疹蜜膏

【组成】侧柏叶 30g　黄柏 20g　蜂蜜适量

【主治】带状疱疹，热盛型。症见皮损鲜红、水疱丰满、疼痛剧烈。此方适用于水疱未破者。

【用法】各药研末，调入蜂蜜。外敷患处。

3. 龙胆草油膏

【组成】龙胆草 30g　香油适量

【主治】带状疱疹，热盛型。症见皮损鲜红、水疱破溃。此方适用于水疱已破者。

【用法】将龙胆草研细末。调入香油，外涂患处。

4. 番薯叶消炎敷

【组成】番薯叶适量　冰片少许

【主治】各型带状疱疹。

【用法】将适量鲜番薯叶切碎捣烂，加入研细的冰片。外敷患处。

5. 荸荠鸡蛋敷

【组成】荸荠 5 个　鸡蛋 1 个

【主治】带状疱疹，热盛型。症见皮损鲜红、水疱丰满。

【用法】荸荠捣烂，用鸡蛋清调匀备用。每日数次，外涂患处。

6. 地榆紫草敷

【组成】地榆 30g　紫草 80g

【主治】带状疱疹，肝郁化火型。症见水疱簇集、痛如火燎。

【用法】以上药共研细末，再以适量凡士林调匀，摊于纱布上备用。敷于患处，每日换药 1 次。

7. 仙人掌敷

【组成】新鲜仙人掌、炒粳米粉、米泔水各适量

【主治】带状疱疹，火毒炽盛型。症见局部灼热疼痛明显。

【用法】先将新鲜仙人掌去皮、刺，放入石臼中捣烂，再加入炒粳米粉、米泔水适量，捣和均匀，使成黏胶状以备用。用时将已制好的糊胶状药物敷于患处，外盖塑料布，用绷带包扎，每隔 3 ~ 4 小时换药 1 次。

8. 金挖耳敷

【组成】金挖耳（又名野向日葵，鲜者为佳）适量

【主治】带状疱疹，脾经湿热型。症见红赤不明显，疼痛剧烈。

【用法】将上药用口嚼烂后备用。敷于患处，每天敷 1 次，一般 5 ~ 7 天可愈。

9. 大小蓟奶膏

【组成】大蓟、小蓟、鲜牛奶各适量

【主治】带状疱疹，热毒炽盛型。红赤灼痛明显的带状疱疹。

【用法】将大、小蓟放在鲜牛奶中泡软后，捣成膏备用。外敷患处。

10. 鲜马齿苋敷

【组成】鲜马齿苋适量

【主治】带状疱疹，肝经火毒型。症见红赤疼痛剧烈。

【用法】将其洗净，切碎，捣如泥备用。每日 2 次，湿敷于患处。

11. 酒泡石灰

【组成】陈旧石灰适量

【主治】带状疱疹。

【用法】用酒泡石灰，搅匀，待石灰沉淀后取石灰涂患处。

12. 雄黄粉

【组成】雄黄粉 50g　75% 酒精 100mL

【主治】带状疱疹，热盛型。症见皮损鲜红、水疱丰满。

【用法】雄黄粉配酒精备用。每日搽敷 2 次。如疼痛剧烈、疱疹很多者，则在上方中加配 2% 普鲁卡因 20mL。

六、冻　伤

凡人体受寒冷侵袭，引起局部血脉凝滞、皮肤肌肉损伤的疾患，称为冻疮。本病多发于手足耳鼻及面部等暴露部位，以严寒冬季在户外工作者多见。

1. 蒜泥敷

【组成】紫皮蒜适量

【主治】冻疮。

【用法】入冬前将蒜捣烂，擦在常患冻疮处，1 日 1 次，连续 5 ~ 7 天，如皮肤起疱，可暂停用。

【说明】本方适用于冻疮的预防。

2. 姜汁膏

【组成】生姜

【主治】冻疮。

【用法】生姜自然汁，熬膏涂之。

【说明】此方对于手、足冻疮均治。此外，用生姜汁时时漱吐，还可治疗口疮。

3. 甘草芫花汤

【组成】干姜 15g　生甘草 30g　芫花 30g

【主治】冻疮。

【用法】将上药水煎至药液 3 000mL，趁热浸洗手足，每日 3 次，每次 30 分钟，可反复加热用之。

【说明】本方专治手足冻伤，溃或未溃者，均可使用。

4．茄秧液

【组成】茄秧适量

【主治】轻度冻疮。

【用法】水煎取汁。泡洗患处。

5．松针液

【组成】鲜松针适量

【主治】轻度冻伤。

【用法】水煎取汁。外洗。

6．腊梅枝液

【组成】腊梅枝 100g

【主治】轻度冻伤。

【用法】水煎取汁。洗患处。

7．黄柏散

【组成】黄柏 20g　大黄 20g

【主治】冻疮。适用于冻疮溃烂者。

【用法】研为细末。撒患处。

8．蚌壳散

【组成】蚌壳适量

【主治】冻疮。适用于冻疮溃烂者。

【用法】烧枯，研细末，撒于溃烂处。

9．密陀僧油膏

【组成】密陀僧 30g　芝麻油适量

【主治】冻疮。适用于冻伤而致裂口者。

【用法】将密陀僧研成细粉，用芝麻油调匀。外涂患处。

10．马勃敷

【组成】马勃 1 个

【主治】冻疮。适用于冻伤较严重者。

【用法】外敷患处，每日换药 1 次。

11．辣椒根液

【组成】辣椒根或白茄根适量

【主治】可预防冻伤，亦适于治疗轻微冻伤。

【用法】严寒时，用辣椒根或白茄根煎水。取汁泡洗手脚，常用。

12．辣椒熏洗液

【组成】辣椒适量

【主治】冻疮日久，疙瘩不散者。

【用法】将辣椒水煎，趁热先熏患处。待水温后频洗患处。每日 3 次。

13. 桂枝姜椒液

【组成】桂枝 60g　干姜、川椒各 15g

【主治】手足冻疮。

【用法】上药水煎，在局部浸浴。每次半小时以上，每日 2 次，连续数日。

14. 冬瓜皮茄根熏洗液

【组成】冬瓜皮、茄根各适量

【主治】冻疮。

【用法】将上药水煎，熏洗患处。每次 20 分钟，每日 3～4 次。

15. 无花果叶液

【组成】无花果叶 60g

【主治】冻疮。

【用法】上药加水 2∶1，取药液温浴患处。每日 2～3 次。

16. 当归赤芍冻疮熏洗液

【组成】当归、赤芍各 25g　细辛、通草、甘草各 15g　大枣 10 枚

【主治】冻疮溃烂，肿痛，奇痒。

【用法】上药共用水煎 2 000mL，先以热气熏蒸患部，同时用布盖足上或手上，勿使汤气外泄，使能持久熏蒸，候药液稍凉时即浸洗患处，共约 30 分钟，每天 1～2 次。药液可再煎沸以消毒，如法连用 4～5 次。3～5 天为 1 个疗程。本方治疗均获得满意疗效，多数病人仅用 1 剂即愈。

17. 姜附冻疮熏洗液

【组成】生姜 30g　白附子 3g　桂皮 15g　白萝卜 1 个

【主治】冻疮。

【用法】取上药加水煎煮，去渣，取液，熏洗患处。每日 2～3 次。

18. 柏杏膏

【组成】柏叶 120g　杏仁 40 枚　血余 15g　盐 15g　乳香 0. 3g　黄蜡 30g　清油 30mL

【主治】冻伤。

【用法】上 7 味，先煎油令沸，次下 4 味药，以血余消尽为度，次下黄蜡搅匀，瓷器中收。每日 1 洗 1 换，如疮渐好，即 3～4 日 1 换。

19. 郁地粉油膏

【组成】郁金 90g　生地黄 60g　粉草 30g　猪脂油 500g

【主治】冻疮。

【用法】浸 7 日，炼药枯，滤去渣，加黄蜡 12g，熔化成膏，浸水内。摊涂患处。

20. 连乳血竭膏

【组成】黄连 15g　乳香 9g　血竭 15g　香油 360mL　黄蜡 120g　冰片 6g

【主治】冻疮。

【用法】先将香油熬开，入血竭末及乳香末熬片刻，然后入黄蜡离火，候蜡消火，将此膏倾入冷水中浸 1～2 日，换水 2～3 次，将膏拿出，加入黄连末及冰片和匀即成。用时敷患处，不必太厚，外敷油纸，再缠以绷带。

21．葱茄松香膏

【组成】大葱 21 茎　干茄子 7 个　松香 60g　黄蜡 60g　谷壳 15g　白及 3g　白芷 3g　乳香 3g　没药 3g　樟脑 1.5g　香油 120mL

【主治】冻疮。

【用法】先煎油 3～4 沸，入大葱、茄子、谷壳、白芷、白及，待白芷枯，去渣滤油。另入净锅煎开并入松香和蜡，见烟消尽，离火，入乳香、没药 2 味，后入樟脑，搅令均匀，备用。患处涂膏前，先用葱汤洗净擦干，再敷膏。切勿用火烤。但需注意保温。1 日换洗 1 次。

22．归柏油膏

【组成】当归 30g　黄柏 30g　麻油 120mL

【主治】冻疮。适用于重症者有溃烂之冻疮。

【用法】上 2 味药和麻油混合，放入铜器中，置于火上熬上药至焦枯，用纱布滤过，再将所滤之药油放入铜器中，熬 10 分钟左右，然后下适量的蜂蜡，待蜡熔化，即可将药油收起，待冷后成为软膏，即可使用。用硼酸水或甘草将患部洗干净，然后用无菌药棉擦干患部，再将药膏摊于纱布上，敷于患部。每日 1 次，重者 1 日 2 次换药。

23．芷归紫红膏

【组成】白芷 12g　当归 12g　紫草 12g　红花 12g

【主治】冻疮。

【用法】以上药料用香油 1 000mL炸枯，去渣滤净，加黄蜡 180g 收膏，每 15g 重装盒。涂抹患处。

24．橘皮生姜敷

【组成】橘皮 3～4 个　生姜 30g

【主治】耳轮或鼻尖处冻伤。

【用法】上药加水 2 000mL煎煮30分钟后取药液，备用。用毛巾浸湿热敷患处，1 日 1 次，每次 20～30 分钟，2～4 次即可。

25．山药蓖麻敷

【组成】鲜山药适量　蓖麻子仁 3～5 粒

【主治】冻疮。

【用法】将以上药物共捣烂备用。敷于患处，干即更换，数次即消。

26．萝卜麻油涂擦剂

【组成】萝卜 1 个　麻油适量

【主治】轻度冻伤，皮肤无溃疡者。

【用法】将萝卜中间挖 1 个圆洞。把麻油倾入萝卜中，再将萝卜放入木炭火中烧，待麻油滚后即可取其油，备用。用无菌棉花蘸萝卜油涂于患处（热涂）。

27. 樱桃酒

【组成】樱桃 120g（取近成熟鲜品）　白酒 500g

【主治】冻疮。表浅性破溃的冻疮不宜用。

【用法】先将樱桃洗净，晾干，然后浸泡入酒中，封口密闭，置阴凉处备用。用棉球蘸上药酒涂于患处，每日 1 ~ 3 次。对愈后复发者，可每晚睡前涂擦1次。

28. 樟脑松香酒

【组成】樟脑 80g　松香 100g　肉桂 50g　干姜 20g　纯酒精 600g

【主治】冻疮。

【用法】先将肉桂、干姜在酒精内浸泡 1 天，过滤后再将捧脑、松香加入桂、姜浸出液内浸泡，1 天后再过滤，备用。取本药酒涂搽患处，每日 2 ~ 4 次。

29. 当归冻疮酒

【组成】当归 60g　红花 30g　花椒 30g　肉桂 60g　樟脑 I5g　细辛 15g（研细末）干姜片 30g　50% 酒精 1 000g 或白酒 1 000g

【主治】冻疮、脱疽、伤筋等。

【用法】将上列药物共浸入酒内，7 天后备用。每日用棉花蘸药酒在患处（溃后在患处上部）揉擦 2 次，每次擦药 10 分钟。

30. 丁香酒

【组成】丁香 15g　生酒 150mL

【主治】冻疮久不愈。

【用法】将 2 味煎热敷患处。

七、疥　疮

疥疮是指疥虫所致的传染性皮肤病，以特殊发病部位及疥虫隧道、丘疹、水疱等损害为主要临床表现的疾病。常发于指缝、指侧，其次为腕屈面、肘窝、腋下等，只有幼儿可见于头面部。皮疹为疥虫隧道、红色丘疹、水疱、结节、血痂、抓痕。合并感染者可见脓疱、脓痂及疖肿。自觉瘙痒，夜间尤甚。

1. 菊花紫草茶

【组成】野菊花 15g　连翘 15g　赤芍 15g　紫草 10g

【主治】疥疮，血热而致。

【用法】水煎服。

2. 黄连苍耳膏

【组成】黄连 10g　苍耳子 10g　冰片 2g　凡士林适量

【主治】疥疮，血热而致。

【用法】上药研末，加入凡士林调匀。擦患处。

3. 苍术苦参丸

【组成】苍术 100g　苦参 50g　蜂蜜适量

【主治】疥疮，中期。症见水泡破后流黄水者。

【用法】上药研末，炼蜜为丸每次口服 5 克，每日 2 次。

4. 冬瓜薏米饮

【组成】冬瓜 200 ~ 400g　薏米 30 ~ 50g　白糖适量

【主治】疥疮，早期。症见局部有圆形小结节，红肿，疼痛。

【用法】煎汤代茶饮。每日 1 次，连服 4 ~ 5 日。

5. 绿豆汤

【组成】绿豆 50g　白糖 50g

【主治】疥疮，早期。症见局部有圆形小结节，红肿，疼痛。

【用法】煮汤代茶饮。每日 1 次，连服数日。

6. 土茯苓乌龟汤

【组成】土茯苓 200 ~ 250g　乌龟 1 只

【主治】疥疮，中期。症见脓疱、脓痂及疖肿，自觉瘙痒，夜间尤甚。

【用法】先将乌龟放入盆中，冲入热水，使其把尿排净，然后洗净，宰杀去内脏、头、爪、连龟甲同煮。土茯苓先煮1小时，入龟再煮3小时。吃龟肉饮汤。隔日 1 次，连服 3 ~ 4 次。

7. 二黄油膏

【组成】硫黄 10g　雄黄 10g　樟脑 3g　麻油适量

【主治】疥疮，中期。症见脓疱、脓痂。

【用法】前药研成细末，用麻油调匀。擦患处。

8. 沉香松节膏

【组成】沉香 15g　松节 15g

【主治】疖疮，早期。症见局部有圆形小结节，红肿，疼痛。

【用法】上药切如手指大小，以布袋盛之。于麻油中浸泡半日，取出，用一小瓶穿底作窍如指大，以松叶衬窍。入 2 味药，下面用小瓷盆子盛，四面用黄土泥固厚约 1.7cm，以火安瓶上烧，其沥当流入盆子内，收取。摊涂患处。

9. 皂荚巴豆膏

【组成】猪牙皂荚 0.3g　腻粉 0.3g　硫黄 0.3g（细研）　雄黄 0.3g　白矾灰 0.3g　黄蜡 0.3g　巴豆 0.3g　乌头 0.3g　吴茱萸 0.3g

【主治】疥疮，中期。症见疥疮水疱破后流黄水者。

【用法】上 9 味，捣碎，研细成末。研匀，先入麻油 50mL，以慢火消蜡尽，搅和匀，成膏即可。摊涂患处，每日 2 次涂之。

10．藜矾松雄膏

【组成】藜芦 60g（去芦头）　白矾 60g（烧灰细研）　松脂 60g（细研）　雄黄 60g（细研）　苦参 60g（切碎）

【主治】疥疮，中期。症见疥疮水泡破后流黄水者。

【用法】上药先捣藜芦、苦参为散，入猪油 500g 相和，煎 10 余沸，以绵滤去渣，次入松脂、雄黄、白矾等末搅匀，待冷收于瓷盒中。涂敷患处。

11．巴豆当归膏

【组成】巴豆 9g（去皮）　当归 15g　清油 250mL　轻粉 3g

【主治】疥疮，中期。症见水疱、结节、血痂、抓痕，合并感染者伴脓疱出现。

【用法】上药先将油慢火熬，次下巴豆、当归，熬至焦枯去渣，再下黄蜡、轻粉，滚开冷定，瓷盒盛之。根据疮的大小，取药膏敷贴患处。

【说明】禁忌辛辣酒类。

12．浮萍洗剂

【组成】浮萍适量

【主治】疥疮，中期。症见抓破出血不流水者。

【用法】水煎。趁热擦洗患处。

13．川乌头液

【组成】川乌头 7 枚（生用）

【主治】疥疮，中期。症见疥疮水疱破后流黄水者。

【用法】将乌头捣碎，加水 1 000mL，煮至 300mL，去渣，温洗患处（不能内服）。

14．薄荷百部煎

【组成】薄荷、百部各 20g

【主治】疥疮，各期。

【用法】将上药水煎取汁，浸洗患处，然后以白果捣烂外敷。

15．地肤公英液

【组成】地肤子、蒲公英各 50g　硫黄、雄黄各 15g

【主治】疥疮，全身多发。

【用法】将上药用纱布包裹，放入热水浴盆内30分钟，然后进入浴盆浸洗30分钟，每日 1～2 次。

16．椒矾地肤液

【组成】花椒 10g　枯矾 20g　地肤子 30g

【主治】疥疮，各期。

【用法】将上药加水适量煎沸取汤，趁热熏洗患处。每次 10～20 分钟，每日 2 次，每日 1 剂，3～5 天为 1 个疗程。

17．苦参胆汁

【组成】苦参 150g　公猪胆汁 4～5 枚

【主治】疥疮。症见发痒。

【用法】苦参切片，用河水 1 000mL 煎药 20 分钟，再掺水 500mL，滤去渣。临洗和公猪胆汁 4～5 枚搅匀淋洗痒处，3 日一洗。3 次有望获愈。

18．芜荑槟榔液

【组成】芜荑 30g　槟榔、吴茱萸各 15g　硫黄 20g　花椒 10g

【主治】疥疮，各期。

【用法】将上药加水适量，浸泡煎煮滤取药液，倒入盆内待温外洗患处，每日 2 次，每次 30 分钟。

八、脓疱疮

脓疱疮，又称黄水疮。是因感染葡萄球菌引起的传染性化脓性皮肤病，以脓疱、脓痂为主要临床表现。主要发生在头面、四肢等暴露部位，也可蔓延于全身。本病在初起时，患处皮肤发生红斑，或为黄豆大小的水疱，迅速变化成脓疱，界限分别，四周有红晕，疱壁极薄，内含透明水液，逐渐变为浑浊，疱壁容易破裂，露出湿润而潮红的疮面，流出黄水，干燥后结成脓痂，痂皮逐渐脱落，直至愈合，愈合不留瘢痕。

辨证分型

1. 暑湿热蕴型：症见脓疱疮较密集，色红，周围有红晕，破后糜烂面鲜红，附近淋巴结肿大，或伴有口干发热、便燥、尿黄等。

2. 脾虚湿蕴型： 症见脓疱稀疏，色淡。

临床施治

1．苦参苍术白芷膏

【组成】嫩苦参 30g　嫩硫黄 12g　蛇床子 18g　煨枯矾 18g　开口花椒 18g　罂粟 12g　大蜈蚣 6 条　川黄柏 12g　茅苍术 18g　香白芷 18g　花槟榔 18g　生甘草 9g

【主治】脓疱疮，暑湿热蕴型。症见脓疱疮较密集，色红，周围有红晕，破后糜烂面鲜红，附近淋巴结肿大，或伴有口干发热，便燥，尿黄等。

【用法】以上共研细末，用猪脂熬煎，滤下黑色油，待冷备用。搽涂患处。

2．大枫蛇床藤黄膏

【组成】大枫子 12g　蛇床子 12g　藤黄 5g　硫黄 6g　雄黄 9g　文蛤 12g　花椒 30 枚　樟脑 9g　黄柏皮 6g　苦楝子 9g　百部 9g　枯矾 9g

【主治】脓疱疮，暑湿热蕴型。症见脓疱疮较密集，色红，周围有红晕。

【用法】共研细末，捣生猪油成膏，用白布包好，在炭火上烤出油，备用。用棉签调油搽患处。

3．黄芩乳没膏

【组成】黄芩 9g　乳香 9g　没药 9g　黄蜡 6g　香油 12g　黄丹 6g　枯矾 6g　黄香 6g　儿茶 6g　冰片 2.4g

【主治】脓疱疮，暑湿热蕴型。症见脓疱疮较密集，色红，破后糜烂面鲜红，或伴有口干发热、便燥、尿黄等。

【用法】先将乳香、没药、黄芩 3 味同油熬煎枯，去渣，将黄蜡置于油内，待成冷膏，再将枯矾、黄香、儿茶、冰片、黄丹共研细末，加入膏内调匀。搽患处，2 日后用淡盐水洗净再涂。

4．藤黄软膏

【组成】藤黄 60g　麻油 240mL

【主治】脓疱疮，暑湿热蕴型。症见脓疱疮较密集，色红，破后糜烂面鲜红，或伴有口干发热、便燥、尿黄等。

【用法】先将麻油放入铜锅内，煎干水汽后，放入藤黄拌匀，收贮瓷瓶中收藏。外敷涂患处。

5．黄瓜秧香油散

【组成】黄瓜秧、香油各适量

【主治】脓疱疮，暑湿热蕴型。症见微痒、发热、口干尿赤等症。

【用法】黄瓜秧焙焦，研末，香油调匀，外敷患平，每日数次。

6．苦楝叶洗敷

【组成】苦楝叶 500g

【主治】脓疱疮，暑湿热蕴型。症见脓疱密集，色黄。

【用法】将上药洗净加水 3 000mL，煎沸 50 分钟，冷却后过滤，装入消毒玻璃瓶中备用。每 1 000mL 溶液内加入 10% 石炭酸溶液5mL防腐。

【用法】用时先用苦楝叶溶液洗涤疮口表面脓痂，然后用消毒纱布浸透药液做创面湿敷，每 3～5 小时在纱布上加滴该药以保持湿润。

7．松香枯矾菊花敷

【组成】松香、枯矾、野菊花各适量

【主治】脓疱疮，暑湿热蕴型。症见脓疱密集，色黄。

【用法】将嫩菊花洗净晒干，研为细末，再与上 2 味药末等量掺合过筛，瓶装备用。用时先用温盐水洗净患处，取此药与香油调成糊状，涂敷患处，每日 2～3 次。

8．蚕豆壳膏

【组成】蚕豆壳、黄丹、香油各适量

【主治】各型脓疱疮。

【用法】将蚕豆壳在瓦上焙干，研末，加黄丹少许，以香油调，备用。敷患处，干则再敷，3 日即愈。

9．莲房油膏

【组成】莲房、香油各适量

【主治】脓疱疮，脾虚湿蕴型。症见脓疱稀疏，色淡。

【用法】莲房烧成炭，研末，香油调匀。敷患处，日 2 次。

10．苦参蛇床苍术浴

【组成】苦参 30g　蛇床子 30g　苍术 15g　黄柏 15g　川椒 15g　轻粉 0.5g

【主治】脓疱疮，暑湿热蕴型。症见脓疱密集，色黄。

【用法】熏洗法。将上药水煎，趁热熏洗患处。每次洗 10 分钟，每日3次。

11．双花芩公地参液

【组成】金银花、黄芩各 15g　蒲公英、地丁、苦参各 30g

【主治】脓疱疮，暑湿热蕴型。症见脓疱密集，色黄。

【用法】熏洗法。上药水煎熏洗患部，每日 3 次，一般 5～7 天即可治愈。

12．齿苋公英液

【组成】马齿苋 200g　蒲公英 200g　如意草 2 000g　白矾 20g

【主治】脓疱疮，多发性疖肿，暑湿热蕴型。

【用法】上药共碾粗末，装纱布袋内，加水 2 500～3 000mL，煮沸 30 分钟，熏洗患处。

13．黄柏大黄液

【组成】黄柏 30g　生大黄 30g　苦参 30g　蒲公英 20g　银花 20g　百部 20g

【主治】脓疱疮，暑湿热蕴型。症见脓疱疮较密集，色红，周围有红晕，破后糜烂面鲜红。

【用法】将上药水煎反复淋洗患处，混有脓汁的药汁不可再用。有黏稠渗出液或结痂时，宜先以温热淡盐水轻洗清除后再用本法，每周 3～5 次，一般 4～7 天可愈。

14．苦参苡仁甘草液

【组成】苦参 30g　薏苡仁、甘草各 24g

【主治】脓疱疮，暑湿热蕴型。症见脓疱疮较密集，色红，周围有红晕，破后糜烂面鲜红，或伴有口干发热、便燥、尿黄等。

【用法】将上药研碎，加水 2L，煎煮至 1.5L，滤取药汁，冷却后冲洗患处，每日 3～4 次，每次 30 分钟。

15．齿苋公英如意液

【组成】马齿苋、蒲公英、如意草、明矾各 120g

【主治】脓疱疮，暑湿热蕴型。症见脓疱疮较密集，色红，周围有红晕。

【用法】将上药研成粗末，装入纱布袋内，加水 3：1，煮沸 30 分钟，用软毛巾浸药汁浸洗患处。

九、皮肤瘙痒症

皮肤瘙痒症是以血痂、抓痕、色素沉着、苔藓样变等继发损害为主要临床表现的疾病。中医称为“风瘙痒”。

辨证分型

1. 风热血燥型：年轻者为多，病属新起，如被褥太暖会引起发作或使痛痒加剧，舌淡红，苔薄黄，脉滑。

2. 血虚肝旺型：老年人为多，病程较久，如情绪波动会引起发作或瘙痒加剧，舌红，苔薄白，脉细数或弦数。

临床施治

1. 苦菜大肠汤

【组成】苦菜干、绿豆、猪大肠、食盐各适量

【主治】皮肤瘙痒症，风热血燥型。症见皮肤瘙痒，外感风热加剧。

【用法】把绿豆洗净先煮 20 分钟，然后装入洗净的猪大肠内，两端扎好，与苦菜干共煮熟，食盐调味，数次食完，隔 1～2 日服 1 剂。

2. 泥鳅枣汤

【组成】大枣 15g　泥鳅 30g　食盐少许

【主治】皮肤瘙痒症，血虚肝旺型。症见皮肤瘙痒、干燥者。

【用法】先把泥鳅洗净，再与枣煎汤，入盐调味服食。每日 1 剂，连用半月。

3. 姜枣桂枝煎

【组成】大枣 10 枚　干姜 8g　桂枝 6g

【主治】皮肤瘙痒症，风寒型。症见皮肤瘙痒，遇风寒加剧。

【用法】水煎服。每日 1 剂，连服 1 周。

4. 老葱贴

【组成】老葱（连根带子）3 根

【主治】皮肤瘙痒症。症见全身泛发性瘙痒，晚间加重，难以遏止。

【用法】水煎之，趁热敷患处。

5. 二地僵蚕粥

【组成】生地 20g　熟地 20g　僵蚕 20g　粳米 100g

【主治】各型皮肤瘙痒症。

【用法】前 3 味药水煎取汁，入粳米中同煮为粥。每日 1 剂，早起空腹服，7～10 天为 1 个疗程。

6．牛蒡子蝉蜕丹皮粥

【组成】牛蒡子 10g　蝉蜕 15g　丹皮 15g　粳米适量

【主治】皮肤瘙痒症，风热血燥型。症见瘙痒剧烈，此起彼伏，肌肤灼热，抓破出血，随破随收，得凉则安。

【用法】前 3 味水煎取汁，入粳米中同煮为粥。早晚服用。

7．桃仁蝉蜕粥

【组成】桃仁 15g　赤芍 15g　蝉蜕 15g　粳米 100g

【主治】皮肤瘙痒症，风热血燥型。症见瘙痒剧烈，此起彼伏，肌肤灼热，抓破出血，随破随收，得凉则安。

【用法】前 3 味水煎取汁，入粳米中同煮为粥即可。每日 1 剂，早晚服用。每 7～15 天为 1 个疗程。

8．防风生姜粥

【组成】防风 15g　生姜 15g　威灵仙 10g　粳米 100g

【主治】皮肤瘙痒症，风寒型。症见暴露部位瘙痒，每遇寒冷气候变化加剧。

【用法】前 3 味水煎取汁，入粳米同煮为粥即可。每日1剂，早晚服用。

十、白癜风

白癜风是一种色素脱失所致的皮肤病，色素脱失斑大小形态不一，呈乳白色，表面光滑，无鳞屑，边缘有色素沉着，境界清楚，数目不定，以面、颈、手背多见，常呈对称分布，患处的毛亦可变白。

现代医学认为是表皮内色素细胞中缺乏酪氨酸酶所致。

中医认为是由于风邪留于腠理，搏于皮肤，以致气滞血瘀而成。

临床施治

1．艾叶糯米液

【组成】艾叶、糯米各适量

【主治】白癜风。

【用法】干艾叶浓煎取汁，每 10 L米用艾叶 250g，酌曲米多少，用浓煎汁拌浸，酿如常法。候熟去渣取清，不拘时，稍稍饮之，常令酒热相接醺醺然。

2．生姜祛癜方

【组成】生姜、硫黄各适量

【主治】白癜风。症见面项身体白驳。

【用法】生姜蘸硫黄，于上擦之，即愈。

【说明】本法用于治疗白癜风有一定的疗效。具有杀虫解毒之功。

3．核桃皮散

【组成】青核桃皮1个　硫黄5g

【主治】白癜风。

【用法】共研匀，搽白癜处，日日搽之。

【说明】青核桃是从树上摘下尚未成熟者。

4．参盐软膏

【组成】苦参0.3g　盐0.3g

【主治】白癜风。

【制法】上2味药捣碎细筛为末，先以酒70mL煎至30mL，入药2味，搅匀，慢火再熬成膏，收贮于瓷瓶中备用。

【用法】用前先以生布擦患处，令其变赤，再以膏药涂抹之。

5．硫姜软膏

【组成】生硫磺不拘多少　生姜适量

【主治】紫癜风。

【用法】上一味药研细，用生姜汁同煎成膏，备用。洗净患部，以药膏涂搽之。

6．芝麻油酒

【组成】芝麻油10～15mL　白酒10～15mL

【主治】面部白癜风。

【用法】以白酒送服芝麻油，日3次，坚持连续服2个月以上。

7．苦参蜂房猬皮米酒

【组成】苦参（去土皮心）128g　露蜂房5g　猬皮1具　糯米1 000～2 000g

【主治】白癜风。

【用法】上3味用水煎汁约得200mL，去渣，浸细曲适量，另取糯米作饭，候冷投入拌匀，酿如常法，待熟去渣取液，每饮1～2杯，每日2次，以瘥为度。

8．乌梅补骨脂酒

【组成】乌梅肉50g　补骨脂60g

【主治】白癜风。

【用法】将上药同适量白酒浸2周后起用。每日3次，外搽患处。

9．猪胰米酒

【组成】猪胰脏1只　米酒适量

【主治】白癜风。

【用法】浸米酒2小时后取出，蒸熟，以食盐少许调味服食。每日1只，15天为1个疗程。

10．补骨脂蒺藜酒

【组成】补骨脂15g　白蒺藜10g　白酒100mL

【主治】白癜风。

【用法】用白酒浸泡1周后外用，每日2次。如起水疱，待疱消后再用。

11．菟丝子酒

【组成】菟丝子25g　50%酒精100mL

【主治】白癜风。

【用法】将菟丝子在酒精中浸泡1周后外用，每日1～2次。

12．白癜风药酒

【组成】乌蛇肉（酒炙）120g　枳壳（麸炒）、羌活、牛膝、天麻各50g　熟地黄75g　白蒺藜（炒）、五加皮、防风、桂心各30g

【主治】白癜风。

【用法】上10味削片，以绢袋盛浸于无灰酒（好黄酒）7 000g中密封，经7日即成。每日3次，每次温服1小盏，忌鸡、鹅、鱼肉等发物。

十一、疣

疣是由人乳头瘤病毒引起发生于皮肤浅表的小赘生物，但依据疣的形状不同可分为不同的疣。

1. 寻常疣　好法于青少年的指背、手背、面部和头皮，为米粒至豌豆大的角质增生性突起，境界清楚，表面粗糙，显示不规则的乳头状增殖，初起时1～2个，可逐渐扩大，增多。

2. 扁平疣　好发于青年人的颜面、手背和前臂，为针头或芝麻大扁平的丘疹，境界清楚，略高于皮面，呈淡褐、灰褐色或正常肤色，播种状或线状分布。有时可自行消退，但亦可复发。

3. 传染性软疣　有轻度的传染性，好发于儿童和青年的躯干或面颈部。初为针头大的小丘疹，逐渐扩大和增多，至豌豆大小呈半球状隆起，具有蜡样光泽，外观似珍珠，中央有脐窝，可挤出乳酪样白色小体，不融合。

4. 趾疣　生于足趾受压迫的角化部，如黄豆大小，暗黄色，有压痛。

5. 丝状疣　为细软的丝状突起，一般高出皮面不超过1cm，好发于成年人的眼皮与颈部。

临床施治

1．荸荠摩搽

【组成】鲜荸荠数个

【主治】寻常疣。

【用法】剥去皮，用白色果肉摩搽疣体，每日3～4次，摩搽至疣体软化、脱掉，微痛和点状出血，一般数日可愈。

2. 斑蝥敷

【组成】活斑蝥适量

【主治】寻常疣。

【用法】将疣用 75%酒精消毒或用肥皂水清洗后，用剪刀或锋利小刀将疣顶部外皮削去至见血出为度。取活斑蝥1个从颈部去其头，即可流出如水珠样黄色分泌物，立即将此分泌物涂敷患处，勿需用敷料覆盖。

3. 香附木贼液

【组成】香附 50g　木贼 50g

【主治】寻常疣。

【用法】熏洗法。上药加水 3～5 碗水煎，趁热先熏后洗患处约半小时左右，每日 1～2 次，15 次为 1 个疗程。

4. 苍术黄柏糊

【组成】苍术、黄柏各 12g　土槿皮、百部、白鲜皮、紫草、雄黄、狼毒各10g　鸦胆子、生马钱子各 5g

【主治】尖锐湿疣及寻常疣。

【用法】上药共研细末，加凡士林调成糊状备用。取适量涂敷局部患处，每日1次，连用 7 天。

5. 薏米红糖煎

【组成】薏米60g　红糖适量

【主治】扁平疣。

【用法】水煎代茶频饮，或煮粥食。每日 1 剂，连服 15～20 日。

6. 黄豆芽煎

【组成】黄豆芽适量

【主治】扁平疣。

【用法】水煎汤，连汤淡食，1 日 3 餐，吃饱为止。不再吃其他任何食物及油料。连吃 3 天，第四天改为普通饮食，仍以黄豆芽为菜。

7. 酸菜浸苦瓜

【组成】鲜苦瓜、酸菜各适量　菜油少许

【主治】扁平疣。连食半个月左右，可获痊愈。

【用法】把苦瓜剥开去子后，放入酸菜水中浸泡 1 周，取出切碎，在菜油锅中爆炒1分钟食用即可，1 日 3 次，每次 100g。

8. 姜醋去疣汁

【组成】生姜、醋适量

【主治】扁平疣。

【用法】生姜捣汁，和醋调，擦患处。

【说明】本方主治瘊子（拔之有丝者）。

9. 鸦胆乙醇液

【组成】鸦胆子粉 30g　75%乙醇 100mL

【主治】扁平疣。

【用法】用棉签蘸上药混合液擦涂患处，至疣软后 10 分钟洗去，每日 1 次，待疣逐渐萎缩、脱落，不留瘢痕，暂留色素沉着。

10. 薏苡大青液

【组成】薏苡仁、大青叶、牡蛎、赤芍各 10g　败酱草、夏枯草各 15g

【主治】扁平疣。

【用法】上药加水至 500mL，煎沸 3～5 分钟，先熏待温后洗患处，每晚 1 次，每次 20 分钟。每剂可用 3 天。将药煎沸后，依上法续用，9 日为 1 个疗程。

11. 香贼青液

【组成】香附 20g　木贼 30g　大青叶 30g　板蓝根 30g

【主治】扁平疣。

【用法】上药加水至 500mL，煎沸 3～5 分钟，先熏待温后洗患处，每晚 1 次，每次 20 分钟。每剂可用 3 天。将药煎沸后，依上法续用，9 日为 1 个疗程。

12. 鲜皮明矾液

【组成】白鲜皮 60g　明矾 60g

【主治】扁平疣。

【用法】将上药加水 1500mL，水煎至 800mL，置容器中先熏后洗，每日 2 次，3 天为 1 个疗程。

13. 针刺点紫苏

【组成】紫苏 50g

【主治】扁平疣。

【用法】用 75%酒精 400mL浸 48 小时。选择几颗大扁平疣，每天上午先以酒精消毒后，用普鲁卡因局部封闭，再拿消毒过的针，每颗上点刺 3～5 处，到基底部出血，接着将所有的扁平疣包括未刺的小疣，均用浸紫苏酒精擦 1 遍，中午、晚上不作针刺，再用紫苏酒精涂擦。1 个疗程 8 天。

14. 芥菜紫苏散

【组成】萝卜 30g　芥菜子 30g　紫苏子 30g　糯米 250g　白糖 250g

【主治】扁平疣及传染性软疣。

【用法】把前 4 味共炒香，研末，调入白糖装瓶备用。分 10 天服完，每日3 次，开水冲服。

【说明】可同时把传染性软疣消毒后，用无菌针头刺破，挤出疣内容物，局部涂上 2.5%碘酒。

15. 紫苏糯米粥

【组成】萝卜 30g　芥菜子 30g　紫苏子 30g　糯米 250g　白糖适量

【主治】传染性软疣。

【用法】前 3 味水煎取汁，入糯米粥中稍煮即可，加入白糖调味。连服 1 个月，每日 1 剂。

16. 乌梅敷

【组成】乌梅肉适量　食盐少许

【主治】跖疣。

【用法】把乌梅肉用盐水浸泡 1 昼夜，捣烂如泥，每次用少许外敷病处。

17. 蓝根紫草液

【组成】板蓝根 30g　紫草、香附各 15g　桃仁 9g

【主治】传染性软疣。

【用法】上药加水 1 000mL，煎汤擦洗疣体，每日 3 次，每剂可洗 1～3 天，平均 1 个疗程 7 天。

18. 青叶齿苋液

【组成】马齿苋、大青叶、败酱草各 30g　紫草 9g

【主治】寻常疣、扁平疣、传染性软疣、掌拓疣等皮疹广泛者。

【用法】上药水煎擦洗患处，每日数次。

19. 獐鹿肉熨

【组成】獐肉或鹿肉适量

【主治】各种疣。

【用法】用獐肉或鹿肉剖如厚脯，炙热。拓患处。可四炙四易，出脓便愈，不除，再以新肉用之。

20. 醋南星敷

【组成】天南星适量　醋少许

【主治】各种疣。

【用法】将天南星研末，用醋调为膏状。涂敷患处。

十二、牛皮癣

牛皮癣临床表现为初起为红色丘疹或斑丘疹，以后逐渐扩大或相互融合，形成边界清楚的斑片，表面覆盖银白色鳞屑，轻轻刮除鳞屑后显露光滑的薄膜，再刮后可出现多个细小出血点。上述鳞屑，薄膜和点状出血是本病的三大临床特征，可发生于身体的任何部位，呈对称性分布，好发于膝、肘关节伸侧和头部，少数病人的指（趾）甲呈点状（顶针状）凹陷。本病相当于现代医学的寻常型银屑病。

临床上有急性进展期、静止期和消退期。

1. 进展期：特点为皮疹多呈点滴状，色泽鲜红而发展迅速，鳞屑较多，易脱落，多有瘙痒感觉。正常皮肤如受到外伤等刺激后，可继发为牛皮癣皮损，医学称之为同形反应。

2. 静止期：病情保持于静止阶段，无新疹出现，旧疹也不见消退。

3. 退行期：皮疹缩小，逐渐消失。皮疹消退后，可遗留暂时性色素减退或沉着斑。

辨证分型

1. 血热型：症见皮疹发展迅速，泛发潮红，鳞屑较多，瘙痒明显，伴口干舌燥、便干心烦。

2. 血燥型：症见皮疹停止发展或逐渐消退，潮红减轻，鳞屑少而附着较紧，瘙痒不甚。

3. 湿热型：症见常伴有浅在性、无菌性脓疱，好发于掌跖部，亦可泛发全身，兼发热，口渴等症。

4. 血虚风燥型：症见病情稳定，有极少数新疹，小腿前侧肥厚或苔藓样变，舌淡苔薄，脉濡细。

5. 冲任不调型：症见皮疹的变化随着妊娠或月经期而变化，常伴有月经不调、痛经等症。

临床施治

1. 牛胆酒膏

【组成】牛苦胆 1 个　白酒 50g　石灰适量

【主治】牛皮癣。

【用法】将石灰装入牛苦胆中，阴干，取出石灰研为细末，每 10g药末加白酒 50g，调匀，放置 1 天。外敷患处。

2. 牛皮癣外用药膏

【组成】轻粉 10g　朱砂 10g　广丹 10g　黄蜡 10g　麻油适量

【主治】牛皮癣。

【用法】前 3 味共研细粉，另将油煎麻沸，加入黄蜡，煎至无黄沫为止，加入药粉。外涂患处。

3. 乌梅粥

【组成】乌梅 100g　白糖少许　大米 100g

【主治】牛皮癣，血燥型。症见皮疹停止发展或逐渐消退，潮红减轻，鳞屑少而附着较紧，瘙痒不甚。

【用法】乌梅洗净，去核，水煎取汁，入大米中同煮为粥，调入白糖即可。随意服食。

4. 槐花土茯苓粥

【组成】生槐花 30g　土茯苓 30g　粳米 60g　红糖适量

【主治】牛皮癣，血热型。症见皮疹发展迅速，泛发潮红，鳞屑较多，瘙痒明显，伴口干舌燥、便干心烦。

【用法】将前 2 味加水煎成 2 碗，再与粳米、红糖一起煮成粥。每日 1 剂，连服 7～8 剂。

5．桂花土茯苓粥

【组成】生桂花、土茯苓各 30g　粳米 60g　红糖适量

【主治】牛皮癣，湿盛型。症见皮疹日久，呈暗红色斑块，有明显浸润，表面鳞屑不多，少有新疹出现。

【用法】前 2 味加水煎汤，去渣后入粳米、红糖煮粥。每日 1 剂，连服 7～10 剂。

6．醋浸荸荠敷

【组成】荸荠 15 个　陈醋 80mL

【主治】牛皮癣，血热型。症见皮疹发展迅速，泛发潮红，鳞屑较多，瘙痒明显，伴口干舌燥、便干心烦。

【用法】先把荸荠洗净去皮，切片，浸泡醋中，慢火煎熬（忌用铜铁锅）10 分钟左右，待荸荠将醋吸收并变硬时，把其捣成糊状，装瓶密封备用。使用时把本药用纱布盖严扎好，每日换 1 次。

【说明】本方对血热型有效。轻者 3～5 天，重者 1～2 周可愈。敷药后，患处发痒、微痛表明有效。

7．石榴皮香油敷

【组成】石榴皮适量　香油 30mL

【主治】牛皮癣，血燥型。症见皮疹停止发展或逐渐消退，潮红减轻，鳞屑少而附着较紧，瘙痒不甚。

【用法】前者炒炭研末，取 10g与香油调成糊状，外涂患部。每日 2 次，连用 1 周。

8．核桃泥敷

【组成】核桃仁 60g

【主治】牛皮癣，冲任不调型。症见皮疹的变化随着妊娠或月经期而变化，常伴有月经不调、痛经等症。

【用法】捣烂，纱纸去油后装入纱布袋中，外搽患处。每日 2～3 次。

9．苍术鹤虱敷

【组成】苍术 9g　鹤虱、黄柏各 12g　大枫子肉、白鲜皮各 30g　连翘、五倍子各 12g　防风、苦参各 9g　独活 12g

【主治】牛皮癣，风湿型。症见除皮疹外，累及小关节或肘、膝大关节，颇似类风湿性关节炎，严重时可致关节僵硬。

【用法】上药共研细面，分成 2 包，用 2 层纱布包好。隔水蒸 15 分钟。先取 1 包，蒸敷皮炎患处，约 2～3 分钟后，将此包药放入锅中再蒸，取另 1 包蒸敷，依次交换使用。每次治疗需 30～60 分钟，每日 1 次，每贴药可用 5～7 次，20 天为 1

个疗程。

10. 竹灯五倍熨

【组成】多年竹灯挂 1 个　五倍子适量　陈醋适量

【主治】牛皮癣，血热型。症见皮疹发展迅速，泛发潮红，鳞屑较多，瘙痒明显，伴口干舌燥、便干心烦。

【用法】将灯挂火上烤出汁如胶，研为细末。另将五倍子去虫炒，研细末，两者和匀，用陈醋在火上温热。搓患处。

11. 雄黄防风敷

【组成】雄黄、防风、乌梅、轻粉各 12g

【主治】牛皮癣，风盛血热型。症见皮疹发展迅速，泛发潮红，鳞屑较多，瘙痒明显，伴口干舌燥、便干心烦。

【用法】上药加入 750mL醋煎 1 小时后装瓶备用。用纱布蘸药液涂敷患处，每日 2～3 次。

12. 白鲜皮百部膏

【组成】百部 30g　白鲜皮 30g　鹤虱 30g　蓖麻子仁 30g　生地黄 30g　全当归 30g　黄柏 30g

【主治】牛皮癣，风湿热型。症见常伴有浅在性、无菌性脓疱，好发于掌跖部，亦可泛发全身，兼发热，口渴等症。

【用法】酥油 250mL，入药熬枯去渣，再熬，加黄蜡 60g，试水中不散为度，拿起锅入雄黄末和匀。稍冷倾入瓷器中收贮。外用，敷涂患处。

13. 鲜丝瓜敷

【组成】鲜丝瓜叶适量

【主治】牛皮癣，风盛血热型。症见皮疹发展迅速，泛发潮红，鳞屑较多，瘙痒明显，伴口干舌燥、便干心烦。

【用法】洗净捣烂，涂搽患处，直至局部发红，甚至见隐血为止，7 天 1 次。

14. 槟榔酒

【组成】槟榔片 10g　全蝎 3g　蝉蜕 2g　斑蝥 3g　五味子 2.5g　冰片 2.5g　白酒 150g

【主治】牛皮癣、神经性皮炎、慢性湿疹。

【用法】上药共浸入酒中，7 日后去渣取液，备用。用时先将患处用温水洗净擦干，然后用棉球蘸本药酒涂于患处，每日早、晚各 1 次。

【说明】用药期间忌食辛辣腥膻、刺激食物。

15. 治癣涂剂

【组成】白槿皮 30g　天南星 30g　槟榔 30g　生木鳖 15g　樟脑 15g　斑蝥 30 个　蟾酥 9g　上等烧酒 500g

【主治】牛皮癣。

【用法】将上药共研为粗末，然后浸泡于酒中，15 天后即成，去渣备用。先用穿山甲片将癣刮碎，再用本药酒涂搽，每日 1 次，至愈为止。

16. 五蛇酒

【组成】薪蛇 2 500g　金环蛇 2 500g　银环蛇 5 000g　乌梢蛇 10 000g　眼镜蛇 5 000g　木防己 5 000g　闹洋花 12 5000g　七叶莲 5 000g　石南藤 2 500g　鸡血藤 5 000g　豨莶草 5 000g　钻地风 5 000g

【主治】牛皮癣。

【用法】以上 12 味洗净沥干切碎，用 70～75 度纯粮酒 250 000g放置大罐内浸泡封好，1 年后开取。内服每次 10～15mL，每日 2～3 次，饭前或饭后均可，不能饮酒之人，可酌加冷开水冲淡服之，亦可用于外搽患处。

17. 菝葜酒

【组成】菝葜 250g　60%食用酒精适量

【主治】牛皮癣。

【用法】将菝葜根茎坐为粗粉，入 60%食用酒精（纯粮酒亦佳）5 000g中浸泡 5～7 日，澄清即得。外用治牛皮癣、神经性皮炎等。

18. 斑蝥药酒

【组成】斑蝥 30 只　青皮 6g　白酒 250g

【主治】牛皮癣。

【用法】在 250g白酒中浸 2～7 天，以棉签蘸取药酒反复擦癣，直到患处感到发热及痛痒并起白色小疱时停止使用。然后刺破白疱，用生理盐水洗去脱皮，如不易洗去，可再搽药酒 2～3 次，至脱皮为度。

十三、鹅掌风

鹅掌风以手掌粗糙开裂如鹅掌为特征。初起掌心及手指皮下生小水疱，瘙痒，继而疱破，迭起白皮，脱屑，日久皮肤粗糙变厚；甚则皲裂疼痛，入冬加重，自掌心可延及遍手；进一步发展可引起指甲变厚，色灰黄而脆，病程缠绵。相当于现代医学的手部慢性湿疹，掌角化症、手掌霉菌病等疾病。

临床施治

1. 千里光膏

【组成】千里光（采茎叶捣汁炒锅内熬成膏）　防风 6g　荆芥 6g　黄柏 6g　金银花 6g　当归 6g　生地 6g　川椒 30g　白芷 30g　大黄 30g　红花 30g　苦参 120g

【主治】鹅掌风。

【用法】用麻油浸泡 3 日，入锅中加热令沸，熬枯至黑色，滤净去渣，每油 500mL，配千里光膏 250mL，再熬，飞丹收膏。入乳香、没药各 30g，轻粉 9g，槐枝搅匀，收贮瓷瓶中备用。外敷患处。

2．牛油柏油麻油

【组成】牛油 30g　柏油 30g　麻油 30g

【主治】鹅掌风。

【用法】上药共入锅，火化开，加入银珠 9g、铅粉 9g、密陀僧 6g、麝香末 0.3g，搅匀成膏。

3．轻粉朱砂东丹膏

【组成】轻粉 4.5g　朱砂 3g　东丹 3g

【主治】鹅掌风。

【用法】共研细末，用麻油 120mL，加黄蜡 30g，以蜡熔为度，搅匀成膏。

【用法】外涂患处。

4．羊蹄根酒

【组成】羊蹄根 250g　75%酒精 500g

【主治】鹅掌风。

【用法】将羊蹄根碾碎置入酒精内，浸泡7天后过滤去渣备用。用棉签或毛笔蘸药酒搽患部。慎勿入目。

5．土槿皮酒

【组成】土槿皮 60g　白芷 308　槟榔 30g　白及 45g　白倍 1.2g　斑蝥 40 只　伏龙肝 120g　高粱酒 1 500g

【主治】鹅掌风。

【用法】将上药共泡入酒内，15天后即可取用。用时取本药酒搽涂患部，每日3次。皮肤破溃者不宜使用。

6．羊蹄根土槿皮加味酒

【组成】羊蹄根（土大黄）30g　土槿皮 30g　制川乌 6g　槟榔 6g　百部 6g　海桐皮 6g　白鲜皮、苦参各 6g　蛇床子 3g　千年子 3g　地肤子 3g　番木鳖 3g　蛇衣 3g　大枫子 3g　蜈蚣末 1.8g　白倍 1.2g　斑蝥 1.2g（布包）　高粱酒 500g

【主治】鹅掌风。

【用法】将上药浸泡于高粱酒中，用毛笔蘸药酒外涂患部。

7．川槿皮酒

【组成】川槿皮 60g　白鲜皮 30g　槟榔 30g　韭菜根 15g　樟脑 15g　高粱酒 500g

【主治】鹅掌风。

【用法】将上药共研为粗末，浸泡入酒内，7 天后即可，备用。用时搽涂于患处。

十四、痤 疮

痤疮是一种毛囊皮脂腺的慢性炎症性皮肤病，好发于颜面、上胸和肩背等皮脂腺较丰富的部位，皮疹与毛囊一致，为粟粒至豆大丘疹、小结节、脓疱、囊肿。呈红色或暗红色，有的为黑头粉刺，可挤出脂栓。

辨证分型

1. 风热型：症见颜面潮红，粉刺热，疼痛或有脓疱，舌红苔薄黄。脉细数。
2. 湿热型：症见皮疹红肿，伴有便秘溲赤，纳呆腹胀，舌红苔黄，脉滑数。
3. 痰瘀凝滞型：症见皮疹时久不愈，有脓疱，囊肿。

临床施治

1. 杏仁海带饮

【组成】杏仁 9g（甜） 海带、绿豆各 15g 玫瑰花 6g（布包） 红糖少量

【主治】痤疮，痰瘀凝滞型。症见皮疹时久不愈，有脓疱，囊肿。

【用法】把上药共煎后，去玫瑰花，入红糖调味。饮汤并食杏仁、海带、绿豆。每日 1 剂，连服 20 ~ 30 日。

2. 桃花丹（朱）砂散

【组成】桃花、丹（朱）砂各 90g

【主治】痤疮。

【用法】共研末，每服 3g，凉开水空腹送下。

【说明】据载连服 10 日开始见效，20 日小便当出黑汁，并使面色莹白。因丹砂属汞制剂，应在医生指导下用药，不宜久服。肝病、体弱者忌服。

3. 橙子核散

【组成】橙子核适量

【主治】各型痤疮。

【用法】研末，水调，夜夜涂面，晨起洗去。

4. 祛粉刺清虚热膏

【组成】生石膏 20g 玉竹 9g 沙参 9g 百合9g 白果 90g 山药 15g 核桃仁 9g 莲子 15g 白糖适量

【主治】痤疮，虚火型。症见颜面潮红，粉刺焮热，五心烦热，舌红少苔或无苔。

【用法】将莲子、白果去心，与诸药同煮煎汤，取出石膏后，以白糖调服。每日1剂，连服 10 ~ 15 日。

5．薏米粥

【组成】薏米 50g　红糖适量

【主治】痤疮，湿热型。症见脓疱，舌红苔薄黄。

【用法】薏米水煮为粥，将熟加红糖即可。每日 1 剂，连续服用。

6．益母草丹皮粥

【组成】益母草 15g　丹皮 15g　柴胡 15g　大米 100g

【主治】痤疮，瘀热型。症见皮疹时久不愈，色黯红，焮热。

【用法】前 3 味水煎取汁，入大米中同煮为粥。每日 1 剂，早晚服食。

7．枇菊石膏粥

【组成】枇杷叶 9g　菊花 6g　生石膏 15g　粳米 60g

【主治】痤疮，风热型。症见颜面潮红，皮疹热，疼痛或有脓疱，舌红苔薄黄，脉细数。

【用法】把诸药用布包好，加水 3 碗煮煎成 2 碗，再入粳米煮粥服食。每日 1 剂，连服 10～15 日。

8．加味荷叶粥

【组成】桃仁 9g　山楂 9g　贝母 9g　荷叶半张　粳米 60g

【主治】痤疮，瘀热型。症见皮疹时久不愈，色黯红，焮热。

【用法】先把前 4 味煎成汤，去楂后入粳米煮粥吃。每日 1 剂，共服 1 个月。

9．鲤鱼白及汤

【组成】乌鲤鱼 1 条　大蒜 3 头　白及 15g

【主治】痤疮，湿热型。症见皮疹红肿，伴有便秘溲赤，纳呆腹胀，舌红苔黄，脉滑数。

【用法】鱼治净，与大蒜、白及同煮汤至鱼熟，饮汤食鱼。每日 1 剂，连服数天。

10．海带杏仁绿豆汤

【组成】海带 15g　绿豆 15g　甜杏仁 9g　玫瑰花 6g（布包）红糖适量

【主治】痤疮，痰瘀凝滞型。症见皮疹时久不愈，有脓疱，囊肿。

【用法】将上诸味同煮后去玫瑰花，加红糖调味，喝汤，食海带、绿豆、甜杏。每日 1 剂，连服 20～30 日。

11．蜜杏软膏

【组成】密陀僧 15g　杏仁 15g　硫黄 0.3g（研）　鹅脂 60mL（炼成油）

【主治】痤疮。

【用法】上药除鹅脂外，再同研细末，入鹅脂油，更研令细，倾入瓷盒中，做煨火中熬汁，搅令稀稠成膏。每晚临睡前，以纸擦拭干净鼻部，涂敷患处。

12．浮萍软膏

【组成】浮萍 150g（晾干）

【主治】痤疮，风热型。症见颜面潮红，粉刺热，疼痛或有脓疱。

【用法】将上药打碎筛净为末，以白蜜调和，稀稠得所，入瓷盒中备用。用时敷涂面部。

13．苦参菖蒲液

【组成】苦参 200g　菖蒲 100g　鸡苦胆 5～6 个

【主治】痤疮，湿热型。症见皮疹红肿，纳呆腹胀。

【用法】前 2 药煎汤去渣加苦胆，洗擦患处。

14．芦荟去痤疮

【组成】新鲜芦荟 60g

【主治】各型痤疮。

【用法】把芦荟捣烂取汁，擦洗患处，1 日 2～3 次，10 日为 1 个疗程。

15．绿豆滑石液

【组成】绿豆 15g　滑石、白芷、白附子各 6g

【主治】各型痤疮。

【用法】上药共为细末，每用 3 匙，早晚洗面时汤调后用纱布蘸药擦洗患处。

16．菊花朴硝液

【组成】野菊花 240g　朴硝 480g　花椒 20g　枯矾 120g

【主治】各型痤疮。

【用法】上药分作 7 份，每次 1 份，加适量水煮沸后倾入容器内，容器以能适于患部体位熏洗者为宜（一般可用搪瓷面盆），趁热将病损部位放于盛药容器之上，使蒸汽直达患处，周围的空隙以布单包绕严密。水变温时（接近体温），即以药水浸洗患处，每日 1～2 次，每次 20 分钟，7 日为 1 个疗程。

17．菟丝子痤疮液

【组成】菟丝子 15～30g。

【主治】痤疮。

【用法】上药加水煎成汤剂，每日数次趁热温洗局部。

18．面部痤疮洗剂

【组成】石膏、银花、白茅根各 30g　知母、白芷、丹皮、红花、甘草各 10g　杷叶、菊花、大青叶各 15g　黄芩 12g　苦参 15g

【主治】面部痤疮。症见皮疹瘙痒。

【用法】上药水煎，待药汁温度适宜后浸洗颜面皮损 20 分钟。7 剂为 1 个疗程。

19．蛇床地肤液

【组成】蛇床子、地肤子、白鲜皮、明矾各 60g

【主治】痤疮。

【用法】取上药加水煎煮 20～25 分钟，去渣，取液，趁热擦洗患处，每次 30 分钟，每日 1～3 次，连用 10 日，1 剂药可用 6 日。

20．五味痤疮洗

【组成】丹参、紫花地丁、当归、白芷、半夏各 20g

【主治】面部痤疮。

【用法】取上药加水煎煮15~20分钟，去渣，取液，先用1%的温盐水洗净面部，黑白痤疮用针挑破排净分泌物，用手搓脸部有热感，再用药液热气熏脸，后将两块新毛巾浸入药液待温度降到皮肤可适应时，捞出毛巾拧半干敷脸，每次30分钟，每日2次，每剂药夏季用2~3日，冬季用4~5日，将药置阴凉通风处，下次煎沸再用。1剂为1个疗程。

21．白牵牛散

【组成】白牵牛适量

【主治】痤疮。

【用法】浸酒为末，外搽。

十五、鸡　眼

鸡眼多发生于足底和趾间，损害为圆锥形的角质增生，表面为褐黄色鸡眼样的硬结，步履疼痛，压之也痛，用手指挤之则不甚疼痛，用针轻挑之不出血。

临床施治

1．蒜泥葱头敷

【组成】紫皮大蒜1头　葱头1个

【主治】鸡眼。

【用法】捣如泥，调醋。割除鸡眼表面粗糙角膜层（以刚出血为度），用盐水（温开水2 000mL加生盐5g）浸20余分钟，使真皮软化，擦干，将葱蒜泥塞满切口，用消毒纱布、绷带和胶布包好。每日或隔日换1次。一般5~7天为1个疗程。

【说明】用此药时必须现制现用。且葱、蒜要用较新鲜的为好，坚持用药，鸡眼即可脱落。

2．生姜艾叶方

【组成】生姜片、艾叶各适量

【主治】鸡眼。

【用法】将生姜置患处，将艾叶置于生姜上，用香火烧之，隔日自行脱落即愈。

【说明】本方适用于鸡眼的治疗，若1次不见效，可再来1次，直至痊愈。

3．车前草敷

【组成】车前草适量

【主治】鸡眼，症状较轻者。

【用法】捣烂，敷鸡眼处。每日换药1次。

4．芋头摩擦

【组成】芋头适量

【主治】鸡眼，症状较轻者。

【用法】洗净，切片，摩擦患部。每日 3 次，每次约 10 分钟。

【说明】勿擦及健康皮肤。

5．荸荠葱头敷

【组成】荸荠 1 个　葱头 1 个

【主治】鸡眼，症状较轻者。

【用法】去皮，共捣如泥。敷于患处，扎定。每日睡前洗脚后更换药 1 次。

6．蜈蚣蜜敷

【组成】蜈蚣适量　蜂蜜适量

【主治】鸡眼，症状较重者。

【用法】蜈蚣研末，每用少许，以蜂蜜调匀。敷于患处，包扎固定。每日换药 1 次。

7．鸦胆子

【组成】明矾 5g　硫酸铜 3g　鸦胆子 2g

【主治】鸡眼，症状较重者。

【用法】将上药研末混匀。用刀削去鸡眼外层硬皮，将药置于鸡眼深部，以胶布固定。

8．石灰鸡眼敷

【组成】碱 10g　石灰 10g

【主治】鸡眼，症状较重者。

【用法】用冷水调成糊状。敷于患处，以胶布固定，每 7 日换药 1 次。

9．米酒汤

【组成】热水适量 米酒 1 杯

【主治】鸡眼。

【用法】脚盆盛热水，倒入米酒约 1 杯，将脚浸入，至水冷为止，再拭干脚，以不含化学成分的醋滴于患处，并速用刀片轻轻刮除四周之鸡眼皮，对中间之眼珠切勿猛然铲除，如此持续日久，鸡眼自会平复。

10．白矾糊

【组成】食盐 0.9g　食碱 0.9g　白矾 0.9g

【主治】鸡眼。

【用法】食盐、食碱、白矾共研细末，白酒调和，成糊状，先将鸡眼挖去，似有血出，随即涂药。药干再挖，再涂药。

十六、神经性皮炎

神经性皮炎是一种以瘙痒和苔藓化为特征的慢性皮肤病。初为局部瘙痒，随后出现多角形或三角形扁平丘疹，坚实、干燥，淡褐色或皮肤色，日久融合成片，增厚扩大，苔藓样变。局限型损害境界清楚，好发于颈部；播散型损害境界多为弥漫，分布十分广泛。均伴有剧痒。

辨证分型

1. 风湿热型：症见局部有成片丘疹肥厚外，伴有部分皮损潮红，糜烂、湿润，舌红苔黄腻。

2. 血虚风燥型：症见局部干燥，肥厚，脱屑，状如牛领之皮，舌淡苔薄白。

3. 血热风盛型：症见玫瑰红色斑片，附糠秕状鳞屑，舌淡红苔薄黄。

临床施治

1. 金针丝瓜炖蚌肉

【组成】蚌肉 30g　金针菜 15g　丝瓜络 10g　食盐适量

【主治】神经性皮炎，血热风盛型。症见玫瑰红色斑片，附糠秕状鳞屑，舌淡红苔薄黄。

【用法】把蚌肉洗净，与金针菜、丝瓜络共同煎汤，调味后服食。每日 1 剂，连取 10～12 剂。

2. 穿山甲炖土茯苓

【组成】穿山甲肉 60g　土茯苓 30g　食盐适量

【主治】神经性皮炎，血热风盛型。症见玫瑰红色斑片，附糠秕状鳞屑。

【用法】煎汤服食。每日 1 剂，连服 8～10 剂。

3. 猪蹄甲散

【组成】新鲜猪蹄甲

【主治】神经性皮炎。

【用法】将猪蹄甲洗净焙干，研成细末。每次 15～30g，用黄酒 60～90mL冲服，服后盖被直至病灶发汗为止。每周 1～2 次，10 次为 1 个疗程。

4. 斑蝥酒

【组成】斑蝥、轻粉、明雄、冰片各等份

【主治】神经性皮炎，血虚风燥型。症见局部干燥，肥厚，脱屑，状如牛领之皮，舌淡苔薄白。

【用法】浸入 75%酒精外用。

5．蹄根槿皮半夏

【组成】鲜羊蹄根、土槿皮、生半夏、生南星、生川乌、生草乌、闹羊花、细辛各适量

【主治】神经性皮炎，血虚风燥型。症见局部肥厚，状如牛领之皮，舌淡苔薄白。

【用法】于50%酒精中浸泡外用。

6．皮炎康酒

【组成】白及10g　土百部 10g　槟榔 10g　鹤虱 10g　白芷 10g　红花 10g　明雄黄 15g　蛇床子 15g　大枫子 15g　白鲜皮 15g　川乌 6g　草乌 6g　花椒 3g　地肤子 15g　土槿皮 15g　蛇蜕一大张　蜈蚣 2 条　白酒 1 000g

【主治】神经性皮炎，血虚风燥型。症见局部状如牛领之皮，舌淡苔薄白。

【用法】将上列药共研为粗末，再浸泡入酒内，7 天后即成，备用。取本药酒涂患处。凡已破溃者，局部感染红肿者勿用。

7．鲜皮苦参酒

【组成】白鲜皮 150g　土荆芥 150g　苦参 150g　白酒（适量）

【主治】神经性皮炎，湿热型。症见局部有成片丘疹肥厚外，伴有部分皮损潮红，糜烂、湿润，舌红苔黄腻。

【用法】将上列药材粉碎成粗粉，加白酒适量，置有盖容器内浸渍 7～14 天，过滤，压榨残渣。再将滤液与压榨液合并，静置 24 小时后过滤。再加入白酒1000mL即得。用本药酒涂擦患处。

十七、须发早白

须发早白是指少年、青年、壮年时期，头发就早早发白。

1．桑椹酒

【组成】鲜桑椹 100g

【主治】须发早白，血虚发枯。

【用法】将桑椹洗净，捣汁装入纱布袋内，扎紧。将纱布袋浸入 500mL白酒中，盖好，封口，3 天即成。随饮，每次 1 小盅。

2．首乌酒

【组成】制首乌 60g

【主治】须发早白，血虚发枯。

【用法】将首乌切碎，浸入 500mL白酒中，密封，每天摇动数次，3～5 日后即可饮用。每日 1～2 次，每次 10～15mL。

3. 黄精酒

【组成】黄精 20g

【主治】须发早白，气虚发枯。

【用法】将黄精洗净，切片，装入纱布袋内，扎紧口，浸入 500mL酒内，30 天即成。每日饮 1 小盅。

4. 桂乌藤酒

【组成】桂圆肉、首乌和鸡血藤各 250g　米酒 1 500g

【主治】须发早白，血虚发枯。

【用法】将上药浸米酒 10 天后使用。浸时每天振摇 1～2 次，促使药味浸出，每服 15～30g，早、晚各 1 次。

十八、雀　斑

雀斑是一种发生在面部的皮肤损害，呈斑点状，或芝麻状褐色或浅褐色的小斑点。最好发的部位是双颊部和鼻梁部，也可泛发至整个面部甚至颈部。

冬瓜涂擦

【组成】冬瓜 1 只

【用法】将冬瓜切成方块。连子入沙锅加酒、水各半，过滤后将滤汁煎浓。用药汁时时涂于患处。

十九、黄褐斑

黄褐斑是一种常见的获得性色素沉着性皮肤病，好发于面部，大多表现为对称性色素沉着，呈蝶翼状，故又名“蝴蝶斑”（妊娠斑、肝斑）。

1. 鸡蛋清面膜

【组成】鸡蛋黄数只

【主治】黄褐斑。

【用法】将鸡蛋黄浸烧酒（以淹没为度），密封存放 28 天后取蛋清，每晚临睡前涂患处。

2. 杏仁蛋清面膜

【组成】杏仁、鸡蛋清各适量

【主治】黄褐斑。

【用法】杏仁去皮捣碎，用鸡蛋清调匀。每晚睡前搽脸，早晨用白酒洗去。1个月为1疗程。

3. 公羊牛胆面膜

【组成】公羊胆、牛胆各1个　酒200mL

【主治】面部黑褐色斑。

【用法】胆、酒相混，放锅中煎沸即止。每晚用胆酒涂面。

二十、皲　裂

手足皲裂是由多种原因引起的手足皮肤干燥和裂开的疾病。

皲裂药膏

【组成】生姜汁、红糖、白盐、猪膏（腊月者佳）各适量

【主治】用于手足皲裂，春夏不愈者。

【用法】上药共研烂炒热，擦入皲内，一时虽痛，少顷便皮软皲合，再用即安。

二十一、脱　发

本病突然头发脱落，头皮鲜红光亮，中医称为"油风"。可发生于任何年龄，常在过度劳累、睡眠不足或受到刺激后发生，头发脱落，生圆形或不规则形，小如指甲，大如钱币或更大，数目不一，皮肤光滑而亮。一般无自觉症状，少数头发可全部脱落，称全秃。

辨证分型

1. 血虚风燥型：症见脱发时间短，轻度瘙痒，舌淡苔薄白，脉细数。

2. 气滞血瘀型：症见病程较长，伴有头痛，胸胁疼痛，舌紫红或绛，有瘀斑，脉沉细。

3. 肝肾不足型：症见病程日久，甚至全秃或普秃，舌淡苔薄白或剥脱，脉细。伴头昏目眩。

临床施治

1. 鲜柏叶

【组成】鲜侧柏叶（部分种及带叶的枝）适量

【主治】脱发，肝肾不足型。症见病程日久，甚至全秃或普秃，舌淡苔薄白或剥脱，脉细。伴头昏目眩。

【用法】浸于适量的60%的酒精中，浸泡7日后，过滤取液备用。取本药酒涂搽毛皮脱落部位，每日3次，用于各种秃发。

2. 二花樟脑酒

【组成】芝麻花60g 鸡冠花60g 樟脑1.5g 白酒500g

【主治】脱发。

【用法】将芝麻花和鸡冠花撕碎，然后浸入酒中，密封。经15日后过滤取液，将樟脑入药酒中，使之溶解，即可，备用。以棉签蘸药酒涂搽脱发处，每日3~4次。

3. 冬虫夏草酒

【组成】冬虫夏草60g 白酒250g

【主治】脱发，肝肾不足型。症见病程日久，甚至全秃或普秃，舌淡苔薄白或剥脱，脉细。伴头昏目眩。

【用法】将本药浸入酒中，经7日后备用。用牙刷蘸酒外戳患处1~3分钟，早晚各1次。用于圆形脱发、脂溢性脱发、神经性脱发、小儿头发生长迟缓。

4. 生发酒

【组成】制首乌35g 熟地35g 黑豆35g 黑芝麻35g 当归15g 川芎15g 60度烧酒750g

【主治】脱发，肝肾不足型。症见日久不生，全秃或普秃。

【用法】将上药共研为粗末，浸入酒中，密封浸泡15~20天后即可服用。每次服10mL，每日3次，另用补骨脂、旱莲草各30g，浸烧酒外搽患处。

5. 斑秃药酒

【组成】辣椒（以尖椒为佳）10g

【主治】脱发，斑秃。

【用法】将辣椒切碎，加60度白酒50mL，浸10天左右，过滤去渣，即成辣椒酒。搽涂于秃发部位，每日数次。

6. 花椒酒

【组成】花椒120g 酒精500mL

【主治】脱发，斑秃。

【用法】浸泡7天，过滤后蘸汁涂患处，每日3次。半月余可有绒毛丛生，再继续涂之即可恢复如初。

7. 碎补米酒

【组成】骨碎补（鲜根蠡茎）15g 斑蝥5只 白芷9g

【主治】脱发，肝肾不足型。症见病程日久，甚至全秃或普秃。

【用法】将前 3 味药浸入 90mL米酒中，经 15 日后滤取药液涂搽患处，每日 3～4 次，连搽 10～15 日为 1 个疗程。

五官科疾病偏方

Wuguanke Jibing Pianfang

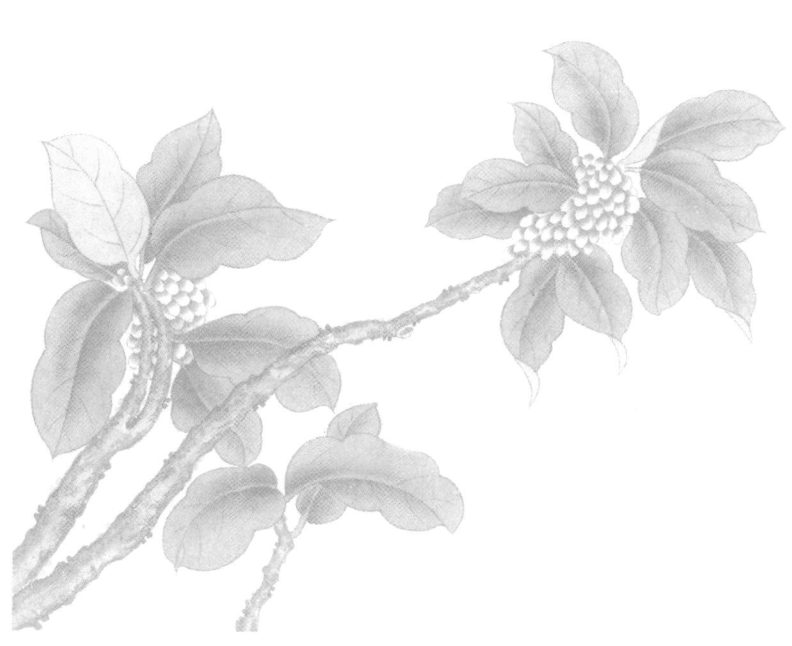

一、视力下降

滋补肝肾杞菊茶

【组成】枸杞子 10g　白菊花 10g　优质绿茶 3g

【主治】视力下降、目眩、夜盲及青少年近视眼等。

【用法】上药用沸水冲泡闷 10 分钟，即可饮服，每日 1 剂，不拘时，频频饮之。

【说明】方中枸杞子为主药，是滋补肝肾之良药；菊花、茶叶疏风清热，提神明目为佐药。枸杞子列为上品，营养丰富，含有多种氨基酸和维生素、铁、磷、钙。茶叶不仅含有维生素 A，并含有较多的能转化成维生素 A 的 β 胡萝卜素，可增强视网膜的感光性等，故与枸杞子、菊花配伍茶叶，能起到滋补肝肾，养阴明目的功效。

二、麦粒肿

麦粒肿是指生于眼睑边缘毛囊皮脂腺或睑板腺的小疖。多发于儿童和青少年。初起形如麦粒，红肿痒痛，继则赤痛拒按，溃脓即愈，是睑板腺组织受细菌感染而形成的急性化脓性炎症。俗称“针眼”。

辨证分型

1. 风热外袭型：症见初起眼睑发红，微肿，稍痒，有异物感，兼有发热、头痛和全身不适，舌淡红，苔薄白，脉浮。
2. 热毒上攻型：症见胞眼红肿，硬结拒按，灼热疼痛，伴有耳前或颌下肿块，口渴、大便秘结、小便短赤。
3. 脾胃伏热型：症见胞眼红肿，余热未清。
4. 脾胃虚弱型：症见胞眼淡红，气短食少，时感外邪，反复发作。

临床施治

1. 金熊软膏

【组成】金熊胆 15g　真梅片 60g　水浮煅甘石 150g　薄荷冰 9g　西瓜霜 60g　硼砂 30g　白凡士林 1 860g　香油 180mL

【主治】麦粒肿，风热外袭型。症见眼睑发红，微肿，稍痒，有异物感。

【用法】将炉甘石煅过，用黄连煎汤浸之，取上浮者，再研为细末，和其他原料混合，再研极细末。用凡士林熔化成膏。每日 1～2 次，用玻璃棒蘸取少许，搽入眼睑内。

2. 泻火消肿膏

【组成】蜀葵根 15g　亚麻仁 12g　小麦蒸饼（干者）30g

【主治】麦粒肿，热毒上攻型。症见胞眼红肿，硬结拒按，灼热疼痛。

【用法】为末，混合温汤如糊。摊贴于顽固之部。

3. 南星地黄清热贴

【组成】生南星、生地黄各等份

【主治】麦粒肿，脾胃伏热型。症见胞眼红肿，余热未清。

【用法】上药共捣烂，稍加热。敷贴于同侧太阳穴。

4. 清热排脓贴

【组成】天花粉、天南星、生地、蒲公英各等份

【主治】麦粒肿，热毒上攻型。症见胞眼红肿，硬结拒按，灼热疼痛，大便秘结、小便短赤。

【用法】上药焙干研细末，用食醋和液体石蜡油调成膏状，经高压消毒后备用。治疗时根据麦粒肿的大小，取适量膏药涂在纱布上敷贴患处，每日换药1次。

5. 清热止痒蛇蜕贴

【组成】蛇蜕（完整者）数个

【主治】麦粒肿，脾胃伏热型。症见胞眼红肿，稍痒，有异物感，余热未清。

【用法】取完整的蛇蜕置于陈醋内浸泡，数日后取出剪成约 5mm × 8mm 的小块。贴敷面部，上盖浸有醋的棉片，固定，24 小时换药1次。至痊愈为止。

三、青光眼

青光眼是临床出现以眼球逐渐变硬，瞳色微混如青山笼烟、视野缩窄终致失明为主的疾病。中医称为青风内障。

辨证分型

1. 外感风热型：症见巩膜充血、头眩目痛，兼见发热、微恶寒，舌淡红，苔薄白，脉浮。

2. 气郁化火型：症见眼部诸症较轻。全身兼有情志不舒，头目胀痛，胸胁满闷，食少神疲，心烦口苦，舌红苔黄。

3. 痰火升扰型：症见眼部症状俱备，兼见头眩目痛、心烦而悸、食少痰多、胸闷恶心、口苦、舌黄苔腻。

4. 阴虚风动型：症见劳倦后眼症加重，头眩眼胀。全身兼见失眠，耳鸣，五心

烦热，舌绛少苔。

5. 肝肾两亏型：症见病久瞳神渐散，眼球胀硬，眼底视乳头生理凹陷加深扩大，甚至呈杯状，颜色苍白，全身有头晕耳鸣，失眠健忘，腰膝酸软，或面白肢冷，精神倦怠，舌淡苔白，脉沉细无力。

临床施治

1. 清热明目汤

【组成】红枣 10 枚　车前草 10g　细辛 1.5g　羚羊角粉 0.5g

【主治】青光眼，外感风热型。症见巩膜充血，兼见头眩目痛、发热、微恶寒、舌淡红、苔薄白、脉浮。相当于现代医学的急性充血性青光眼。

【用法】先煎红枣、车前草，然后下入细辛再煎，去渣取汁，送服羚羊角粉。每日1剂，连服 5 ~ 6 日。

2. 平肝明目汤

【组成】向日葵 3 ~ 4 朵

【主治】青光眼，肝阳上亢型。症见头眩、面红、目胀、耳鸣、五心烦热，舌绛少苔。

【用法】水煎，1 半内服，另半熏洗患眼。

3. 羊肝菊花粥

【组成】羊肝 100g　白菊花 10g　谷精草 15g　粳米 100g

【主治】青光眼，肝肾两亏型。症见病久眼球胀硬，颜色苍白，头晕耳鸣，腰膝酸软，精神倦怠，舌淡苔白，脉沉细无力。

【用法】羊肝洗净切丝；白菊花、谷精草水煎取汁，与羊肝、粳米共煮为粥。每日 1 剂，早晚服用。

4. 青葙生地粥

【组成】青葙子 10g　生地 15g　陈皮 5g　粳米 50g

【主治】青光眼，肝肾两亏型。症见病久眼胀，面色㿠白，腰酸，倦怠，舌淡苔白，脉沉细无力。

【用法】先将前 3 味水煎，去渣，取汁，入粳米中同煮为粥即可。每日 1 剂，连服 7 ~ 10天。

5. 决明生地粥

【组成】（生）石决明 15g　生地 15g　桑叶 10g　黑芝麻 10g（布包）　粳米 100g　白糖适量

【主治】青光眼。症见病久眼胀，腰酸，舌淡苔白，脉沉细无力。

【用法】前 4 味水煎取汁，粳米水煎为粥，将熟时加入药汁，白糖稍煮即可。每日 1 剂，连服 7 ~ 10 天。早晚服用。

四、白内障

白内障是以睛珠逐渐混浊变白，视力缓慢下降甚至失明为主要临床表现的疾病。中医称为“圆翳内障”。

辨证分型

1. 肝肾亏虚型：症见视物摸糊，头晕耳鸣，腰膝酸软，或面色皖白畏寒，小便清长，舌淡脉沉弱。

2. 脾气虚弱型：症见视物昏花，精神倦怠，肢体乏力，面色萎黄，食少便溏，舌淡苔白，脉缓或细弱。

临床施治

1. 夜明砂粥

【组成】夜明砂 10g　山药 30g　菟丝子 10g　粳米 60g　红糖适量

【主治】白内障，肝肾亏虚型。症见目生云翳，视物模糊，腰酸，耳鸣耳聋。

【用法】将前 3 味用布包好，加水 5 碗煎成 3 碗；取汁后加入粳米煮粥，熟时加入红糖调匀即可。每日 1 剂，早晚各服 1 次，连服 2 周。

2. 枸杞猪肝粥

【组成】鲜枸杞叶 250g　猪肝 400 ~ 500g　大米 100g

【主治】白内障，肝肾亏虚型。症见目生云翳，视物模糊，腰酸，耳鸣。

【用法】枸杞叶洗净，切碎，猪肝洗净，切片，与大米同煮为粥，随意服用。

3. 羊肝粥

【组成】羊肝 150g　葱子 15g　粳米 100g

【主治】白内障肝肾亏虚型。症见视物昏花，乏力，健忘多梦。

【用法】羊肝去筋膜切丝，与葱子、粳米同煮为粥。每日 1 剂，连服 1 个月。

4. 补阳韭菜羊肝粥

【组成】韭菜 150g　羊肝 200g　大米 100g

【主治】白内障，肝肾亏虚型。症见视物昏花，健忘多梦，腰酸，畏寒，耳鸣。

【用法】韭菜洗净，切碎，羊肝切小块，与大米同煮为粥即可。随意服食。

5. 滋阴黄精珍珠母粥

【组成】黄精 15g　珍珠母 15g　菊花 5g　粳米 100g　红糖适量

【主治】白内障，肝肾亏虚型。症见视物模糊，头晕耳鸣，腰膝酸软，手足心热，目赤干涩。

【用法】前3味水煎取汁，入粳米中加水同煮为粥，待粥将熟时加入红糖调匀即可。每日1剂，连服2周。

6. 参枣斑鸠汤

【组成】斑鸠1只　党参24g　枸杞子12g　红枣6个

【主治】老年性白内障，脾肾两虚型。症见眼目昏花，少气乏力，精神委靡，年老体衰，视物不清。

【用法】（1）斑鸠去毛，开去内脏，取肉切块。（2）党参、红枣（去核）、枸杞子洗净，与斑鸠肉一齐放入锅内，加清水适量，武火煮沸后，文火煲2小时，调味供用。

7. 茺蔚子螺肉汤

【组成】田螺肉 90g　茺蔚子15g　山萸肉12g　当归6g　红枣8粒

【主治】老年性白内障，脾肾两虚型。症见视物模糊，不耐久视，伴腰酸乏力，头晕耳鸣，心悸健忘，夜尿频繁，舌淡白苔薄白，脉沉细等。

【用法】（1）取新鲜田螺于清水中浸渍1日以去污泥，用水煮沸后捞起，取肉去壳；茺蔚子、山萸肉、当归、红枣去核洗净。（2）把全部用料一齐放入锅内，加清水适量，武火煮沸后，文火煮2小时，调味即可。

8. 桑叶桑椹蚌肉汤

【组成】蚌肉（鲜）60g　桑叶（鲜）30g　桑椹子30g　枸杞子15g　生姜8片

【主治】老年性白内障，脾肾两虚型。症见视物模糊或逐渐加重，或视近昏蒙，视远清亮，双眼干涩，气短腰酸。

【用法】（1）将桑叶、桑椹子、枸杞子、生姜、蚌肉洗净。（2）把全部用料一齐放入锅内，加清水适量，武火煮沸半小时，调味即可。

9. 珍珠母蚌肉汤

【组成】鲜蚌2只（内含珍珠母及蚌肉共重约150g）　楮实子30g　生姜、红枣少许

【主治】老年性白内障，肝阳上亢型。症见目暗眼干，眩晕眼花，两耳如有蝉鸣，脑热脑涨，心烦失眠，舌红苔少，脉弦细。

【用法】（1）将蚌洗净，肉、壳分离另放；楮实子、生姜、红枣去核洗净。（2）把全部用料一齐放入锅内，加清水适量；武火煮沸后，文火煮2小时，调味即可。

10. 枸杞菟丝泥鳅汤

【组成】泥鳅（鲜）90g　枸杞子30g　菟丝子15g　桑椹子15g　姜适量

【主治】老年性白内障，肝血不足型。症见视力减退，视物模糊，伴头晕眼花，腰酸乏力，胃纳呆滞，失眠健忘，舌淡白苔白润，脉细弦。

【用法】（1）将泥鳅放在清水盆里，往盆里加少许食盐，泥鳅在游动中吸收盐水后肠内的污物很快便往外排泄；枸杞子、菟丝子、桑椹子、生姜洗净。（2）把全部用料一齐放入锅内，加清水适量，武火煮沸后，文火煮1小时，调味即可。

11．黑豆黄鳝汤

【组成】黄鳝（鲜）90g 黑豆 90g 制首乌 9g 生姜、红枣各适量

【主治】老年性白内障，肝肾两虚型。症见视力下降，视物模糊，未老先衰，腰酸乏力，头发早白，其色不泽，舌淡白苔白润，脉沉细；亦可用于糖尿病性失明症。

【用法】先将黑豆用水浸涨、去泥沙、洗净；黄鳝去肠杂不必切块，洗净，首乌、生姜、红枣洗净。把全部用料一齐放入锅内，加清水适量，武火煮沸后，文火煮 3 小时，调味即可。

12．蒺藜熟地鸡肉汤

【组成】鸡肉 90g 沙蒺藜 15g 熟地黄 18g 枸杞子 15g 生姜、红枣各适量

【主治】老年性白内障，肾亏虚型。症见视物昏蒙，伴神疲困倦，腰膝酸软，未老先衰，舌淡苔白，脉沉细弱。

【用法】（1）将鸡肉洗净、切块；沙蒺藜、熟地、枸杞子、生姜、红枣（去核）洗净。（2）把全部用料一齐放入锅内，加清水适量，武火煮沸后，文火煮 2 小时，调味即可。

13．加味鸡肉汤

【组成】鸡肉 90g 夏枯草 15g 生地黄 30g 密蒙花 12g

【主治】老年性白内障，肝阴不足，虚火上炎型。症见视力下降，视物模糊，畏光羞明（光线射眼时会感到眩耀不适），心烦易怒，口干口苦，舌红苔少，脉弦细数。亦可用于老年青光眼属于肝阴不足，虚火上炎者。

【用法】（1）将鸡肉洗净、切块；夏枯草、生地黄、密蒙花洗净。（2）把全部用料一齐放入锅内，加清水适量，武火煮沸后，文火煮 1 小时，调味即可。

14．黄诃乌青点眼膏

【组成】黄丹 120g 诃子 8个 乌贼骨 6g 青盐 30g 白沙蜜 150g

【主治】青光眼或白内障。

【用法】将蜜熬熟去白沫，先下黄丹，次下余药，用槐条不住顺搅，搅蜜呈紫色，再取黄连末 60g、水 3 大碗，熬至数沸，膏成，用瓷器收之。澄清，专洗沙眼、泪眼、点昏翳白膜。

15．苦菊点眼膏

【组成】苦参 60g 菊花60g 黄连 120g 归尾 15g 红花 30g 荷叶 30g 熊胆 4.5g 冰片 30g 白蜂蜜 45mL

【主治】青光眼或白内障。

【用法】常法熬膏，熊胆、冰片另加。竹叶或玻璃棒蘸蒸馏水和药少许点眼角。

【禁忌】忌刺激性食物。

五、夜盲症

夜盲症中医称“雀目”，也称“鸡盲眼”。是指在夜间光线不足的地方视力明显减退。眼睛外观正常，初起仅于黑夜或暗处视物不清，日久则白昼视力减退，视野缩窄，甚则全盲。

辨证分型

1. 肾气不足型：症见黑夜或暗处视物不清，腰膝酸软，头晕耳鸣。
2. 脾失健运型：症见黑夜或暗处视物不清，四肢无力，气短食少。
3. 肝气亏虚型：症见黑夜或暗处视物不清，胁肋胀痛，目涩口苦。

临床施治

1. 蒸胡萝卜

【组成】胡萝卜适量

【主治】各型夜盲症。

【用法】洗净切片蒸熟。不限多少，任意食用。

2. 苍术牛肝汤

【组成】牛肝 150g　苍术 9g

【主治】夜盲症，缺乏维生素 A 所致。

【用法】水煎服。每日1次，连服数日。

3. 羊肝菠菜汤

【组成】菠菜 500g　羊肝 1 个　谷精草 15g

【主治】各型夜盲症。

【用法】加水煎服，食肝饮汤。每日 1 剂，连服 3 ~ 4 剂。

4. 南瓜花猪肝汤

【组成】南瓜花适量　猪肝 200g

【主治】夜盲症，肝气亏虚型。症见眼干羞明，频繁眨眼等症。

【用法】共煮服食。

5. 鸡肝桑叶蚕沙煎

【组成】鸡肝 1 副　冬桑叶 15g　晚蚕砂 15g

【主治】各型夜盲症。

【用法】水煎服。每日 1 剂，连服数剂。

6. 大头菜子蜜丸

【组成】大头菜子 1 000g　烧酒适量　蜂蜜若干

【主治】各型夜盲症。

【用法】将菜子入烧酒中浸一夜，取出隔水蒸 20 分钟，晒干研末，炼蜜为丸如黄豆大小。每日服 2 次，每次 6g，用米汤冲服，连服数日。

7. 芜青子蜜丸

【组成】芜青子 500g

【主治】各型夜盲症。

【用法】以烧酒浸 1 夜，取出蒸 20 分钟；后晒干，研细末，加蜂蜜为丸，如小豆大，每服 6g，用米汤主下，每日 2 次。

8. 萝卜菠菜粥

【组成】胡萝卜 50g　菠菜 50g　大米 100g

【主治】夜盲症，维生素 A 缺乏所致。

【用法】胡萝卜洗净，切片，菠菜洗净，切段，与大米同煮为粥。随意服用。

9. 芥菜粥

【组成】鲜芥菜叶适量　粳米 50 ~ 100g

【主治】各型夜盲症。

【用法】将芥菜叶洗净，细切，与粳米同煮为粥，每日 1 剂，连服 7 剂。

10. 菊花粥

【组成】菊花 10g　粳米 50g

【主治】夜盲症，肝气亏虚型。症见黑夜或暗处视物不清，胁肋胀痛，目涩口苦。

【用法】先将菊花水煎，去渣取汁，入粳米中加水同煮为粥。

11. 枸杞覆盆米饭

【组成】枸杞苗 30g　枸杞子 30g　覆盆子 20g　大米 500g

【主治】夜盲症，肝肾亏虚型。症兼见目昏。

【用法】枸杞苗、覆盆子煮水；大米、枸杞子淘洗干净，倒入煎煮液，焖成干饭。晚餐食。

12. 猪肝番茄黑豆米饭

【组成】猪肝 50g　西红柿 2 个　黑豆 50g　大米 500g　调料适量

【主治】夜盲症，肝阴不足型。症见黑夜或暗处视物不清，胁肋胀痛，目昏目涩，口苦。

【用法】黑豆泡发与大米蒸成干饭；西红柿、猪肝煮汤，加调料，倒在米饭上。晚餐食之。

六、结膜炎

结膜炎是以结合膜急性充血，分泌物多为主要临床表现的疾病。中医称为“天行赤眼”“暴发火眼”“风热眼”的疾病。俗称“红眼病”。

辨证分型

1. 风热型：症见初起眼红，白睛红赤灼热，痛痒交作，怕热羞明，流泪作痛，发热，咽痛。

2. 热毒型：症见赤肿明显，头疼眼痛，灼热羞明，眵泪粘结，口渴烦躁。

临床施治

1. 密蒙菊花决明饮

【组成】密蒙花 60g　菊花 60g　车前子（另布包）25g　石决明 125g　蜂蜜适量

【主治】急性结膜炎，风热引动肝经型。症见眼睑赤肿，涩痛畏光，眼球结膜充血、水肿、有黏性分泌物，伴发热头痛等。

【用法】密蒙花、菊花、车前子、石决明洗净，放入锅内，加清水适量，文火煲 1 小时，取汁冲蜜糖。每日 3～4 次，每次 1 杯。

2. 青皮菊花汤

【组成】青皮 15g　菊花 25g　霜桑叶 20g

【主治】急性结膜炎，风热型。症见初起眼红，白睛红赤灼热，痛痒交作，怕热羞明，流泪作痛。

【用法】水煎服。每日 2 次。

3. 菠菜子菊花清热汤

【组成】菠菜子 10g　野菊花 10g

【主治】急性结膜炎，风热型。症见初起眼红，怕热，羞明，作痛。

【用法】水煎服。每日 2 次，连服数日。

4. 金针马齿苋汤

【组成】金针菜 30g　马齿苋 30g

【主治】急性结膜炎，热毒型。症见赤肿明显，眼痛灼热。

【用法】水煎服。每日 2 次，连用 4～5 日。

5. 决明茶调散

【组成】决明子（炒研）　不拘量　茶适量

【主治】急性结膜炎，风热型。症见目赤肿痛，头痛。

【用法】决明子研末，取适量与茶叶 6g 煎汁，调和，涂敷于两侧太阳穴外用，药干则再涂敷，每日数次。

【说明】太阳穴是治疗头、眼疾病的常用有效穴之一。决明子，味甘、苦，性微寒，归肝、大肠二经，具有疏风、清热、明目等功效，加之茶叶泄火降热、消炎抗菌作用，能通过太阳穴渗透到目系，从而达到治疗目赤肿痛的作用。

6．菊花龙井茶

【组成】菊花10g　龙井茶3g

【主治】急性结膜炎，风热引动肝经型。症见赤肿明显，头疼眼痛，灼热羞明。

【用法】用沸水冲泡 5～10 分钟后，即可。每日1 剂，不拘时饮服。

【说明】肝目有经脉相连，又目为肝之窍。菊花具有疏风，清热，解毒，明目的功效，尤善清肝明目。茶叶泄火降热。菊花、龙井茶均有良好的抗炎杀菌功效。

7．连柏菊薄茶

【组成】黄连（酒炒）、天花粉、菊花、川芎、薄荷叶、连翘各 30g　黄柏（酒炒）180g　茶叶 60g

【主治】急性结膜炎，心火亢盛型。症见赤肿明显，头疼眼痛，灼热羞明，小便赤涩。

【用法】上药共研粗末，拌匀（最好用滤泡纸袋包装）每袋 6g，每次 6g，以沸水冲泡闷 10 分钟后，饮服，每日 3 次。

【说明】手少阴心经与目内眦相连。本病系由心火盛而引起的，心与小肠相表里。黄连善泻心火解热毒为要药，入心经走肠道。茶与其他诸药亦乃清热祛风，抗菌消炎之品，黄连与之配用，甚佳。

8．白木耳茶

【组成】白木耳 30g　清茶 5g　冰糖 50g

【主治】急性结膜炎，风热型。症见赤肿明显，头疼眼痛。

【用法】水煎汤。饮汤并食木耳，每日 1 剂。

9．荸荠汁

【组成】荸荠适量

【主治】急性结膜炎，热毒型。症见目赤肿痛明显。

【用法】洗净去皮生食。另用 4～5 个洗净去皮捣烂涂敷病眼，每日 3 次。亦可滴眼。

10．梨连汁

【组成】梨 1 个　黄连适量

【主治】急性结膜炎，热毒型。症见赤肿明显，灼热羞明，眵泪粘结。

【用法】梨挖去核，放入黄连，待浸出水后，以其点眼。每日数次，至愈为止。

11．栀子仁粥

【组成】栀子仁 3～5g　粳米 50～100g

【主治】急性结膜炎，热毒型。症见赤肿明显，头疼眼痛，灼热羞明。

【用法】栀子仁研细末，待粳米将熟时，调入药末略煮即可。每日 1 剂，分 2 次服食，2～3 天为 1 个疗程，不宜久服多食。

12．蒲公英粥

【组成】蒲公英 40～60g（鲜品 60～90g） 粳米 50～100g

【主治】急性结膜炎，热毒型。症见目赤肿痛，灼热。

【用法】蒲公英洗净，切碎，水煎取汁；粳米淘净水煮为粥，调入药汁即可，每日 1 剂，分 2 次服，3～5 天为 1 个疗程。

13．荠菜瘦肉汤

【组成】猪瘦肉 500g 鲜荠菜 250g 鲜东风菜 250g 蜜枣适量

【主治】急性结膜炎，肝火上炎型。症见目赤肿痛，羞明怕光，头痛脑涨，耳聋耳肿，口苦溺赤者。

【用法】猪瘦肉洗净、切片；东风菜、荠菜洗净，以上用料一齐放入锅内，加清水适量，武火煮沸后，文火煲 1 小时，调味供用。

14．枸杞叶蚌肉汤

【组成】鲜蚌肉 250g 枸杞叶 250g 鲜桑叶 45g

【主治】急性结膜炎，肝经有热型。症见头晕目眩，两眼昏花，干涩视朦。

【用法】把全部用料洗净，先将桑叶、蚌肉放入锅内，加清水适量，武火煮沸后，文火煮 1 小时，加枸杞叶煮片刻，调味供用。

15．鲜姜黄连贴

【组成】鲜姜 1 块 黄连 1.5g

【主治】各型急性结膜炎。

【用法】将生姜挖一小孔，把黄连放入孔中，置火内煨热后贴于太阳穴上。

16．黑豆热敷

【组成】黑豆 900g

【主治】急性结膜炎，风热型。症见眼赤痛并浮肿。

【用法】分作 10 份，将软布各裹定，于沸水中蘸过。趁热熨眼，互换使用，每日数次，病愈止。

七、流泪症

流泪症是以泪液经常溢出睑弦而外流为临床特征的眼病之总称。有冷泪与热泪之分。热泪多为暴风客热、天行赤眼、黑睛生翳等外障眼病的症状之一。冷泪系目无明显的赤痛翳障而流泪，泪水清冷稀薄。它类似于西医学的泪溢症。多见于老年人。

1．石膏川芎茶

【组成】煅石膏 60g 川芎 60g 炙甘草 15g 葱白、茶各适量（或各3g）

【主治】流泪症，风寒型。症见迎风流泪，羞明。

【用法】将煅石膏 60g、川芎 60g、炙甘草 15g，共研细末，取上末 3g，用葱白、茶叶加水煎汤，候温送取，余末备用。每日 2 次。

【说明】本方以祛风散寒，通窍明目为原则。煅石膏，味甘且辛，能缓脾益气，解肌出汗，上行头目。川芎行气开郁，祛风燥湿，活血止痛，善治头痛，对多种致病菌有抑制作用。甘草、茶叶均有较好的杀菌作用。

2．雄黄细辛散

【组成】干姜末 15g 雄黄（细研）30g 细辛 30g

【主治】流泪症。症见眼冲风多泪，昏暗。

【用法】上药研末，过细罗为散，入雄黄更研令匀。每取少许，日 3～5 次，点眼，至次日早晨，嚼青盐津洗眼，如此 10 日，泪止。

八、中耳炎

中耳炎是以鼓膜穿孔，耳内流脓为主要临床表现的疾病。中医称“脓耳”。

辨证分型

1. 肝胆火盛，邪毒外侵型：症见耳内疼痛渐重或跳痛，疼痛向头部放散，流脓后疼痛减轻。耳鸣声粗，听力障碍。兼有发热恶寒，头痛，鼻塞流涕，舌尖红。

2. 脾虚湿困，上犯耳窍型：症见耳内流脓日久，时轻时重。兼见头晕乏力，纳呆便溏，唇舌淡白。

3. 肾元亏损，邪毒停聚型：症见因骨伤或肿瘤所致，耳内流脓有腥臭味。

临床施治

1．大蒜化脓汁

【组成】大蒜 1 瓣 蒸馏水 10mL

【主治】各型中耳炎。

【用法】将大蒜洗净捣烂，取汁与蒸馏水混匀，滴耳，每日数次，1 次数滴。

2．黄柏苍耳茶

【组成】黄柏 9g 苍耳 10g 绿茶 3g

【主治】中耳炎，肝胆火盛，邪毒外侵型。症见耳内疼痛渐重或跳痛，疼痛向头部放散，流脓后疼痛减轻，耳鸣声粗，听力障碍。

【用法】上药共研粗末，沸水冲泡 10 分钟，或煎汤，分 2 次饮服，每日 1 剂。

【说明】黄柏，性味苦寒，具有清热解毒之良效，又能泻肝胆湿火，是治疗中耳炎的良药。苍耳，性味甘苦寒，主散热解毒，并善走耳窍以疗耳疾。绿茶利湿清热，抗菌消炎。三者合用，效果良好。

3. 平肝清热茶

【组成】龙胆草、醋柴胡、川芎各 1.8g　甘菊花 3g　生地 3g

【主治】急性化脓性中耳炎，肝经湿热型。症见耳内疼痛渐重或跳痛，疼痛向头部放散，流脓后疼痛减轻，耳鸣声粗，听力障碍。

【用法】上药共研粗末，加水煎汤或沸水冲泡，不拘时代茶饮，每日 1～2 剂。

【说明】本病多由链球菌、肺炎双球菌、流感杆菌、金黄色葡萄球菌等感染而致。龙胆草清热泻肝胆实火为主药，佐以菊花、醋柴胡、生地疏肝清热，川芎行气通滞。上药合而代茶饮之，效果良好。

4. 石榴花散

【组成】石榴花适量　冰片少许

【主治】中耳炎，肝胆火盛型。症见耳内疼痛渐重或跳痛，疼痛向头部放散，流脓后疼痛减轻，耳鸣声粗，听力障碍。

【用法】把石榴花于瓦上焙干研细末，与冰片末混合备用。吹进耳中。每日 3～4 次，连用 5 日。

5. 陈皮麝香消炎散

【组成】陈皮 30g　麝香少许

【主治】中耳炎，脾虚湿困型。症见耳内流脓日久，时轻时重。兼见头晕乏力，纳呆便溏，唇舌淡白。

【用法】陈皮烧存性研成末，与麝香末混匀备用。以棉花蘸药粉，塞入耳内。每日 1 次，连用数日。

6. 柑皮灯心散

【组成】广柑皮 20g　灯心草灰 15g　冰片 15g

【主治】中耳炎，脾虚湿困型。口服药物治疗同时，配用本方。症见耳内流脓日久。兼见头晕乏力，纳呆便溏。

【用法】先把广柑皮焙干为末，与灯心草灰及冰片末混匀备用。吹患耳，每日 2 次。

7. 核桃油

【组成】核桃油适量　冰片少许

【主治】中耳炎，肾元亏损型。症见耳聋时轻时重，流脓少，有腥臭味。

【用法】把冰片研末，放入核桃油中搅匀，每日 3 次，每 3 次滴入病耳中。

8. 耳炎消贴

【组成】鸡蛋 1 个　猪肝 12～15g　黑芝麻 500mL

【主治】中耳炎。症见耳内有虫，脓血不干。

【用法】鸡蛋、肝以香油炒，芝麻炒研，同捣融，微火烘暖，布裹。贴耳外。

九、耳鸣　耳聋

耳鸣是各种病变引起的一种异常听觉，能听到正常人所听不到的声音。

耳聋为耳病的最常见症状，程度轻重各有不同。轻者日常生活中听话无障碍，但不能听到远距离的音响。重者需大声呼唤，才能听到；最严重者甚至全聋。有的把轻度听力减退者称为重听、难听，而把重者称为耳聋。这里提到的耳聋，乃指听力低于正常，或者听力减退的统称。耳聋一般分为 3 类：传导性耳聋、神经性耳聋和混合性耳聋。

辨证分型

1. 肝火上扰型：症见耳鸣如风声。耳聋时轻时重，随情志变化而波动。兼见头晕，目赤，面红，口苦咽干，大便秘，小便赤，舌红，苔黄。

2. 痰火郁结型：症见两耳蝉鸣，持续不断，耳聋，听音不清，耳内闭塞感。兼有头昏胸闷，痰多口淡，舌红苔典腻。

3. 肾精亏损型：症见耳鸣声细调高如蝉鸣，夜间尤甚。听力逐渐下降。兼见虚烦失眠，头晕目暗，腰膝软。舌红少苔。

4. 脾胃虚弱型：症见耳鸣耳聋，遇劳加重。兼见纳呆，便溏，腹胀乏力，面色萎黄，唇舌淡白。

临床施治

1. 海蜇马蹄茶

【组成】海蜇头　生马蹄（即荸荠）各 60g

【主治】耳鸣耳聋，肝胆湿热型。症见两耳蝉鸣，持续不断，耳聋，听音不清，耳内闭塞感，胸闷，痰多。

【用法】海蜇头漂洗去咸味，再与马蹄同煮取汁。不拘时，代茶饮之。

【说明】由于肝胆湿火盛而上蒸，或脾失健运，引起耳窍中湿热聚集，耳窍不利。故以清热化湿，健运脾胃为原则。海蜇头、生马蹄为方，具有很好的疗效。

2. 桑叶菊花竹叶茶

【组成】嫩桑叶　白菊花各 5g　苦竹叶 20g

【主治】耳鸣耳聋，肝火上扰型。症见耳鸣如风声。耳聋时轻时重，随情志变化而波动。

【用法】上药用沸水泡闷 2 分钟后即可代茶饮之。

【说明】桑叶性味苦寒，入肝、肺经，具有清肝火，疏风清热的功效。配以菊花来增强药效，使肝火平熄，火熄则耳鸣等症得消。苦竹叶则能清心火，除烦，生津。

3. 桑椹糖

【组成】桑椹200g　白糖500g　菜油适量

【主治】耳鸣耳聋，肝肾阴虚型。症见听力逐渐下降，声细调高如蝉鸣，胁胀腰酸，五心烦热，

【用法】把白糖放入铝锅中，加水适量，以文火煎熬至稠时，加入桑椹末，调匀，继续熬至用锅铲挑起呈丝状时，停火；然后再把糖汁倒入涂有熟菜油的搪瓷盘内，待凉，切成小块食用即可。

4. 陈莲茯礞饮

【组成】陈皮10g　莲子30g　茯苓15g　礞石18g　红糖适量

【主治】耳鸣耳聋，痰火壅结型。症见耳鸣不息、脘闷头重，头昏胸闷，痰多口淡，舌红苔黄腻。

【用法】先把陈皮、茯苓、礞石煎汤去渣，入莲子、红糖煮烂食。每日1剂，连服10日。

5. 狗肉黑豆粥

【组成】狗肉250g　黑豆60g　粳米100g

【主治】耳鸣耳聋，肾精亏损型。症见耳鸣声细调高如蝉鸣，夜间尤甚。听力逐渐下降，头晕目暗，腰膝软。舌红少苔。

【用法】黑豆浸泡半日，狗肉洗净切小块，与粳米同煮为粥。随意服食。

6. 磁石羊肾粥

【组成】磁石30g　羊肾1对　粳米100g　黄酒少许

【主治】耳鸣耳聋，肾精亏损型。症见听力逐渐下降，耳鸣声细调高，腰膝软，舌红少苔。

【用法】将羊肾剖洗干净，去内脂，细切。先煎磁石，去渣，后入羊肾及米煮粥。临熟加入黄酒少许，调匀，稍煮即可。

7. 鲤鱼脑髓粥

【组成】鲤鱼脑髓60g　粳米300g

【主治】耳鸣耳聋，适用于久治不愈。

【用法】煮粥，以五味调和，空腹食。每日1次，连服数次。

8. 菊花粥

【组成】菊花末10～15g　粳米60g

【主治】耳鸣耳聋，肝火上扰型。症见耳鸣如风声，听力逐渐下降，目赤，面红。

【用法】共同煮粥食。每日1剂，连服数日。

9. 芹菜粥

【组成】芹菜连根120g　粳米250g

【主治】耳鸣耳聋，肝火上扰型。症见耳鸣如风声，随情志变化而波动，头晕，目赤，面红。

【用法】同煮粥食。每日1剂，连服数剂。

10．猪腰子粥

【组成】猪腰子1对　粳米30g　葱3段

【主治】耳鸣耳聋，肾精亏损型。症见耳鸣声细调高如蝉鸣，听力逐渐下降，腰膝酸软，舌红少苔。

【用法】将猪腰子去筋膜及腰筋切成黄豆大的小丁，粳米用清水淘洗1次，葱切碎，同放锅内，加姜1片、花椒水和料酒各少许及清水，烧开后改中火熬至粥烂即可。每日做早餐食，连服7~10周。

11．白鹅脂粥

【组成】白鹅脂60g　粳米100g

【主治】耳聋。

【用法】和煮粥，以五味调和，空腹食之。每日1次，连服数次。

12．四味猪肉汤

【组成】山萸肉9g　补骨脂9g　知母9g　龟板18g　瘦猪肉90g

【主治】耳鸣耳聋，肾精亏损型。症见耳鸣声细调高，听力下降，腰遗精，久病不愈，舌红少苔。

【用法】药物布包煮汤去渣，加瘦肉煮熟，吃肉喝汤。每日1剂，连服7~8日。

13．柴栀天花马蹄粉汤

【组成】柴胡9g　栀子9g　天花粉18g　马蹄粉30g　白糖适量

【主治】耳鸣耳聋，肝火上扰型。症见耳鸣如风声。耳聋时轻时重，随情志变化而波动。目赤，面红，口苦咽干。

【用法】前3味煎汤，去渣后，加马蹄粉、白糖煮服。每日1剂，连服7~8日。

14．龟肉加味汤

【组成】乌龟1只（约240g）黄精30g　天门冬24g　五味子9g　红枣少许

【主治】耳鸣耳聋，肾精亏损型。症见听力障碍，伴耳鸣失眠，神疲乏力，头目眩晕，腰酸腿软，盗汗咽干，形体消瘦。

【用法】（1）将乌龟放在盆中，倒入热水令其排尿并烫死，洗净，剖开，去肠杂、头、爪；黄精、天冬、五味子、红枣（去核）洗净。（2）把全部用料一齐放入锅内，加清水适量，武火煮沸后，文火煮2小时，调味即可。

15．猪耳加味汤

【组成】猪耳120g　制五加15g　山萸肉12g　胡桃仁18g　生姜、红枣（去核）各适量

【主治】耳鸣耳聋，肾精亏损型。症见听力障碍，耳鸣，失眠，腰酸乏力，精神疲倦，情绪低沉，性欲下降，头晕健忘，盗汗咽干，

【用法】（1）将胡桃仁水浸，去皮；猪耳洗净、切块；制五加、山萸肉、生姜、红枣（去核）洗净。（2）把全部用料一齐放入锅内，加清水适量，武火煮沸后，文火煮2~3小时，调味即可。

16. 边条参枸杞羊肉汤

【组成】羊肉 120g　边条参 9g　枸杞子 30g　龙眼肉 24g　川芎 12g

【主治】耳鸣耳聋，气血两虚型。症见未老先衰，听力减弱，耳鸣如蝉，且日渐加重，伴头晕眼花，气短乏力，心悸健忘，舌淡白苔薄白、脉细弱。

【用法】（1）将羊肉洗净、切块；边条参切片；枸杞子、龙眼肉、川芎洗净。（2）把全部用料一齐放入锅内，加清水适量，武火煮沸后，文火煮 2～3 小时，调味即可。

17. 开窍葱汁

【组成】葱汁 2 滴

【主治】耳鸣耳聋，外伤瘀血型。症见瘀血结聚而致耳聋。

【用法】将葱汁滴入耳内。

【说明】本方具有散瘀开窍之功效。

18. 巴豆耳敷

【组成】大蒜 1 瓣　巴豆 1 粒

【主治】耳鸣耳聋。症见耳聋久不效者。

【用法】以大蒜 1 瓣开一坑子，以巴豆去皮，慢火炮之极热，入在蒜内，以新棉裹定，塞耳中，不过三四次即见效。

19. 丹参膏

【组成】丹参 15g　白术 15g　川芎 15g　附子 15g（去皮脐）　蜀椒 15g（去目炒出汗）　大黄 15g　干姜 15g　巴豆 15g（去皮心）　细辛 15g（去苗叶）　肉桂 15g（去粗皮）

【主治】各型耳鸣耳聋。

【用法】上 10 味药切碎，以醋浸泡 1 夜，熬枯去渣，用猪脂炼成 1 500g，同置于银器中，微火熬成膏，倾入瓷盒中，待凝，备用。绵裹枣核大的药丸，塞耳中。

20. 菖蒲膏

【组成】菖蒲 45g　当归 45g（切焙）　细辛 45g（去苗叶）　白芷 45g　附子 45g（炮制去皮脐）

【主治】耳鸣耳聋，痰火郁结型。症见两耳蝉鸣，持续不断，耳聋，听音不清，耳内闭塞感。兼有头昏胸闷，痰多口淡，舌红苔腻。

【用法】上 5 味药以微火煎，候香，滤净去渣，倾入瓷盒中，待凝，备用。以绵裹如枣核大小的药丸，塞耳中。

21. 煨生地

【组成】生地适量

【主治】耳鸣耳聋，火热上攻型。症见耳鸣声响，耳脓耳痛。

【用法】用纸裹生地，微火中煨之。塞耳。

22. 食盐枕

【组成】食盐适量

【主治】耳鸣耳聋，脾胃虚弱型。症见耳鸣，耳聋，耳内有凉感。

【用法】蒸熟，布裹。枕耳，冷即易。

23. 胡桃油

【组成】胡桃油 120g　黄柏 9g　五倍子 9g　薄荷油 1g　冰片 4.5g

【主治】耳鸣耳聋，肝经湿热型。症见耳内堵塞感。

【用法】将黄柏、五倍子切片，用胡桃油炸至焦黄，弃渣过滤，冷却后对入冰片细粉，以薄荷油搅拌均匀，装入瓶中备用。治疗时用棉签蘸 3%双氧水洗去耳脓液及痂皮，再以 75%酒精棉球拭净患处，然后将油滴入耳内，每日 3～5 次。

24. 柘根菖蒲酒

【组成】柘根 1 910g　菖蒲 4 000g　旧铁器 1 只　米 20 000g　曲适量　磁石 150g

【主治】耳鸣耳聋。症见耳聋久治不愈。

【用法】用柘根、菖蒲煮取汁减半；旧铁器煅赤，淬入 5 000g水中汲取清液，反复几次。合三处之水约得 15 000g，用米 20 000g，曲适量，如常酿成酒。再用磁石捣碎为末，浸酒中3宿，时加搅拌，压榨过滤后去渣即得。随量饮之，不拘时，取小醉为限。病愈酒止。

25. 菖蒲木通磁石酒

【组成】菖蒲（米泔浸1宿）28g　木通 16g　磁石（捣碎绵裹）16g　肉桂（去粗皮）16g　防风 36g　羌活 36g

【主治】耳鸣耳聋，肝肾阴虚型。症见耳鸣声细调高如蝉鸣，听力逐渐下降，虚烦失眠，五心烦热，腰膝软，舌红少苔。

【用法】6 味以酒 6 600g渍，寒 7 日，暑 3 日，取上清液即得。每日空腹饮150g小盏，以瘥为度。

26. 铁酒

【组成】铁器 1 个　酒 1 000g

【主治】耳鸣耳聋。症见久治不愈。

【用法】取铁器（约重 150 000～200 000g）烧铁发赤投入酒中（若小铁块，可连作酒淬数次），去铁饮酒。

27. 甜酒乌骨鸡

【组成】白毛乌骨雄鸡 1 只　甜酒 120mL

【主治】耳鸣耳聋。症见久治不愈。

【用法】同煮熟食，随意饮用。连服 5～6 只。

28. 蔓荆酒

【组成】蔓荆子（微炒）700g

【主治】耳鸣耳聋，风热上扰型。症见耳鸣声大，如风声。耳聋时轻时重，头晕，口苦咽干。

【用法】以酒 400mL浸，寒 7 日，暑 3 日去滓。适量饮之。

十、虫入耳

1. 麻油葱汁

【组成】葱汁、麻油各适量

【主治】虫入耳。

【用法】用葱汁加麻油滴入耳中，虫自出。

【说明】引方为民间所流传之验方，对虫入耳有一定的治疗作用，可诱虫爬出。若用之不效，应及时去医院取出。

2. 驱虫葱汁

【组成】葱汁适量

【主治】虫入耳。

【用法】上药灌耳，虫即出。

【说明】虫出后，应用清洁的水冲洗耳道。

十一、咽炎

急性或慢性咽炎是咽部黏膜炎症，慢性咽炎是急性咽炎经常发作而致。多与鼻炎、鼻窦炎、扁桃体炎同时存在。

辨证分型

1. 肺热型：多有急性咽炎史，反复发作，咽痛不适，或伴有微咳，口干欲饮，舌质红苔薄白。

2. 虚火型：症见音哑、声粗甚至失音，常以晨起为重。咽浅红或暗红，咽干咽痛，伴有咳嗽，唇红颧赤，精神疲乏。苔薄舌质红。

临床施治

1. 菊花茶

【组成】鲜茶叶　鲜菊花各等份或各 30g

【主治】急慢性咽炎。症见咽喉肿痛，刺痒不适。

【用法】上 2 味煎碎，共捣汁，用凉开水（约 30～60mL）冲和，不拘时冷饮之，每日 1 剂。

【说明】菊花，气香味甘苦，是临床上疏风散热，解毒消肿，利咽明目的常用佳品。鲜茶叶清凉苦涩，功长于清热泻火，化痰散结，利咽消肿。二药合用，对治疗急性咽喉炎有良好效果。

2. 丝瓜茶

【组成】丝瓜 200g（洗净切片）　茶叶 5g　食盐少许

【主治】急慢性咽炎、扁桃体炎及支气管炎。症见咽痒不畅，咳嗽。

【用法】丝瓜加食盐少许，加水适量，煮熟；茶叶以沸水冲泡5分钟后取汁，倒入丝瓜汤内，不拘时饮服，每日 1 剂。

【说明】丝瓜性味苦凉，功效清热解毒，化痰利湿，凉血；茶叶和食盐，消炎清火，解毒利咽，对咽肿有较好效果。

3. 公英金银花茶

【组成】蒲公英 400g　金银花 200g　甘草 100g　胖大海 50g　淀粉 30g　薄荷 200g

【主治】急性咽喉炎、扁桃体炎、风热感冒等疾病。症见咽痛不适，或伴有微咳，口干欲饮，舌质红苔薄白。

【用法】蒲公英、金银花与薄荷、甘草、胖大海辗成细粉过筛。再将剩下的公英、金银花加水煎煮 2 次，合并 2 次煎液，过滤。浓缩至糖浆状与淀粉浆（用适量水加入淀粉中制成）混合在一起，经煮沸成糊状，再与上述药粉混匀成软块，用 20 目筛制成颗粒，烘干，即可。每次取 7～10g，沸水冲泡，喝上清液。药渣可再冲泡 1 次，饮服。每日 2～3 次。

【说明】诸药均系清解热毒，利咽消肿的常用之药，临床多次证明疗效很好。

4. 板蓝根清咽茶

【组成】板蓝根 20g　金银花 15g　杭菊花 10g　麦门冬 10g　桔梗 15g　甘草3g　茶叶 6g　冰糖适量

【主治】急慢性咽炎，肺热型。症见反复发作，咽痛不适。

【用法】上药共为粗末，纱布袋分装成 3 包。每次用 1 包，沸水冲泡，放入冰糖冷溶后，饮服。每日 3 次。

【说明】板蓝根、菊花是临床常用消炎抗菌之剂；金银花有清热解毒、利咽消肿、轻宣疏散之效；麦门冬、桔梗有利于化湿除浊，使痰消咽畅；甘草是临床治疗咳嗽佳品。上药合用，疗效颇佳。

5. 榄海蜜茶

【组成】绿茶、橄榄各 3g　胖大海 3 枚　蜂蜜 1 匙

【主治】慢性咽炎，虚火型。症见声音嘶哑，喉咙干痛为主。

【用法】先将橄榄放入清水中煮沸片刻，然后冲泡胖大海及绿茶，闷盖片刻，入蜂蜜调匀，徐徐饮之。

【说明】橄榄酸甘，清咽润肺，化痰；胖大海，性味甘寒，入肺经，清宣肺气，利咽消炎；绿茶抗菌消炎。

6. 二花参麦茶

【组成】厚朴花 3g　佛手花 3g　红茶 3g　橘络 2g　党参 6g　炒麦芽 6g

【主治】梅核气，气郁不舒、痰食积滞型。

【用法】共研粗末，以沸水冲泡 10 分钟。不拘时温服。每日 1 剂。

【说明】梅核气多因肝郁气滞痰凝，咽喉痰气互结所致。厚朴花、佛手花重在理气，解郁散结；红茶、橘络清热化痰为佐；辅以党参、炒麦芽健脾益气，消食散结滞。诸药相配，肝郁可疏，滞气可理，痰核可散。

7. 橘朴参茶

【组成】橘络 3g　厚朴 3g　红茶 3g　党参 6g

【主治】梅核气，气滞痰湿型。

【用法】4 味共制粗末，放入茶杯中用沸水冲泡 10 分钟即可。不拘时冲泡饮服，每日 1 剂。

【说明】橘络，性味甘苦，功专通络、理气化痰；厚朴，疏肝理气，解郁散结；红茶，清痰火利湿之功胜；党参，健运脾胃为佐。

8. 二花桔萸茶

【组成】月季花 3g　玫瑰花 3g　绿茶 3g　桔梗 6g　山萸肉 6g

【主治】梅核气，气郁血滞、咽喉郁阻型。

【用法】5 味药共研粗末，沸水冲泡 10 分钟后，不拘时饮服。每日 1 剂。

【说明】月季性味甘温入肝经。成分含有挥发油，能够活血调经，解毒消肿，是治疗血瘀肿痛。跌打损伤，月经不调常用药。玫瑰功同月季花，并有行气疏郁之功。绿茶、桔梗合用，祛痰结，利咽喉。配山萸肉，旨在补肝滋肾，以养阴润喉。

9. 萼梅橘络女贞茶

【组成】绿萼梅、绿茶、橘络各 3g　女贞子 6g

【主治】梅核气，气郁化热、痰热互结型。

【用法】先将女贞子捣碎，与前 3 味共入杯内，以沸水冲泡，不拘时饮服。每日1剂。

【说明】绿茶与绿萼梅疏肝理气，绿茶清热下气，橘络化痰散结，女贞子养阴清热，化痰散结之剂，故疗气郁化热，痰热互结型梅核气有效。

10. 罗汉果茶

【组成】罗汉果 1 个

【主治】梅核气，慢性咽炎，肺热型。症见咽痛，咽痒，干燥不适。

【用法】罗汉果切碎，用沸水冲泡10分钟后，不拘时饮服。每日 1～2 次，每次 1 个。

【说明】罗汉果乃葫芦科植物罗汉果的果实。其性味甘凉，入肺、脾二经，有清肺润喉之功效。是临床上治疗咽痛咽痒，干燥不适及咳嗽痰火之品，是民间验方。

11. 玄参麦门冬茶

【组成】玄参 15g　麦门冬 9g　甘草 3g

【主治】咽炎。症见咽部干燥不适，稍有疼痛，有异物感，痰多黏稠。

【用法】煎水。代茶饮。

12. 生姜萝卜汁

【组成】生姜汁、白萝卜汁各 5mL

【主治】喉炎。症见音哑、声粗甚至失音，常以晨起为重。

【用法】将上药混匀后冲服。

【说明】本方对急、慢性喉炎均有疗效，但以慢性喉炎效果为佳。

13. 罗汉柿霜饮

【组成】罗汉果 9g　柿霜 3g

【主治】咽炎，肺热伤阴型。症见咽部红肿，口干灼热。

【用法】开水泡服。每日 1 次，连服数日。

14. 天门冬橘络粥

【组成】天门冬 30g　橘络 15g　粳米 100g

【主治】咽炎，肺热伤阴型。症见咽痛不适，或伴有微咳，口干欲饮，舌质红苔薄白。

【用法】前 2 味水煎取汁，与粳米水煮为粥。每日 1 剂，连服 7 天。

15. 赤芍瓜蒌粥

【组成】赤芍 10g　瓜蒌仁 15g　粳米 100g

【主治】咽炎，肺热伤阴型。多有急性咽炎史，反复发作，咽痛不适，或伴有微咳，口干欲饮，舌质红苔薄白。

【用法】前 2 味水煎取汁，与粳米加水煮为粥。

16. 胡萝卜橄榄粥

【组成】胡萝卜 50g　橄榄 30g　粳米 100g

【主治】咽炎，肺热型。症见咽喉肿痛、咳嗽、口干舌燥。

【用法】胡萝卜洗净，切片，与橄榄同煎取汁，入粳米中共煮为粥。每日 1 剂，连服 5～7 剂。

17. 荆桔甘草粥

【组成】荆芥 9g　桔梗 12g　甘草 6g　粳米 60g

【主治】咽炎，风热型。症见恶寒发热、头痛脑涨、咽部红肿、口干灼热。

【用法】前 3 味药布包煎水去渣，加粳米煮粥吃。每日 1 剂，连服数日。

18. 海带汤

【组成】海带 300g　白糖适量

【主治】咽炎，肺热伤阴型。症见咽部红肿、口干灼热。

【用法】海带洗净切丝，放开水中烫一下捞出，用白糖腌3日食用。每日 1 次，每次 30g。

19．萝卜青果汤

【组成】白萝卜250g　青果5个

【主治】咽炎，风热型。症见恶寒发热、头痛脑涨、咽部红肿、口干灼热。

【用法】将萝卜洗净切片、青果打碎。加水1碗煮熟服。每日1剂，连服5~6日。

20．银耳沙参鸡蛋汤

【组成】银耳10g　北沙参10g　鸡蛋2个

【主治】慢性咽炎，阴虚肺燥型。症见咽干喉痛、口渴声嘶。

【用法】银耳洗净，与北沙参一齐放入锅内，加清水适量煎汁，去渣留汁，打入鸡蛋并加入冰糖适量搅匀，煮滚即可饮用。

21．红枣猪皮脚筋汤

【组成】猪皮100g　猪蹄筋30g　红枣10粒

【主治】慢性咽炎，阴液不足型。症见咽喉干痛、肢体乏力，或渴饮。

【用法】（1）猪皮刮洗干净，切片；猪蹄筋、红枣去核分别洗净，猪蹄筋切段。（2）将以上用料一齐放入沙煲内，加清水适量；武火煮沸后，改用文火煲1~2小时，调味用供。

22．竹蔗杏仁百合汤

【组成】竹蔗3段　光杏仁15g　百合15g　枇杷叶25g

【主治】慢性咽炎，肺阴亏虚型。症见咽喉部干痛，口渴，干咳，痰黏，咽痒等。

【用法】竹蔗去皮节，枇杷叶另装入煲汤纱布袋，加上各药，放水10碗煲浓汤，放置大盆，分给全家人饮用。

23．一鲜膏滋

【组成】鲜地黄1 200g　人参300g　白茯苓300g　沉香15g　琥珀15g

【主治】慢性咽炎，气阴两虚型。症见音哑、声粗甚至失音，常以晨起为重。咽浅红或暗红，咽干咽痛，伴有咳嗽，唇红颧赤，气短乏力。苔薄舌质红。

【用法】先将地黄熬成稠膏，入人参末、茯苓末，并入糖60g，搅匀溶化，离火，再入琥珀、沉香和匀，瓷罐收藏。清晨或午前用温酒送服数勺，沸汤亦可。

24．青果膏滋

【组成】鲜青果5 000g

【主治】慢性咽炎，风热型。症见恶寒发热、头痛脑涨、咽部红肿、口干灼热。

【用法】上药熬汁滤渣，再将汁熬沸收清膏。每清膏500g，对蜜1 500g收稠膏，装瓶。每次服30g，白开水冲服。

25．橄榄膏滋

【组成】鲜橄榄4 800g

【主治】慢性咽炎，风热型。症见咽喉肿痛、咳嗽、口干舌燥。

【用法】将鲜橄榄煎汁 1 次，去核，再煎 1 次榨净。将 2 次所煎药汁澄清过滤，蒸发成浓汁。加冰糖 12 500g 收膏。每次半匙，开水化服。

26. 射干膏

【组成】射干 120g　芍药 60g　羚羊角 60g　木通 60g　蔷薇根 60g　升麻 60g　生地黄 60g　艾叶 3g　猪脂 500g

【主治】各型咽炎。

【用法】以上药物除猪脂外，细切，用醋 1 000mL浸 1 宿，用猪脂微火煎，醋尽为止，去渣。口服，细细咽之。

27. 巴豆朱砂膏

【组成】巴豆 0. 2g　朱砂 0. 5g

【主治】各型咽炎。

【用法】放入乳钵内研磨成粉，备用。将该粉放入普通膏药中，贴在印堂穴与天突穴。

28. 蒜泥醋敷

【组成】小独头蒜 30g　醋 50g

【主治】各型咽炎。

【用法】将蒜放醋中捣烂，外敷患处。

【说明】本方消肿止痛作用甚佳，对于咽喉肿痛均有效。

29. 热敷包

【组成】牛蒡子 90g　食盐 60g

【主治】咽炎，风热型。症见咽痛不适，或伴有微咳，口干欲饮，舌质红苔薄白。

【用法】上药研匀，炒热。包熨喉外。

十二、急慢性扁桃体炎

急慢性扁桃体炎是指风热邪毒侵犯喉核而致的咽部疼痛，喉核红肿，上有黄白色斑点为主要临床表现的疾病。中医称为“风热乳蛾”。

辨证分型

1. 风热外侵、肺经有热型：症见咽部疼痛渐重，伴咽干灼热。兼见发热恶寒，头痛，舌尖红，

2. 邪热传里、肺胃热盛型：症见咽部疼痛剧烈。痛连耳根及颌下，伴吞咽困难。兼见高热，口臭，痰黄稠，舌红，苔黄厚，脉洪数。

3. 肺阴亏损型：症见咽喉干不适，微痛，微痒，干咳无痰。兼见午后颧红，乏

力，手足心热，舌红少苔，脉细数。

4. 肾阴亏损型：症见咽部不适，微痛，哽哽不利，口干不欲饮，兼见头晕眼花，腰膝软，舌红少苔，脉细数。

临床施治

1. 蒲公英粥

【组成】蒲公英 40 ~ 60g（鲜品用量 60 ~ 90g）　粳米 50 ~ 100g

【主治】急慢性扁桃体炎，肺经有热型。症见咽部疼痛渐重，伴咽干灼热。

【用法】取干蒲公英或鲜蒲公英带根的全草，洗净，切碎，煎取药汁，去渣，入粳米同煮为稀粥。

2. 合欢粥

【组成】合欢花 20g　白糖 10g　粳米 100g

【主治】急慢性扁桃体炎。

【用法】合欢花洗净，切碎，与粳米同煮为粥。每日 1 剂，连服 7 天。

3. 桑叶菊花粥

【组成】桑叶 15g　菊花 15g　粳米 100g

【主治】急慢性扁桃体炎，风热外侵，肺经有热型。症见咽部疼痛渐重，伴咽干灼热。兼见发热恶寒，头痛，舌尖红，

【用法】先将前 2 味水煎取汁，粳米洗净，共煮为粥。每日 1 剂，早晚服用。

4. 生地山楂粥

【组成】生地 25g　山楂 25g　玄参 25g　粳米 100g

【主治】急慢性扁桃体炎，肺阴亏损型。症见咽喉干燥不适，微痛，微痒，干咳无痰，午后颧红，乏力，手足心热。

【用法】上述诸药水煎取汁，与粳米同煮为粥。每日 1 剂，早晚服用。

5. 商陆药熨

【组成】商陆根适量

【主治】急慢性扁桃体炎。

【用法】上药炙热。隔布熨之，冷即易。

6. 蝎尾消炎贴

【组成】蝎尾数条　消炎镇痛膏 1 贴

【主治】急性扁桃体炎。

【用法】取蝎尾 2 小节研粉后置于半张消炎镇痛膏中央，然后贴敷于两侧下颌骨下方的肿大处。每天换药 1 次。

7. 生附子足心贴

【组成】生附子（或用吴茱萸亦可）适量

【主治】急慢性扁桃体炎。

【用法】研末，热醋调成膏。趁热敷于两足心，无论实火虚火，俱极神效。

十三、牙周炎　牙龈炎

牙周炎、牙龈炎是因胃火上炎，熏蒸于牙床，或肾阴亏损，气血不足，齿骨失养而致。

辨证分型

1. 胃火上蒸型：症见来势较急，牙龈红肿疼痛，出血溢脓，牙根宣露，有牙垢，牙石附着于齿，舌红，苔黄厚，脉洪大或滑数。兼见口干咽燥，烦渴多饮，多食易饥，口臭，尿黄便秘。

2. 肾阴亏损型：症见牙齿松动，牙龈溃烂萎缩，溃烂边缘微红肿，牙根宣露，有少量稀脓分泌物溢出。舌红少苔，足心热，盗汗，咽干口燥但不欲饮。

3. 气血不足型：症见牙龈萎缩，颜色淡白，牙根宣露，牙齿松动，咀嚼无力，牙龈渗血，刷牙时易出血。舌淡苔薄白，面色白，头昏眼花，失眠多梦。

临床施治

1. 蛤粉槐花散

【组成】蛤壳粉 30g　槐花 15g

【主治】牙龈炎，胃火上蒸型。症见牙龈出血，血色鲜红，兼有牙龈红肿、口臭、大便干结等症。

【用法】槐花炒焦研末，与蛤壳粉混匀。每次3g，每日3次，温开水冲服，连服数剂。

2. 黄花藕节生地煎

【组成】黄花菜 60g　鲜藕节 30g　生地 15g

【主治】牙龈炎，肾虚火旺型。症见牙龈出血，血色淡红，龈浮齿动。

【用法】水煎服。每日 1 剂，连服 3～5 剂。

3. 石芩栀藕汤

【组成】生石膏 15g　黄芩 9g　栀子 9g　藕节 15g

【主治】牙龈炎，胃火上蒸型。症见牙龈红肿疼痛，出血溢脓，牙根宣露。

【用法】水煎服。每日1剂，连服 3～4 日。

4. 蛋茶

【组成】茶树根 30g　鸡蛋 3 个

【主治】牙周炎、牙痛。

【用法】将茶树根洗净，与鸡蛋加水共煎煮至蛋熟透，去渣取汁与蛋，饮汁食蛋。每日1剂。

【说明】茶树根，性味苦寒且涩，祛滞腻尤佳，是治口糜止痛之良药。鸡蛋养阴润燥，解咽喉肿痛。故二药相伍疗效甚佳。

5．盐茶

【组成】茶叶 3g　食盐 1g

【主治】牙周炎，牙痛，咽喉炎及红眼病。

【用法】用沸水冲泡 5 分钟后，温饮。每日 1～2 剂。

【说明】茶叶苦寒甘凉，有降火清热、化痰燥湿功效，能抑制牙周病菌。配盐旨在助茶清火消炎。

6．牙痛茶

【组成】大黄 15g　生石膏 30g（碎）

【主治】牙周炎，胃火上蒸型。症见牙龈红肿疼痛，出血溢脓，牙根宣露。

【用法】上药用开水冲泡，可冲泡 2～2 次，早晚各服 1 次。每日 1 剂。

【说明】大黄与石膏相配伍，功在泻火清热。大黄泻火清热力猛见效快，故有"将军"之称，杀菌力颇强。生石膏除能清热泻火之外尚有生肌祛腐作用，对腐肉愈合有促进作用。注意体虚及孕妇慎用。服茶期间，禁忌烟酒、油腻煎炒食物。

7．竹叶苦丁甘草茶

【组成】淡竹叶 10g　苦丁茶 6g　甘草 3g

【主治】牙龈炎，心火亢盛型。症见牙龈破溃流脓，口中热臭，口舌溃疡，烦躁不安，小便短赤。

【用法】3 味水煎，加适量冰糖令溶即得。每日 2 剂，2 次饮服。

【说明】竹叶具有清心除热、消渴的作用，其性味甘寒，归心经。善除心火上炎而引起的牙痛、牙周炎。苦丁茶及甘草能够治疗口疮肿毒。尤其苦丁茶具有抗炎杀菌，有助于去腐生新。

8．坚齿茶

【组成】茶叶 1～3g（红茶、绿茶、乌龙茶、铁观音等任选一种）。

【主治】牙龈炎，龋齿。

【用法】沸水冲泡，候温后饮服并用茶水漱口。每日 1～2 杯。

【说明】牙龈炎、龋齿与口腔不洁有关。龋齿多由乳酸杆菌、链球菌作用使食物残渣转化为酸性物质，溶解了牙齿中的钙，日久成洞。此外，维生素缺乏、钙磷代谢障碍及含氟量低等，也可致龋齿。经常饮茶漱口是治疗预防牙龈炎、龋齿的一种很好的方法。

9．芫细椒艾小麦茶

【组成】芫花、细辛、川椒、蕲艾、小麦、细茶各等份

【主治】牙龈炎，龋齿。

【用法】上药加水 250～500mL，煎至 150～300mL，温漱，吐涎出止，每日 3～4 次。

【说明】本方以芫花、细辛、川椒、蕲艾 4 味祛风邪杀虫止痛为主药。此 4 味

均系治疗牙龈炎，龋齿的良药。配以小麦，以消肿；细茶，具有洁齿杀虫、降火消炎之功效。

10. 雪耳首乌花生衣粥

【组成】雪耳、首乌各 15g　花生衣 3g　粳米 60g

【主治】牙龈炎，气血不足型。症见牙龈萎缩，颜色淡白，牙根宣露，牙齿松动，咀嚼无力，牙龈渗血，刷牙时易出血。

【用法】共同煮粥食。每日 1 剂，连服数剂。

11. 栀子藕节石膏粥

【组成】栀子 10g　藕节 15g　生石膏 15g　粳米 100g

【主治】牙龈炎，肠胃积热型。症见牙龈红肿出血，血色鲜红。

【用法】生石膏先煎 30 分钟，加入栀子、藕节同煎取汁，入粳米同煮为粥。每日 1 剂，连服 7 天。

12. 首乌花生衣粥

【组成】首乌 15g　花生衣 3g　粳米 80g

【主治】牙龈炎，肾阴亏损型。症见龈浮齿摇、牙龈出血，微痛，头晕，耳鸣。

【用法】首乌水煎取汁，与花生衣、粳米共煮为粥。每日 1 剂，连服数剂。

13. 黄花菜藕节生地粥

【组成】黄花菜 60g　鲜藕节 30g　生地 15g　粳米 100g

【主治】牙龈炎，肾阴亏损型。症见龈浮齿摇、牙龈出血，微痛，头晕，耳鸣。

【用法】先将前 3 味水煎取汁，与粳米同煮为粥。每日 1 剂，早晚服用。

14. 梨藕荸荠生地汤

【组成】梨 2 个　鲜藕 250g　生荸荠 125g　生地 15g　白糖适量

【主治】牙龈炎，胃火上蒸型。症见牙龈出血，反复不愈，血色较红，兼有齿龈糜烂，肿痛不堪，口中干燥。

【用法】共同水煎服。每日 1 剂，连服 3～4 剂。

15. 玉竹旱莲汤

【组成】玉竹 15g　食醋适量　旱莲草 9g

【主治】牙龈炎，胃火上蒸型。症见牙龈红肿疼痛，出血溢脓，牙根宣露。

【用法】将玉竹、旱莲草煎水，加醋后服用。每日 1 剂，连服数剂。

16. 止痛桃仁

【组成】桃仁或杏仁 1 个

【主治】牙龈炎，胃火上蒸型。症见牙痛剧烈，齿龈红肿。

【用法】针刺桃仁，灯上烧烟出，吹灭。安痛齿上咬之，不过五六次即愈。

17. 地黄当归膏

【组成】生地黄汁 35mL　当归 15g（切焙）　白芷 1. 5g　青盐 6g（研）　细辛 0. 3g（去苗叶）

【主治】牙龈炎，牙周炎。症见牙龈红肿疼痛，出血溢脓，牙根宣露。

【用法】上 5 味药捣碎，4 味药研为末，以生地黄汁于银器中，慢火熬成膏，收贮备用。摊涂患处，1 日 3～4 次。

18. 朱砂青绿矾膏

【组成】朱砂 30g（研） 青矾 30g（研） 绿矾 30g（研） 白矾 30g（熬枯） 马牙硝 30g 防风 30g 细辛 30g（去苗叶） 黄蜡 30g 当归 30g 麻油 90mL 松脂 60g 黄芪 30g（切） 猪脂 60g

【主治】牙龈炎，牙周炎。

【用法】上 13 味药捣碎，罗为细末，先煎油沸，下猪脂及蜡，次下诸药，煎沸，收入瓷器中备用。摊涂患处。

19. 露蜂房大黄膏

【组成】露蜂房 1 个 大黄 30g

【主治】牙龈炎，牙周炎，胃火上蒸型。症见来势较急，牙龈红肿疼痛，出血溢脓，牙根宣露，有牙垢，牙石附着于齿，舌红，苔黄厚。

【用法】把露蜂房烙黄，和大黄细研为末，用蜜调成膏，收贮备用。摊涂患处。

十四、舌疮 舌裂

辨证分型

1. 肝肾不足型：症见虚烦失眠，虚火牙痛，口舌生疮，或舌裂；或热病伤津之口干渴饮，胁肋不舒，腰膝酸软。

2. 胃实热型：症见口腔溃烂，或舌裂，口渴，食欲不佳，口热气臭，或牙龈肿痛等。

3. 胃阴虚型：症见发热头痛，牙痛、咽喉痛、口疮舌糜，或舌裂，流涎，疼痛剧烈。

临床施治

1. 生蚝瘦肉汤

【组成】生蚝肉 250g 猪瘦肉 250g 生姜 2 片 葱 1 根

【主治】舌疮、舌裂，肝肾不足型。症见虚烦失眠，口舌生疮，或舌裂；热病伤津之口干渴饮。

【用法】（1）生蚝肉洗净；猪瘦肉洗净，切块；葱洗净，切葱花。（2）把生蚝肉、猪瘦肉、姜片一齐放入锅内，武火煮沸后，文火煲约半小时，放入葱花，调味供用。

2. 番茄咸肉汤

【组成】咸猪瘦肉 250g　番茄 500g　胡萝卜 1 个　葱 1 根

【主治】舌疮、舌裂，胃实热型。症见口腔溃烂，或舌裂，口渴，食欲不佳，口热气臭，或牙龈肿痛等。

【用法】（1）咸猪瘦肉制作：猪瘦肉洗净，抹干水，切大块，用盐搽匀，腌过晚，第二天切小块。（2）番茄洗净，切块；胡萝卜去皮，洗净，切厚片；葱洗净，切葱花。（3）把咸肉、胡萝卜放入锅内，加清水适量，文火煲 20 分钟，放番茄再煲5分钟，放入葱花，调味供用（调味时注意，咸肉已有盐，避免加盐过量）。

3. 豆腐咸鱼头汤

【组成】咸鱼头 2 个　猪肉 250g　豆腐 3 块　白菜干 200g

【主治】舌疮、舌裂，胃阴虚型。症见发热头痛，牙痛、咽喉痛、口疮舌糜，或舌裂，流涎，疼痛剧烈。

【用法】（1）白菜干用水浸软、洗净、切段；咸鱼头、猪肉洗净；豆腐每件切两块。（2）将用料全部放入沙煲里，加清水适量，用武火煮沸后，改用文火煲2小时，调味供用。

十五、牙痛　牙过敏

牙痛是指牙齿因某种原因引起疼痛而言，是多种牙齿及周围组织疾病常见的症状之一，又称齿痛。中医学中的牙宣、牙咬痛、骨槽风等皆可见之。现代医学中的急性牙髓炎、牙周炎、冠周炎、牙本质过敏等多有本症出现。

辨证分型

1. 实火牙痛：症见牙痛，或见头痛、咽痛、口臭、咽干红，舌红，苔黄。

2. 虚火牙痛：症见牙痛，或见齿龈出血，咽淡红，五心烦热，舌淡红，苔淡黄。

临床施治

1. 西瓜皮饮

【组成】西瓜皮适量

【主治】虚火牙痛。症见齿龈出血，咽淡红，五心烦热，舌淡红，苔淡黄。

【用法】水煎，代茶频饮。

2. 核桃肉

【组成】核桃肉 2 枚

【主治】肾阴亏虚火上炎牙痛。伴五心烦热，腰膝酸软。

【用法】每日早晚嚼食。

【说明】或把核桃肉30g放入煮开的酒中浸泡后，分次嚼食。

3．韭菜子卷烟

【组成】韭菜子适量

【主治】龋齿牙痛。

【用法】研末，纸卷代烟吸。

4．莱菔子核桃敷

【组成】莱菔子 30g　核桃 2 个

【主治】虚火牙痛。症见齿龈出血，咽淡红，五心烦热。

【用法】上药捣烂成膏，收贮备用。敷于腮上患处。

5．护齿茶

【组成】红茶 30g

【主治】全部及局部牙本质过敏。

【用法】红茶加水 500 ~ 1 000mL，煎至 250 ~ 500mL，去渣取汁后，先用红茶汁漱口，尔后饮服，不可中断，直至痊愈。每日 1 ~ 3 次，每次茶叶另换。

【说明】本方方法简便，安全可靠，效果较好。茶叶中含有较多氟元素，有坚齿防腐作用，能溶解油脂食腻，有消炎止痛作用。

6．葱白白矾敷

【组成】葱白 1 根　白矾 15g

【主治】各型牙痛。

【用法】将上药共捣烂，置于牙痛处，每隔 5 小时换 1 次。

【说明】本方适用于各种原因引起的牙痛，包括实火牙痛、虚火牙痛、龋齿牙痛等。

7．老蒜穴位贴

【组成】老蒜 2 瓣　轻粉 5g

【主治】各型牙痛。

【用法】二者捣烂贴经渠穴，用小蚌壳盖住，或以他物盖上亦可，捆好，少时觉微辣揭下，内起一泡，用针挑破，流净黄水即愈。

【说明】经渠穴在两手大拇指根上，脉下小窝处。

8．威灵仙茶敷

【组成】威灵仙 12g　生姜 6g　大蒜 6g　茶叶 12g

【主治】牙痛，肾阴亏虚火牙痛。

【用法】将药物捣烂，调拌麻油、蛋清，外敷贴合谷穴、涌泉穴。

9．独头蒜热熨

【组成】独头蒜 2 ~ 3 头

【主治】各型牙痛。

【用法】将蒜去皮，放火炉上煨熟，趁热切开熨烫痛处，蒜凉再换，连续多次。

【说明】本方具有灭菌、解毒之功效。

10. 臭梧桐子饼

【组成】臭梧桐子适量

【主治】各型牙痛。

【用法】上药捣烂，和灰面、胡椒末共煎饼。熨贴腮边。

11. 老松香贴

【组成】老松香

【主治】各型牙痛。

【用法】研末酒拌摊油纸上，贴外牙龈上。

12. 黑豆酒

【组成】黑豆、黄酒各适量

【主治】齿龈牙痛。

【用法】以黄酒煮黑豆至稍烂，取其汁漱口多次。

13. 酒泡核桃仁

【组成】核桃仁 50g　白酒 100mL

【主治】虚火牙痛。症见齿龈出血，咽淡红，五心烦热。

【用法】将酒煮开后把核桃仁放入浸泡，用碗盛放，上面盖严。待凉时取出核桃仁慢慢嚼碎吞下。

14. 雄黄朱砂膏

【组成】雄黄 15g（研）　朱砂 15g（研）　牛酥 250g　黄蜡 60g　藜芦 45g（去芦头）　川芎 15g　白芷 15g　升麻 15g　杏仁 30g（去皮尖，炒）　藁本 30g（去苗土）

【主治】风热牙痛。伴头痛、咽痛、口臭、咽干红，舌红，苔黄。

【用法】上 10 味药先于锅中煎酥令沸，即下诸药，候杏仁赤色，以绵滤去渣，如瓷器中，下雄黄、朱砂末，搅之勿住手，至冷凝成膏。每取少许摊涂于患处。

15. 松香酒膏

【组成】松香 5g

【主治】虚火牙痛。症见齿龈出血，咽淡红，五心烦热。

【用法】将药研末，以酒拌，摊油纸上，备用。以膏药贴在患处外面牙龈上。

16. 川椒面丸

【组成】川椒、白面各适量

【主治】龋齿牙痛。

【用法】川椒为末，与白面水和，丸如皂子大，烧热。咬药丸。

17. 防风柳枝膏

【组成】柳枝 50g　防风 0.3g　细辛 0.3g　青盐 0.3g

【主治】龋齿牙痛。

【用法】上 4 味药，用水 1 200mL煎为 400mL，去渣再煎，成膏以瓷器收。每用薄纸剪如柳枝叶，涂药贴齿上。

18. 雄黄牛酥膏

【组成】雄黄 15g（另研） 牛酥 150g 黄蜡 30g 白蜜 30g 藁本 0.9g（去苗上土） 朱砂 0.3g（研） 藜芦 0.3g（去芦头） 川芎 15g 升麻 15g 杏仁 15g（浸去皮尖） 白芷 15g

【主治】龋齿牙痛。

【用法】上 11 味药并蜜蜡外，其余细切，先于锅中，以牛酥煎所切药，候杏仁赤黑色，滤去渣，下蜜、蜡，煎 10 ~ 20 沸，候膏成，继则下另研药末，搅勿住手，候凝成膏，于瓷器中盛，备用。每取少许摊贴于齿病处。

十六、口 臭

口臭是多方原因引起的，但主要的是由胃火上蒸所致，症见或牙龈红肿疼痛，出血溢脓，牙根宣露；或有牙垢、牙石附着于齿；或口疮舌糜，流涎，疼痛剧烈；或伴咽喉炎，舌红，苔黄厚，脉洪大或滑数。兼见口干咽燥，烦渴多饮，多食易饥，尿黄便秘。

临床施治

1. 桂花茶

【组成】桂花 3g 红茶 1g

【主治】口臭，牙痛。

【用法】先将桂花加水 150mL，煮沸后加入红茶，沸开即止。取汁徐徐含饮之，少量多次。每日 1 剂。

【说明】茶叶中含有丰富维生素 C，能补充体内之不足，常饮能除口臭。此外，茶中含有能消除油腻残渣、除腥膻之气的茶多酚及芳香类物质，有抗炎杀菌的作用。桂花芳香之性作为药用具有生津化浊，辟臭化涎之功，乃除口臭之佳品。

2. 生芦根粥

【组成】芦根 30g 粳米 50g

【主治】口臭，牙痛。

【用法】芦根洗净后放锅内，加清水适量，沸后煮 15 分钟，去渣留汁，再与粳米煮粥。每日 1 剂，晨起空腹服用。

3. 黄瓜粥

【组成】黄瓜 50g 大米 100g

【主治】口臭，牙痛。

【用法】黄瓜切片，与大米同煮为粥，随意服食。

十七、口腔炎　口腔溃疡

口腔炎、口腔溃疡是以口腔黏膜发生表浅的，如豆大或米粒大的黏膜溃疡，反复发作，缠绵不愈为特征的疾病。中医称为口疮，是指因胃火炽盛，心火上炎，肝郁化火，阴虚火旺熏灼口腔黏膜，或脾虚湿邪困阻于口腔黏膜所致。

临床施治

1. 西瓜浆

【组成】西瓜浆适量。

【主治】口腔炎、口腔溃疡。症见疼痛甚者。

【用法】徐徐饮之，每日数次。连用 5 ~ 10 日。

2. 海金沙马兰茶

【组成】海金沙（鲜品）　马兰（鲜品）各 30g（如干品各15g）

【主治】霉菌性口腔炎。

【用法】洗净，加水煎汤代茶饮，不拘时。每日 1 ~ 2 剂。

【说明】祖国医学认为，本病多由火热湿毒蕴结而致。以清热降火，利湿解毒为治疗原则。海金沙、马兰均乃清热解毒、利湿泻火的上品，亦是咽喉疾病的常用药。临床很多实践证明，此方对本病具有明显疗效。

3. 萝卜汁

【组成】鲜萝卜适量

【主治】口腔炎、口腔溃疡。症见发热，连及咽喉。

【用法】捣汁，频频含咽。每次含咽 10mL，每日数次，连用数日。

4. 萝卜鲜藕粥

【组成】生萝卜 50g　鲜藕 50g　大米 100g

【主治】复发性口腔溃疡。

【用法】萝卜洗净，切小块，与藕、大米加水同煮为粥即可。

5. 竹叶石膏粥

【组成】竹叶鲜者 30 ~ 45g（干者 15 ~ 30g）或淡竹叶 30 ~ 60g　生石膏 45 ~ 60g　粳米 50 ~ 100g　砂糖少许

【主治】复发性口腔溃疡。

【用法】先将竹叶或淡竹叶洗干净，同石膏加水煎汁，去渣，放进粳米，煮成稀粥。每日 1 剂，早晚服用，连服 7 天。

6. 地芩竹叶汤

【组成】生地 15g　黄芩 9g　淡竹叶 15g　白糖适量

【主治】口腔炎、口腔溃疡，心火上炎型。症见溃疡周围黏膜红赤，灼热，疼痛明显，口干心烦。

【用法】前3味煎汤，冲白糖饮服。每日1剂，连服4～5日。

7．莲子心栀子汤

【组成】莲子心3g　栀子9g　连翘6g　甘草6g

【主治】口腔炎、口腔溃疡，心火上炎型。症见溃疡周围黏膜红赤，灼热，疼痛明显。

【用法】共同洗净开水浸服。每剂泡服数次，每日1剂，连服2～3日。

8．萝卜鲜藕汁汤

【组成】生萝卜数个　鲜藕500g

【主治】口腔炎、口腔溃疡，心火上炎型。症见溃疡周围黏膜红赤，灼热。

【用法】两味洗净捣烂绞汁含漱。每日数次，连用3～4次。

9．生地莲子心甘草汤

【组成】生地9g　莲子心6g　甘草6g

【主治】口腔炎、口腔溃疡，阴虚火旺型。症见溃疡周围黏膜淡红，五心烦热，伴有心悸、失眠等症。

【用法】水煎服。每日1剂，连服数剂。

10．蜂蜜拌硼砂

【组成】蜂蜜30mL　硼砂末3g

【主治】口腔炎、口腔溃疡。

【用法】拌匀涂敷口内。每日数次，连用数次。

11．石榴皮散

【组成】石榴皮适量。

【主治】口腔炎、口腔溃疡。

【用法】烧灰含之。每日数次，连用数日。

12．可可蜂蜜糊

【组成】可可粉、蜂蜜各适量

【主治】口腔炎、口腔溃疡。

【用法】取可可粉用蜂蜜调成糊状，每次4～5g，送入口中慢慢含咽。每日数次，连用3～4日。

13．杏仁方

【组成】杏仁3～5枚。

【主治】口腔炎、口腔溃疡。

【用法】汤泡，去皮尖，频频细嚼。每日数次，连用数次。

14．附子吴萸足心敷

【组成】附子、吴茱萸、川乌各等量

【主治】口腔炎、口腔溃疡，肾阳亏虚型。症见口疮数量不多，黏膜不充血，怕冷，四肢不温。

【用法】上药炒热。敷足心，微火烘之。

15. 石膏冰片口疮散

【组成】生石膏 30g　冰片 1.5g

【主治】口腔炎、口腔溃疡，肝胃火热型。症见疼痛剧烈，口臭。

【用法】将石膏研细粉过细罗筛过，冰片研细末对入，和匀、装瓶备用。治疗时取少许敷患处。

16. 甘草黄柏膏

【组成】炙甘草 6g　黄柏 4.5g　炒白术 4.5g　党参 4.5g

【主治】口腔炎、口腔溃疡，下焦湿热型。症见口臭，恶心，小腹胀满。

【用法】以上各药均研为细末，用猪脂调匀备用。均匀涂于患处。

17. 黄连升麻膏

【组成】黄连 30g　升麻 30g　槐白皮 30g　大青 30g　竹叶 30g

【主治】慢性口腔炎、口腔溃疡，心火上炎型。症见溃疡周围黏膜红赤，灼热。

【用法】以上药味细切，加水 140mL煎至 35mL，去渣，取汁入龙脑、蜜搅匀。煎成膏。均匀涂于患处，每日 3 次。

18. 白蔹白及白蜡膏

【组成】白蔹 30g　白及 30g　白蜡 90g　黄芪 0.3g　麝香 0.3g　乳香 0.3g　牡丹皮 0.3g　芍药 0.3g　丁香 0.3g　麻油 250mL

【主治】慢性口腔炎、口腔溃疡，阴虚火旺型。症见溃疡周围黏膜淡红，五心烦热。

【用法】以上药味除油以外，研细，先将油煎十余沸，即下细末，候黄芪色黑，用绵滤过，慢火煎十余沸，不住搅拌，候凝成膏，盛于瓷器中，下麝香，搅匀。每用少许涂贴患处，每日 3～4 次。

十八、过敏性鼻炎

过敏性鼻炎中医称“鼻鼽”，是指肺气虚，卫表不固，风寒趁虚而入，犯及鼻窍，临床出现以突然和反复发作鼻痒、喷嚏、流清涕，鼻塞为特征的鼻病。

辨证分型

1. 肺气虚型：症兼见纳呆懒言，气短自汗，舌淡苔白。
2. 脾气虚型：症兼见纳呆腹胀，肢困，便溏，舌淡边有齿痕，苔白，脉濡弱。
3. 肾气虚型：症兼见腰肢冷，夜尿多，舌淡嫩，苔白润。

临床施治

1. 劫敏鼻炎汤

【组成】黄芪、诃子肉、干地黄、乌梅、豨莶草各 10g 柴胡 3g 防风 6g 蜂蜜 30g（对服）

【主治】过敏性鼻炎。

【用法】水煎服。

【说明】见畏寒怕冷、苔白、脉细等寒象者，加细辛、荜茇；清涕甚多者，加石榴皮、益智仁反复发作，难以根治者，加重黄芪、柴胡、防风三药用量。

2. 加味玉屏风散

【组成】黄芪 10g 白术 10g 防风、辛荑花各 6g 苍耳子 9g 甘草 5g

【主治】过敏性鼻炎。

【用法】每天 1 剂，水煎服。

3. 辛荑花鱼头汤

【组成】鱼头 2 只（150g） 辛夷花 12g 细辛 3g 白芷 2g 生姜 15g

【主治】过敏性鼻炎，肺气虚外感风寒型。症见阵发性喷嚏，反复发作，鼻流清涕，涕稀色白，鼻塞，舌淡红苔薄白，脉浮缓。

【用法】（1）将鱼头去鳃、洗净。辛夷花用纱布另包；细辛、白芷、生姜洗净。（2）把全部用料一齐放入锅内，加清水适量，武火煮沸后，文火煮 2 小时，调味即可。常食。

4. 荜茇藁本鲍鱼汤

【组成】鲍鱼肉 90g 荜茇 9g 藁本 6g 川芎 9g 生姜、红枣各少许

【主治】过敏性鼻炎，肺气虚外感风寒型。症见喷嚏频作，遇寒尤甚，鼻流清涕，鼻塞，伴前额头痛，口不渴，舌苔白润，脉浮迟。

【用法】（1）将鲍鱼肉洗净；荜茇、藁本、川芎、生姜、红枣（去核）洗净。（2）把全部用料一齐放入锅内，加清水适量，武火煮沸后，文火煮 2 小时，调味即可。常食。

5. 黄芪乳鸽汤

【组成】乳鸽 1 只（约 60g） 苍耳子 9g 黄芪 15g 龙眼肉 15g 肉桂 1g

【主治】过敏性鼻炎，肺气虚外感风寒型。症见喷嚏繁频，多见于劳累之后，鼻流清涕，涕稀不臭，鼻塞，舌淡红苔薄白，脉浮缓。

【用法】（1）将乳鸽毛净，去肠杂、洗净、切块；苍耳子、黄芪、龙眼肉、肉桂洗净。（2）把全部用料一齐放入锅内，加清水适量，武火煮沸后，文火煮 1 小时，调味即可。常食。

6. 藿香鸡肉汤

【组成】鸡肉 90g 藿香（鲜品）15g 石菖蒲 6g 砂仁 6g 生姜、红枣各少许

【主治】过敏性鼻炎，痰浊壅滞型。症见鼻流浊涕，色白不黄，但有腥味，伴鼻塞头重，头目不清，喷嚏为阵发性，舌淡红苔白浊，脉缓。

【用法】（1）将鸡肉洗净、切块；藿香、菖蒲、砂仁、生姜、红枣（去核）洗净。（2）把全部用料一齐放入锅内，加清水适量，武火煮沸后，文火煮半小时，调味即可。常食。

7. 西洋参百合田鸡汤

【组成】田鸡 2只　西洋参 15g　百合 30g　麻黄 3g

【主治】过敏性鼻炎，阴虚外感风寒型。症见鼻干鼻塞，伴鼻流清涕，形体消瘦，舌红苔薄白。

【用法】（1）田鸡洗净，去肠杂，切块，百合用清水浸软，洗净，西洋参、麻黄分别洗净。（2）将以上用料一齐放入沙煲内，加清水适量，武火煮沸后，改用文火煲 2 小时，调味食用。常食。

十九、急慢性鼻炎

急性鼻炎中医称为“伤风鼻塞”。指外感风邪引起，临床出现鼻塞、流涕、喷嚏等局部症状为主要症状。

慢性鼻炎中医称为“鼻窒”，是指因脾胃气虚，邪毒滞留，鼻窍气滞血瘀的鼻部疾病，临床出现以鼻塞时轻时重，双侧鼻腔交替性阻塞，经久不愈甚至嗅觉失灵为主要症状。

辨证分型

1. 外感风寒型：症见鼻塞，涕初起清稀，后为浊涕，喷嚏频作，讲话鼻音重。兼见头痛恶寒，发热轻，舌淡苔白。

2. 外感风热型：症见鼻塞时轻时重，鼻痒，喷嚏，涕黄稠。

3. 肺脾气虚型：症见间歇鼻塞，流涕。兼见咳嗽，面白，纳呆，便溏，乏力。

4. 气滞血瘀型：症见持续鼻塞，浊涕不易擤出，嗅觉减退。

临床施治

1. 柴胡桃仁粥

【组成】柴胡 15g　桃仁 10g　地龙 10g　粳米 100g

【主治】鼻炎，气滞血瘀型。症见持续性鼻塞，睡眠时加重，涕多，粘黄或粘白。

【用法】前 3 味水煎取汁，与粳米加水同煮为粥。每日 1 剂，早晚服食。

2. 辛夷豆腐粥

【组成】辛夷花 15g　豆腐 2 块　粳米 100g

【主治】鼻炎，气滞血瘀型。症见持续性鼻塞，睡眠时加重，涕多，黏黄或黏白。

【用法】先将辛夷花水煎取汁，豆腐切小块加粳米并煮为粥。

3．蜂房汁

【组成】蜂房适量

【主治】慢性鼻炎，肺脾气虚型。症见间歇鼻塞，流涕。兼见咳嗽，面白，纳呆，便溏，乏力。

【用法】将焦蜂房挤出糖汁后，嚼食。每日或隔日1次，每次30g，连用 5～6 日。

4．桑菊杏仁粥

【组成】桑叶 9g　菊花 6g　甜杏仁 9g　粳米 60g

【主治】慢性鼻炎，外感风热型。症见鼻塞时轻时重，鼻痒，喷嚏，涕黄稠。

【用法】前 2 味药煎水去渣，加甜杏仁、粳米煮粥食。每日 1 剂，连服数剂。

5．陈地龟板汤

【组成】龟板 15g　熟地 9g　陈皮 6g　蜂蜜适量

【主治】慢性鼻炎，阴虚型。症见间歇鼻塞，流淡黄涕，五心烦热。

【用法】前 2 味药煎水，冲蜂蜜服。每日 1 剂，连服 5～10 剂。

6．瓜蒂散

【组成】瓜蒂数个

【主治】鼻炎，外感风热型。症见鼻塞时轻时重，鼻痒，喷嚏，涕黄稠。

【用法】把瓜蒂放在瓦上焙干研末，吹于患处。每日 3 次，连用数日。

7．大蒜甘油汁

【组成】大蒜适量　甘油加倍

【主治】急慢性鼻炎。

【用法】大蒜捣汁，加甘油2倍，先用盐水洗鼻后，拭干，以棉球蘸药塞于鼻内。

【说明】如无甘油，可用蜂蜜代替。

8．葱白通鼻汁

【组成】葱白若干

【主治】急慢性鼻炎。

【用法】葱白捣烂绞汁，在晚上用盐水洗鼻腔后，以棉球蘸汁塞于鼻内，应左右交替，以免窒息。

【说明】葱白有通鼻渊的作用。鼻渊即指鼻炎、鼻窦炎一类鼻部疾病。

9．生姜葱白贴

【组成】生姜 5 片　葱白 5g

【主治】急慢性鼻炎。

【用法】以上水煎，取煎液和荞麦面制成饼状，贴于合谷穴，干后即取。

【说明】本方除治疗鼻炎外，还可治疗小儿鼻塞。合谷穴位于手背第一、二掌骨之间。

10. 大蒜通鼻汁

【组成】大蒜 1 头

【主治】急慢性鼻炎。

【用法】将大蒜捣烂取汁，加 2 倍开水稀释，取药汁滴鼻。

【说明】蒜汁滴鼻有清泄肺经郁热和消除局部炎症的功效。

11. 干姜蜂蜜药汁

【组成】干姜适量　蜂蜜少许

【主治】各型急慢性鼻炎。

【用法】将干姜研为粉末，再调入蜂蜜，用药棉蘸少许塞入鼻中，可很快通气。

12. 慢性鼻炎汤

【组成】冰片 1.5g　辛夷花、苍耳子各 9g　白芷 6g　薄荷 9g　法半夏 3g　川贝母 9g　陈皮 3g　三七 1.5g　甘草 6g

【主治】慢性鼻炎，肺经郁热型。症见鼻塞持续，涕黏稠。

【用法】先将冰片置钵中研细。再与其他诸药共研为细末，混合均匀，密封于瓶中。治疗时用棉签蘸药末少许搐入鼻中。每日 2～3 次。

二十、鼻 窦 炎

鼻窦炎系指各个副鼻窦的化脓性炎症。临床分为急性和慢性两种。以流鼻涕为主要症状。急性时，于感冒后发生，可持续 2 ～ 3 周，流涕为黏液脓性，量多,伴有发热、头痛。依据患病鼻窦不同，其疼痛部位不同，多数在鼻根部、额部及两颞部等。鼻塞严重，因脓涕倒流而有咳嗽多痰及嗅觉减退。慢性鼻窦炎，上述症状较轻，但经年累月流出脓涕，天冷或感冒后增多。同时有头重、头涨等，注意力不能集中以及夜晚咳嗽。中医称为鼻渊。

辨证分型

1. 风热袭肺型：症见涕黄或黏白量多，间歇性鼻塞，嗅觉减退。兼见发热恶寒，头痛，咳嗽痰多，舌红，苔微黄。

2. 肝胆郁热型：症见鼻涕黄稠如脓，量多，有臭味。间歇鼻塞，嗅觉差，头痛多重。兼见发热口苦，咽干，目眩耳鸣，耳聋，少寐多梦，急躁易怒，舌红苔黄。

3. 肺脾湿热型：症见涕黄浊量多，持续性鼻塞，嗅觉消失，兼见头晕头重，头痛较重。小便黄，舌红，苔黄腻。

4. 肺脾气虚型：症见鼻涕黏白量多，鼻塞时轻时重，嗅觉减退。遇冷风刺激症状加重。兼见头晕，头闷，形寒肢冷，气短乏力，咳嗽有痰，舌淡，苔薄白。

临床施治

1. 嗅鼻茶

【组成】龙井茶 30g　川黄柏 6g

【主治】鼻窦炎，肺脾湿热型。症见持续性鼻塞，有腥臭的脓性分泌物。亦可用于中耳炎。

【用法】上 2 味共研细末，用吹管将其少许吹入两侧鼻腋内，或嗅入鼻腋内，每日数次。

【说明】龙井茶，味香透鼻，尤善清热降火，化痰利湿，清头目，解热毒，乃标本兼治之剂。黄柏苦寒，清热燥湿，善治上焦肺热。鼻乃肺之窍，清肺可谓治其本。上 2 味相配伍可除火热湿浊之源，又可香透鼻窍，解鼻塞之扰。

2. 丝瓜藤菊花根饮

【组成】丝瓜藤、菊花根各 15g

【主治】鼻窦炎，风热袭肺型。症见鼻塞日久，浊涕不止。

【用法】水煎服，每日 1 剂，1 日 2 次。

3. 疏风清热汤

【组成】东风橘、金丝草、豆豉姜各 50g　山芝麻、野菊花各40g　两面针30g　鹅不食草 5g

【主治】鼻窦炎，风热袭肺型。症见涕黄或黏白量多，间歇性鼻塞，嗅觉减退。兼见发热恶寒，头痛，咳嗽痰多，舌红，苔微黄。

【用法】水煎服，每日 1 剂，1 日 2 次。

4. 西瓜藤散

【组成】西瓜藤 30g

【主治】鼻窦炎，风热袭肺型。症见涕黄或黏白量多，间歇性鼻塞。

【用法】焙干研末，开水冲服，分 2～4 次服完。每日 1 剂，1 日 2 次，连服数剂。

5. 葛根辛夷花饮

【组成】葛根 12g　辛夷花 3g　滑石 30g　桔梗、白芷各 6g

【主治】鼻窦炎，风热袭肺型。症见鼻阻日久，脓涕不断，嗅觉减退，鼻腔气臭。

【用法】水煎服。每日 1 剂，1 日 2 次，连服 8～10 剂。

6. 野菊花莲子粥

【组成】野菊花 30g　莲子 15g

【主治】鼻窦炎，风热袭肺型。症见咳嗽痰多，舌红，苔微黄。

【用法】先煎菊花取 1 000mL，入莲子慢火煮成粥，1 日服尽。连服 3～5 日见效。

7. 通草川芎膏

【组成】通草 1g　川芎 1g　白芷 1g　当归 1. 5g　细辛 1. 5g　莽草 1. 5g　辛夷

1.5g

【主治】鼻窦炎，风寒袭肺型。症见鼻涕黏白量多，鼻塞时轻时重，嗅觉减退。遇冷风刺激症状加重。兼见头晕，形寒肢冷。

【用法】上7味药切碎，用苦酒浸泡1夜，以不入水猪脂70g煎，待白芷色变黄即成。滤净去渣，收贮瓷盒中备用。以绵蘸枣核大小的药膏，纳入鼻中，1日3次。

8. 辛夷细辛木通软膏

【组成】辛夷叶 30g（洗净焙干） 细辛 15g 木通 15g 白芷15g 杏仁 30g（去皮研如泥） 木香 15g

【主治】鼻窦炎，风寒袭肺型。症见鼻涕黏白量多，鼻塞，嗅觉减退。遇冷风刺激症状加重。

【用法】上药研为细末，次用杏仁泥、猪脂 30g，同诸药和匀，于瓦石器中熬成软膏，赤黄色为度。于地上放冷，入脑射 3g，搅匀，备用。摊涂囟门上，并用少许涂鼻中。

9. 五倍子胡麻油软膏

【组成】五倍子（研末）5g 胡麻油 50g

【主治】鼻窦炎，风热袭肺型。症见涕黄或黏白量多，间歇性鼻塞，嗅觉减退。

【用法】上药熬成软膏，备用。摊涂患处。

10. 天麻夏枯草软膏

【组成】天麻 30g 桑叶 30g 苍耳子 30g 夏枯草 30g 僵蚕 30g 黄菊花 15g 白蒺藜 15g 蔓荆子 15g 钩藤15g 川芎 15g 姜制南星 15g 白芷 15g 甘草 15g 藁本 15g 香木瓜 15g 制香附 15g 羌活 15g

【主治】鼻窦炎，肝胆郁热型。症见鼻涕黄稠如脓，量多，有臭味。间歇鼻塞，嗅觉差，头痛多重。兼见发热口苦目眩耳鸣，急躁易怒。

【用法】上药共研为细末，与猪脂调匀成膏，收贮瓷盒中备用。摊涂于鼻腔内。

11. 苦葫芦子

【组成】苦葫芦子 30g

【主治】鼻窦炎，风热袭肺型。症见涕黄或黏白量多，间歇性鼻塞，嗅觉减退。兼见发热恶寒。

【用法】捣碎并置于净瓶中，以 150mL之醇酒浸泡，经7日后开口，去渣备用。少少地纳入鼻中。每日 2～4 次。

12. 鼻炎酒

【组成】辛荑9g 白芷9g 藁本18g 甘草18g 当归18g 羊髓250g 好黄酒3 000g

【主治】各型鼻窦炎。

【用法】先取前5味，以清酒3 000g浸泡；另取羊髓（脊柱骨内白色髓带）于沙锅中，加少许水微火煎煮至沸，同时倾入贮酒器中，密封。经 3～5 日开取。食后温饮 1～2 杯，每日 2 次。

13．蜂蛹酒

【组成】蜂蛹 40 只　加高粱酒 1 000mL

【主治】各型鼻窦炎。

【用法】置密闭容器内浸 1 个月以后，过滤，取药酒装瓶备用。每日饮 3 次，每次 3mL，饭后服 20 天为 1 个疗程。

14．刀豆酒

【组成】老刀豆适量　黄酒 1 盅。

【主治】各型鼻窦炎。

【用法】将刀豆带壳焙焦，研为细末。每次 6g，黄酒冲服，每日 1 次，连服数日。

二十一、鼻出血

鼻出血是指临床出现以鼻出血为特征的一种疾病。中医称为“鼻衄”。

辨证分型

1. 肺经热盛型：症见血色鲜红，量少，鼻腔干燥，兼见咳嗽少痰，口干身热，舌边尖红，苔薄白。

2. 胃热炽盛型：症见血色鲜红或深红，量多，鼻内干燥。兼见口干口臭，烦渴引饮，便秘溲赤，舌红苔黄干。

3. 肝火上逆型：症见出血量多，血色深红。兼见头痛头晕，口苦咽干，胸胁苦满，面红目赤，急躁易怒，舌红，苔黄。

4. 肝肾阴虚型：症见血色红，时出时止，量少，头晕眼花，口干少津，耳鸣心悸，五心烦热，舌红绛少苔。

临床施治

1．雪梨藕节粥

【组成】雪梨 2 个　藕节 15g　瘦猪肉 100g　大米 100g

【主治】鼻出血，肝肾阴虚型。症见血色红，时出时止，量少。头晕眼花，口干少津。

【用法】雪梨洗净，切片，与藕节、猪肉（切小块）、大米同煮为粥，至肉烂、粥熟为止。每日随意服食。

2．止血足贴

【组成】生大蒜 2 ~ 3 瓣

【主治】鼻出血。

【用法】将蒜捣烂，摊于布上，如钱币般大，贴于足心，包扎固定，左鼻出血贴左足，右鼻出血贴右足，两鼻出血，两足俱贴之，至足底痛甚起泡即除去。

【说明】本方对一切原因引起的鼻出血均有效，以鼻腔炎症引起的出血效果最佳。

二十二、酒渣鼻

酒渣鼻认为是由蠕型螨（毛囊虫）引起，皮损以红斑为主，多累及鼻准、鼻翼、两颊、前额等部位。因鼻色紫红如酒糟而得名。本病多见于中年以后的男女或嗜酒之人。临床分3型：红斑型、丘疹型、鼻赘型。

临床施治

1．草乌尖生姜麝香液

【组成】生姜1块　草乌尖7个　麝香少许

【主治】酒渣鼻，红斑型。

【用法】草乌、麝香共为细末，八大枫子油以磁器盛，火上调匀。先以生姜擦鼻上，然后用药擦之，每日3次。

【说明】本方对初期患者效果最佳。

2．荆芥防风茶

【组成】荆芥穗120g　防风、杏仁（去皮尖）、白蒺藜（炒去刺）、僵蚕（一炒）、炙甘草各30g　茶叶适量

【主治】酒渣鼻，红斑型。

【用法】①前6味共研末，拌匀，每次取药末6g，以茶叶煎汤或泡汤送服，每日2～3次。②将上7味共研为末，用滤泡纸或洁净纱布袋包，每袋9g，每次用1袋，沸水冲泡10分钟，温服。每日2次。

【说明】本茶用荆芥穗、防风疏风散寒，杏仁化痰散结，白蒺藜、僵蚕祛风化痰通络。配甘草、茶叶二味善于健脾益胃，和中化湿，解酒毒，并有抗病毒作用。故诸药配伍诸功合，病则去。

3．白花蛇草粥

【组成】白花蛇舌草15g　丹皮15g　鱼腥草15g　粳米100g

【主治】酒渣鼻，丘疹肺热型。症见进辛辣刺激性食物或情绪紧张时丘疹加重。

【用法】前3味水煎取汁，入粳米中加水同煮为粥即可。每日1剂，14天为1个疗程。

4．绿豆枇杷粥

【组成】绿豆30g　枇杷叶10g　白糖适量　粳米100g

【主治】酒渣鼻，丘疹肺热型。症见进辛辣刺激性食物或情绪紧张时丘疹加重

【用法】绿豆浸泡半日，枇杷叶水煎取汁，二者与粳米同煮为粥，将熟时加入白糖调匀即可。

5. 茭白粥

【组成】茭白（鲜）30～60g　大米适量

【主治】酒渣鼻，丘疹肺热型。症见进辛辣刺激性食物或情绪紧张时丘疹加重。

【用法】茭白洗净水煎取汁，入大米加水同煮为粥。每日 1 剂，连服 10 剂。

6. 当归桃仁糊

【组成】桃仁 9g　当归 9g　茅根 15g　葛粉、白粉各适量

【主治】酒渣鼻，丘疹血瘀型。

【用法】前 3 味加水3碗煎至1碗，加入葛粉、白糖、调烫熟后服食。每日 1 剂，酌用 10～12 剂。

7. 杜蘅软膏

【组成】麝香 0. 9g　白附子 30g（炮）　当归 12g　川芎 12g　细辛 12g　杜蘅 12g　白芷 5g　芍药 10g　猪脂 105mL

【主治】酒渣鼻，红斑型。

【用法】上药以猪脂煎，令沸，三上三下，至药焦枯后，滤净去渣，入麝香，搅匀，待冷备用。以药膏外敷鼻部疱上，1日3次。

8. 玉屑珊瑚软膏

【组成】玉屑 45g（细研如粉）　珊瑚 45g（细研如粉）　木兰皮 45g　辛夷 45g（去壳）　白附子 30g（生用）　川芎 30g　白芷 30g　冬瓜子仁 120g　桃仁 150g　商陆 250g　牛脂 60g　猪脂 120g　狗脂 500g

【主治】酒渣鼻，丘疹血瘀型。

【用法】上药除与玉屑、珊瑚及诸脂外，均细研，先于锅内以微火化诸脂，令熔后下诸药，同煎，三上三下，令白芷色黄，滤去渣，下玉屑、胡椒面，搅匀，于瓷盒中收藏。每晚临睡前，以膏药涂面部患处。

9. 冬瓜汁

【组成】鲜冬瓜 1 个

【主治】酒渣鼻，红斑热毒型。

【用法】切开去子取瓤，用纱布绞汁，外涂鼻部，每日数次，至愈为度。

10. 枇杷叶酒

【组成】枇杷叶（去叶背之绒毛）、栀子仁各等份　白酒 10mL

【主治】酒渣鼻，红斑肺胃积热型。

【用法】研末，每次服 6g，温酒送服，每日3次。

11. 茭白敷

【组成】鲜茭白 30～60g

【主治】酒渣鼻，红斑肺胃积热型。

【用法】水煎服。每日 1 剂，连服 10 日。

【说明】本方适用于肺胃积热者。服用此方同时，若用生茭白适量，洗净，捣烂如泥，睡前敷患部，次日晨洗净，可提高疗效。

12. 桃仁芝麻糊

【组成】桃仁 9g　麻仁 9g　珍珠 15g　红粉、轻粉各 0.15g　白凡士林适量

【主治】酒渣鼻，红斑血瘀型。

【用法】上药研末，加凡士林调为糊状备用。每日 1～2 次涂患处。

13. 毛囊皮炎膏

【组成】银果 3 枚　酒浮糟少许

【主治】酒渣鼻及毛囊虫皮炎。

【用法】共杵烂如泥状，每夜涂鼻及红斑处，晨起洗掉。

14. 七味祛洗剂

【组成】百部、苦参、蛇床子、土槿皮、乌梅、野菊花、土茯苓各 15g

【主治】酒渣鼻，丘疹肺胃积热型。

【用法】浸洗法。取上药加水煎煮，去渣，用干净毛巾蘸药液浸洗患处，每次 20 分钟，早晚各 1 次。

15. 氧化锌洗剂

【组成】升华硫黄 10g　滑石粉 20g　氧化锌 20g　甘油 10g　肥皂、75%酒精各适量

【主治】酒渣鼻，红斑肺胃积热型。

【用法】按以上比例将各药溶入酒精中，配成硫黄洗剂，擦洗患处，每日 1 次，10 次为 1 个疗程。

16. 绿豆荷花洗剂

【组成】绿豆 120g　荷花瓣 60g（晒干）　白滑石、白芷、白附子各 15g　冰片、密佗僧各 6g

【主治】酒渣鼻。

【用法】上药共研细末，早晚各 1 次水调洗面用。

17. 二参祛洗剂

【组成】蛇床子 30g　元参、苦参、生大黄各 15g　硫黄、明矾各 10g

【主治】酒渣鼻。

【用法】浸洗法。将上药研成粗末，加水半升煎煮 10 分钟，滤去药渣，药液倒入小盆内，待温浸洗患处。每日 1 剂，每日早晚各 1 次。

18. 百苦雷散

【组成】用百部、苦参、雷丸各研成极细末，然后以 5：2：2 的比例混合

【主治】酒渣鼻。

【用法】搅匀后取药粉 15～20g，与雪花膏 80～85g 混合，制成 15%～20% 的药物雪花膏。每晚睡前，用硫黄皂清洗面部，然后外搽，翌晨洗去。20 天为 1 个疗

程，可连用 2 ~ 3 个疗程。

【说明】初用本药数天，皮损症状可加重，以后逐渐好转，乃至痊愈。由于百部、苦参、雷丸混合药粉不但可杀毛囊虫，且具有除湿解毒作用，所以对酒渣鼻合并化脓者亦可应用。

19. 百部酒

【组成】百部 100g　95%酒精 200g

【主治】酒渣鼻。

【用法】将百部用水洗净，浸泡入酒精内，7 日后即成，备用。取滤液涂搽患处，每日 2 ~ 3 次。禁用刺激性大的肥皂洗脸，禁食甜黏、油腻及不易消化的食物，禁酒。

20. 二麻酒

【组成】麻黄 30g　麻黄根 30g　白酒 500g

【主治】酒渣鼻。

【用法】将上药浸泡，重汤煮约 1 小时，露一宿，去除药渣，收贮备用。每日早、晚各饮 2 ~ 3 小杯，1 ~ 5 日脓出成瘢，10 余日则脓尽。脓尽则红色退，先黄后白而愈。